Physiotherapie bei Parkinson-Syndromen

Reinhild Vaitiekunas
Dr. med. Ilona Csoti

PHYSIOTHERAPIE BEI PARKINSON-SYNDROMEN

Reinhild Vaitiekunas
Dr. med. Ilona Csoti

2. überarbeitete Auflage

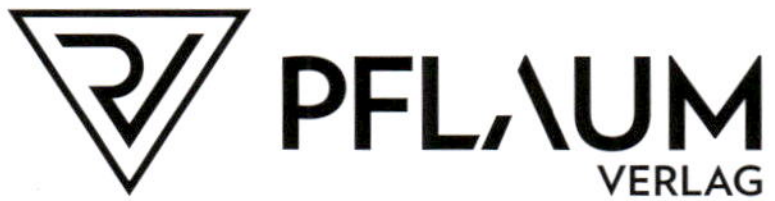

Autoren

Reinhild Vaitiekunas
Physiotherapeutin und freie Dozentin
Sport- und Gymnastiklehrerin
Achter de Wall 1a
24866 Busdorf

Dr. med. Ilona Csoti
Ärztliche Direktorin
Gertrudis Klinik Biskirchen
Parkinson-Zentrum
Karl-Ferdinand-Broll-Str. 2-4
35638 Leun-Biskirchen
Ilona.csoti@parkinson.de
Tel. 06473-3050
Fax 06473-305-57

Hinweis

Die medizinische Entwicklung schreitet permanent fort. Neue Erkenntnisse, was Medikation und Behandlung angeht, sind die Folge. Autor und Verlag haben alle Texte mit großer Sorgfalt erarbeitet, um alle Angaben dem Wissensstand zum Zeitpunkt der Veröffentlichung anzupassen. Dennoch ist der Leser aufgefordert, Dosierungen und Kontraindikationen aller verwendeten Präparate und medizinischen Behandlungsverfahren anhand etwaiger Beipackzettel und Bedienungsanleitungen eigenverantwortlich zu prüfen, um eventuelle Abweichungen festzustellen.

ISBN

978-3-7905-1062-1

Urheber- und Nutzungsrechte

Druck

Sommer media GmbH & Co. KG, Feuchtwangen

Bibliografische Information

Die Deutsche Nationalbibliothek verzeichnet diese Publikation in der Deutschen Nationalbibliografie; detaillierte bibliografische Daten sind im Internet über http://dnb.d-nb.de abrufbar.

INHALT

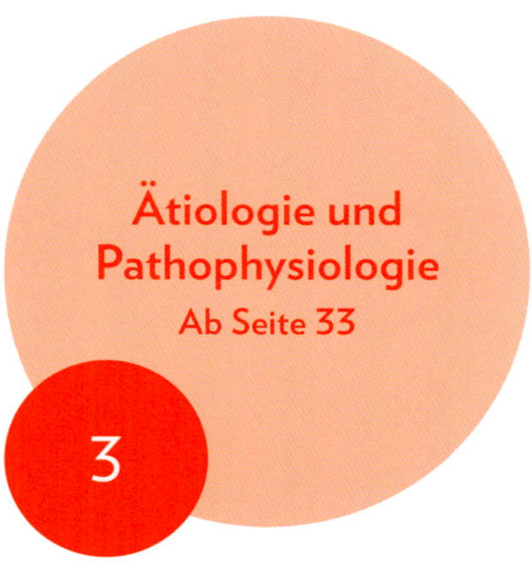
Ätiologie und Pathophysiologie
Ab Seite 33
3

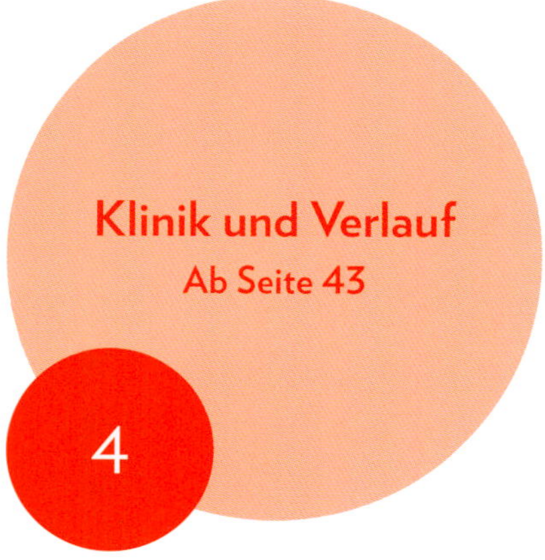
Klinik und Verlauf
Ab Seite 43
4

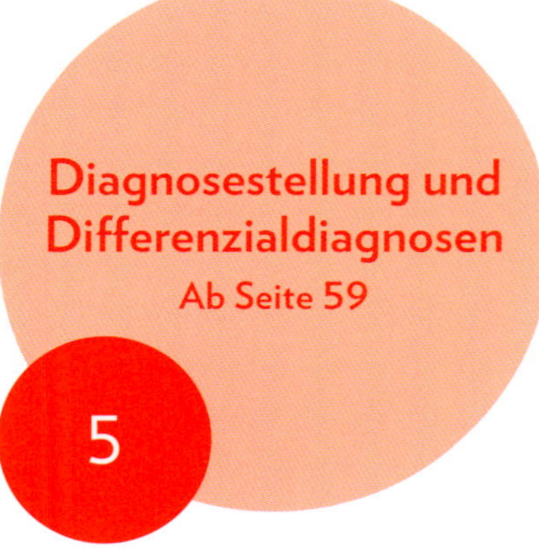
Diagnosestellung und Differenzialdiagnosen
Ab Seite 59
5

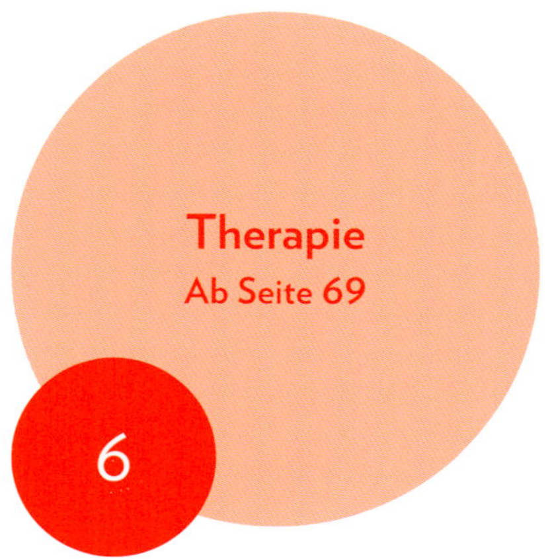
Therapie
Ab Seite 69
6

7 Gesichtspunkte zur physiotherapeutischen Behandlung und zum Befund

Ab Seite 81

8 Physiotherapie zur Beeinflussung des Hypertonus

Ab Seite 91

9 Physiotherapeutische Mobilisationstechniken

Ab Seite 105

10 Physiotherapie zur Beeinflussung der Bradykinese

Ab Seite 124

Schulung der Schutz- und Gleichgewichtsreaktionen/ Sturzprävention

Ab Seite 151

11

Physiotherapie bei Gangstörungen

Ab Seite 175

12

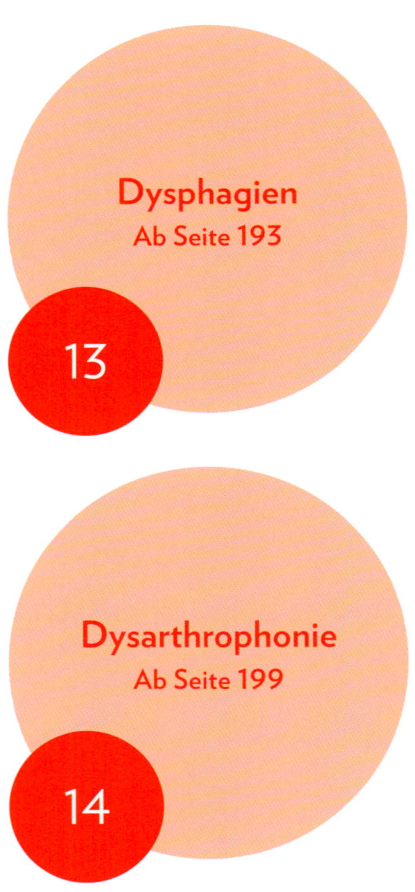
Dysphagien
Ab Seite 193
13
Dysarthrophonie
Ab Seite 199
14

Kognitive und psychische Störungen

20

Physiotherapie in der Gruppe

21

22 Besonderheiten bei atypischen Parkinsonsyndromen

23 Physiotherapie nach tiefer Hirnstimulation (THS)

24 Aktivierende Maßnahmen bei Bettlägerigkeit

VORWORTE DER AUTOREN

Reinhild Vaitiekunas

„In der Fähigkeit des Behandelnden liegt die Kraft des Patienten" (frei nach Paracelsus)

Wir freuen uns, dass bereits nach wenigen Jahren eine zweite Auflage notwendig wurde, die durch Anregungen und Ergänzungen erweitert werden konnte. Dieses Buch ist aus dem Bestreben heraus entstanden, den Anforderungen der täglichen Praxis gerecht zu werden, indem therapeutische Ansätze in verschiedenen Krankheitsstadien mit ihren vielfältigen Facetten aufgezeigt werden.
Gerade in unserer heutigen schnelllebigen Zeit ist wenig Raum zum Verweilen oder Verharren. Krankheitsbedingt werden die Parkinsonbetroffenen jedoch gerade dazu gezwungen, womit es für sie auch gesellschaftlich immer schwieriger wird „Schritt halten zu können". Die Motivation des Patienten und das Aufzeigen von Möglichkeiten und Wegen, leichter mit dieser progredienten Erkrankung zu leben, führen bei vielen Betroffenen zu erstaunlicher Bewegungsfähigkeit. Neben seinem fachlichen Wissen über die umfangreiche Erkrankung ist es ebenso bedeutsam, dass es dem Therapeuten gelingt, während der Behandlung eine Vertrauensbasis zu schaffen, Ruhe, Geduld und auch einmal Zeit für ein Gespräch zu haben. Die begleitende fachliche Unterstützung der Betroffenen sowie ihrer Angehörigen ist schon in frühen Krankheitsstadien wichtig und hilfreich die übliche Rolle des passiven und nicht informierten Patienten zu vermeiden. Der Erfolg der physiotherapeutischen Behandlung hängt wesentlich auch von der Fähigkeit des Therapeuten ab, die Patienten bei der Überwindung ihrer Antriebshemmung und ihrer Ängste zu unterstützen.

Die dargestellten vielseitigen Symptome der Parkinson-Syndrome und der berechtigte Anspruch der Betroffenen auf Hilfe sollen den Therapeuten motivieren, sich noch intensiver mit dieser Erkrankung auseinanderzusetzen. Viele therapeutische Ansätze mit dem gemeinsamen Ziel der Aktivierung der Betroffenen setzen ein besseres Verständnis für die Pathologie und die umfangreiche Symptomatik voraus. Von entscheidender Bedeutung sind auch die konstante Zusammenarbeit mit den behandelnden Ärzten und das Grundwissen der Therapeuten über die Wirkungsweise und die Nebenwirkungen der modernen Pharmakotherapie. Ebenso sollte eine produktive und integrative Zusammenarbeit mit anderen Berufsgruppen wie Logopäden, Ergotherapeuten und Therapeuten aus dem psychosozialen Bereich selbstverständlich sein.
Grundlage für die symptomatische Behandlung ist die aktuelle Erfassung der funktionellen Probleme. Die bei vielen Patienten im weiteren Krankheitsverlauf auftretenden motorischen Spätkomplikationen wie Fluktuationen und Dyskinesien setzen eine Flexibilität des Therapeuten voraus.
Das Ziel dieses Buches ist es, eine anregende Auswahl einer Vielzahl von therapeutischen Möglichkeiten vorzustellen, damit der Leser vielleicht mit der einen oder anderen eigenen Idee darauf aufbauen kann. Natürlich besteht die Möglichkeit, die praktischen Inhalte auch übergreifend für andere neurologische Funktionsstörungen einzusetzen.

Ein Anspruch auf Vollständigkeit kann im Rahmen dieses Buches sicher nicht erfüllt werden. Sollte die eine oder andere Behandlungstechnik nicht erwähnt sein, so ist dies nicht als Wertung zu sehen.

Abschließend möchte ich mich besonders bei meiner Koautorin Frau Dr. Ilona Csoti für ihre Geduld sowie Unterstützung und den anschaulichen ärztlichen Teil bedanken, der zur Vervollständigung des Buches unerlässlich ist.
Mein Dank gilt ebenso den Patienten sowie Kolleginnen der Paracelsus-Elena-Klinik in Kassel und dem Filmproduzenten Jürgen Weißberg, für ihre aktive und geduldige Mitarbeit bei den Fotoaufnahmen und Herr Wittmann vom Pflaum Verlag für die konstruktive Koordination.
Herzlichen Dank auch allen Kollegen und Freunden, die mich mit Rat und kritischen Anmerkungen unterstützten und meinem Mann und meinen Kindern, die mir auf diesem Weg geduldig und tatkräftig zur Seite standen.

Reinhild Vaitiekunas
im Frühjahr 2018

Dr. Ilona Csoti

„Luft und Bewegung sind die eigentlichen geheimen Sanitätsräte." (Theodor Fontane)

Neben dem Verlust der geistigen Fähigkeiten zählt auch die zunehmende Einschränkung der Beweglichkeit zu den gefürchteten „Geißeln des Alters". Parkinson-Patienten erleben diesen Verlust der Motorik bereits zu Beginn ihrer Krankheit als einschneidend und bedrohlich. Neben einer qualitativ hochwertigen, spezialisierten ärztlichen Versorgung kommt deshalb der frühen Förderung von Bewegung als erfolgversprechende Kompensationsstrategie im Kampf gegen diese Krankheit eine besondere Bedeutung zu. Aktivierende Behandlungsmethoden sind aus diesem Grund fester Bestandteil einer ganzheitlichen Therapie. Zum einen dienen sie der Rehabilitation umschriebener motorischer Funktionsstörungen, zum anderen aber auch der Aktivierung von Selbsterhaltung und körpereigener Kraft. Die aktuelle S3 Leitlinie Parkinson 2016 trägt dem Rechnung: erstmals erhält die Physiotherapie in allen Phasen der Erkrankung eine Empfehlung der höchsten Evidenzstufe mit Schwerpunkten wie Gangtraining, Gleichgewichtsübungen, Kraft- und Dehnungsübungen sowie Sturzprävention. Dabei werden Ziele, wie die Wiederherstellung, Erhaltung oder Förderung der Beweglichkeit, Schmerzfreiheit, Wohlbefinden, Partizipation und Selbständigkeit formuliert.

Voraussetzung für eine symptomorientierte und dem jeweiligen Krankheitsstadium angepasste physiotherapeutische Behandlung ist allerdings die genaue Kenntnis der durch die Krankheit hervorgerufenen spezifischen neurologischen Defizite. Das vorliegende Buch soll daher neben der detaillierten Darstellung physiotherapeutischer Verfahren auch einen Einblick in die klinischen Besonderheiten der Erkrankung geben.

Dass eine auf diesem Gebiet langjährig tätige und sehr erfahrene Therapeutin neben der Darstellung wissenschaftlich anerkannter physiotherapeutischer Standards in der Parkinson-Therapie auch ausführlich über ihre eigenen praktischen Erfahrungen in der Behandlung Parkinson-spezifischer Funktionsstörungen berichten darf, ist mir eine besondere Freude. Die umfassende Schilderung unterschiedlicher physiotherapeutischer Behandlungsverfahren in Kombination mit der klug gestalteten, reichhaltigen bildlichen Darstellung geben einen Einblick in das Parkinson-spezifische therapeutische Spektrum der Autorin und fordern zur Nachahmung auf.

Möge dieses Buch dazu beitragen, angehenden Physiotherapeuten ein fundiertes Wissen über die Krankheit Parkinson zu vermitteln und sie in die Lage zu versetzen, durch den gezielten Einsatz spezifischer, problem-zentrierter Behandlungsverfahren faszinierende Erfolge bei ihren Patienten zu erleben. Diese Erfolge sind sowohl für den Therapeuten selbst, aber auch für seine Patienten die beste Motivation nicht aufzuhören, sondern tagtäglich mit Professionalität und Leidenschaft dieser Krankheit entgegenzutreten.

Dr. Ilona Csoti
im Frühjahr 2018

Definition und Klassifikation

Ilona Csoti

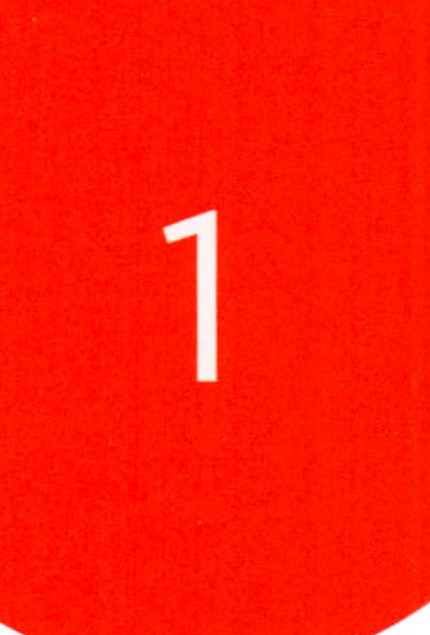

Das idiopathische Parkinson-Syndrom (IPS) wird einer Gruppe ätiologisch und klinisch heterogener Krankheitsbilder zugeordnet, den Parkinson-Syndromen.

Unabhängig von der zugrunde liegenden Erkrankung ist ein Parkinson-Syndrom (PS) definiert durch das Vorliegen einer Bradykinese (Bewegungsverlangsamung) und eines der folgenden in unterschiedlicher Ausprägung vorhandenen Kardinalsymptome:

- **Rigor** (Muskelsteifheit),
- **Ruhetremor** (Zittern),
- **Störungen der posturalen Reflexe** (Gleichgewichtsstörungen).

Fakultative Begleitsymptome können sein:

- sensorisch (Missempfindungen, Riechstörungen, Schmerzen...),
- vegetativ (Obstipation, Harninkontinenz, Kreislaufschwäche...),
- psychisch (Anhedonie, Apathie, Depression, Angst, Panikattacken...),
- kognitiv (Denkverlangsamung, Konzentrationsschwäche, Demenz...).

Das Parkinson-Syndrom mit den eben beschriebenen klinisch definierten Haupt- und Begleitsymptomen steht im Zentrum verschiedenster zerebraler Erkrankungen. Je nach Ätiologie und Pathogenese werden sie vier verschiedene Untergruppen zugeordnet:

- Idiopathisches Parkinson-Syndrom (IPS, primäres Parkinson-Syndrom, M. Parkinson)
- Familiäre (hereditäre) Parkinson-Syndrome (PARK 1 - 18)
- Symptomatische (sekundäre) Parkinson-Syndrome (s. Kapitel 3.1 und 5.1.2)
- Atypische Parkinson-Syndrome (APS) (s. Kapitel 5.1.3)

Zu den häufigsten atypischen Parkinson-Syndromen gehören die Multisystematrophie (MSA), die Progressive supranukleäre Blickparese (PSP), die Kortikobasale Degeneration (CBD) und die Demenz vom Lewy-Körperchen-Typ (DLK).

Sowohl beim IPS als auch bei allen atypischen PS kommt es durch Fehlfaltung von spezifischen Proteinen zu einem fortschreitenden Verlust von Nervenzellen (Neurodegeneration). Betroffen sind die beiden Proteine Alpha-Synuklein und Tau. Alpha-Synuklein reguliert unter anderem die Dopamin-Ausschüttung, Tau-Protein stützt den Zusammenbau der Zelle, indem es an Zellskelett-Proteine, Mikrotubuli genannt, bindet. Je nach Art des fehlgefalteten Proteins unterscheidet man Synukleinopathien und Tauopathien (Abb. 1).

1

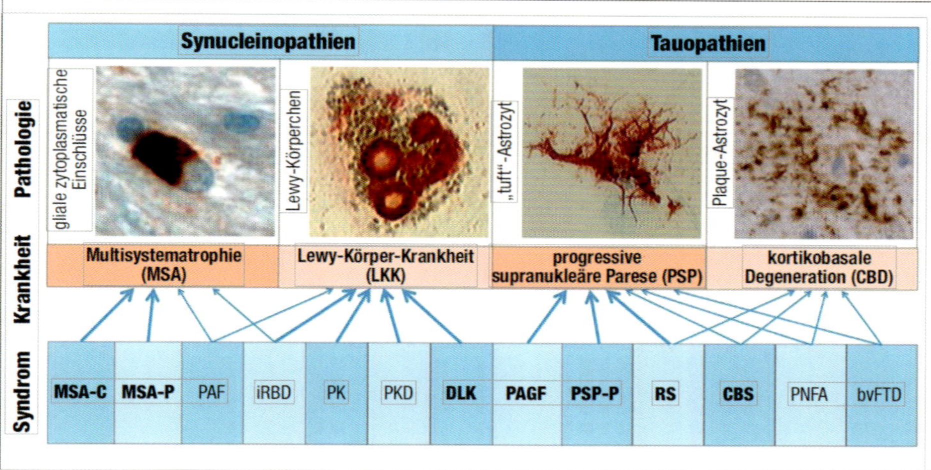

Abb. 1: Übersicht Proteinopathien (Levin J et al. 2016)
MSA-C MSA mit prädominent zerebellärer Symptomatik, MSA-P MSA mit prädiminenter Parkinson-Symptomatik, PAF pure autonome Fehlfunktion, iRBD idiopathische „rapid eye movement" (REM)-Schlaf-Verhaltensstörung, PK Parkinson-Krankheit, PKD Parkinson-Krankheit mit Demenz, DLK Demenz mit Lewy-Körperchen, PAGF pure Akinese mit Gang-Freezing, PSP-P PSP mit prädominenter Parkinson-Symptomatik, RS Richardson-Syndrom, CBS kortikobasales Syndrom, PNFA progressive nichtflüssige Aphasie, bvFTD behaviorale Variante der frontotemporalen Demenz

Quelle: Levin J, Kurz A, Arzberger T, Giese A, Höglinger GU: The differential diagnosis and treatment of atypical Parkinsonism. Dtsch Arztebl Int 2016; 113: 61–9. DOI: 10.3238/arztebl.2016.0061

Epidemiologie

Ilona Csoti

2

Epidemiologie ist eine Wissenschaft, die sich unter anderem mit der Verbreitung von Krankheiten in verschiedenen Bevölkerungspopulationen und -regionen beschäftigt. Ihre wichtigsten Kennziffern sind die Prävalenz und die Inzidenz. Unter Prävalenz versteht man die Krankheitshäufigkeit zu einem bestimmten Zeitpunkt, unter Inzidenz die Anzahl von Neuerkrankungen innerhalb eines bestimmten Zeitraumes. Zur Prävalenz und Inzidenz des idiopathischen Parkinson-Syndroms (IPS) gibt es eine Vielzahl von Studien, die sich jedoch in den untersuchten Populationen und in der Methodik, insbesondere auch den Diagnosekriterien, erheblich voneinander unterscheiden. Entsprechende Daten sind deshalb immer unter Vorbehalt zu betrachten.

Bezüglich der Prävalenz und Inzidenz eines IPS ist davon auszugehen, dass Patienten mit einem essenziellen Tremor (s. Kap. 4.2.3 und 5.1.2) oder atypischen Parkinson-Syndromen (s. S. 51, Kap. 5.1.3) in den ersten Krankheitsjahren in Unkenntnis einem idiopathischen Parkinson-Syndrom (IPS) zugeordnet werden – hier spricht man von falsch positiven Diagnosen (Abb. 2.1). In diesen Bereich fallen auch erbliche Parkinson-Syndrome, welche ohne genetische Diagnostik häufig nicht von einem idiopathischen Parkinson-Syndrom unterschieden werden können. Trotz moderner diagnostischer Möglichkeiten und aktueller Leitlinien kommt es jedoch immer noch vor, dass die Diagnose IPS gar nicht oder zu spät gestellt wird – falsch negative Diagnosen.

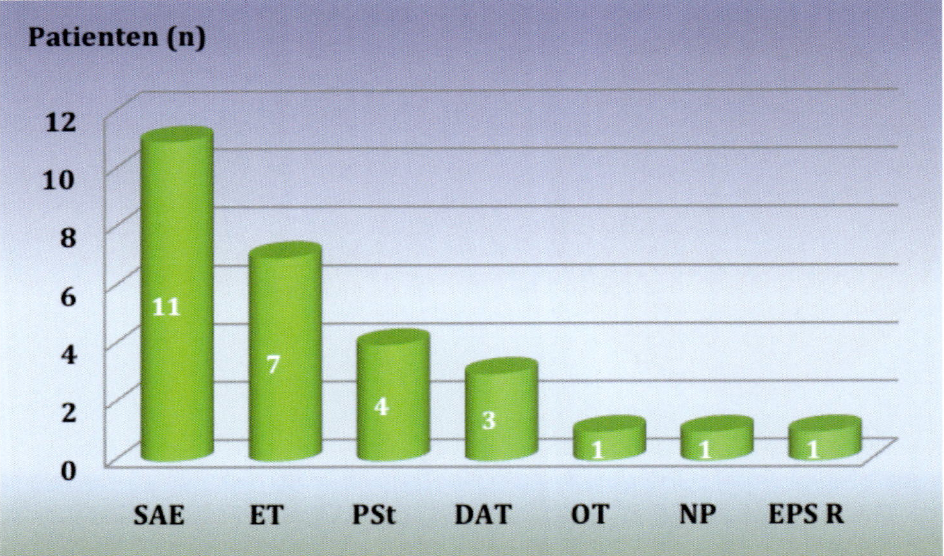

Abb. 2.1: In einer eigenen Untersuchung wurde bei 110 Patienten die Einweisungsdiagnose IPS mit DaTASCAN SPECT (objektive Nachweismethode eines Dopaminmangels, Darstellung der Aktivität des Dopamintransporters in den Basalganglien) überprüft. In 28 Fällen wurde die Diagnose korrigiert. Die häufigsten Fehldiagnosen (11 Patienten) waren die SAE = subkortikale arteriosklerotische Enzephalopathie und der ET = essenzieller Tremor (7 Patienten), PSt (4) = psychogene Bewegungsstörung, DAT (3) = Demenz vom Alzheimertyp, OT (1) = orthostatischer Tremor, NP (1) = Normaldruckhydrozephalus, sowie EPS R (1) = extrapyramidales Syndrom nach Bestrahlung. (Csoti et al. 2006)

In der oft zitierten Rotterdam-Studie wurden in einem Beobachtungszeitraum von ca. sechs Jahren bei 6839 Teilnehmern 132 neue Parkinson-Syndrome festgestellt. Bei 51 % handelte es sich um ein IPS, davon waren mehr als ein Drittel der Patienten undiagnostiziert (de Lau et al. 2004).

2.1 PRÄVALENZ UND INZIDENZ IN DEUTSCHLAND

Das idiopathische Parkinson-Syndrom ist nach der Demenz vom Alzheimertyp die häufigste sporadisch auftretende neurodegenerative Erkrankung des mittleren und höheren Lebensalters (de Lau und Breteler 2006) und zählt neben dem essenziellen Tremor (s. Kap. 4.2.3 und 5.1.2) zu den häufigsten Bewegungsstörungen. Angaben zur Prävalenz und Inzidenz schwanken in Europa je nach Studie zwischen 5–346/100.000 bzw. 65–12.500/100.000 Einwohner (von Campenhausen et al. 2005). In Deutschland muss von einer mittleren Prävalenz von 0,1 bis 0,3 % ausgegangen werden, in der über 60-jährigen Bevölkerung von 1,3 bis 1,5 %. Dies entspricht etwa 300.000 Betroffenen. Jährlich kommen etwa 16.000 Neuerkrankungen hinzu.

Die Angaben zur geschlechtsspezifischen Verteilung schwanken zwischen einem leichten Überwiegen der Männer, in der Rotterdam-Studie um den Faktor 1,54, und dem Fehlen eines geschlechtsspezifischen Unterschiedes (de Lau et al. 2004).

2.2 ALTERSBEZOGENE VERTEILUNG

Das Alter ist der größte Risikofaktor für ein Parkinson-Syndrom. Zwischen dem 55. und 79. Lebensjahr steigt die Inzidenz fast exponentiell (Driver et al. 2009). Dementsprechend steigt die Prävalenz von 1,4 % bei den 55-jährigen Betroffenen auf 3,4 % bei den 75-jährigen (Schöls et al. 1999). Ein Plateau wird zwischen dem 85. und 89. Lebensjahr erreicht, in der 10. Lebensdekade nimmt die Inzidenz wieder ab. Zunehmend sind jedoch auch jüngeren Menschen von dieser Erkrankung betroffen, 8 – 10 Prozent der Neuerkrankungen treten vor dem 40. Lebensjahr auf. Noch jüngere Betroffene gibt es selten, in der Regel beginnt die Krankheit zwischen dem 50. und 70. Lebensjahr (Chan et al. 2005). Je nach Erkrankungsalter unterscheidet man das juvenile Parkinson-Syndrom (Krankheitsbeginn vor dem 21. Lebensjahr), das Young-onset PS (Beginn vor dem 40. Lebensjahr), das Late-onset PS (nach dem 40. Lebensjahr) und das Very-late-onset PS (nach dem 75. Lebensjahr).

2.3 ETHNISCHE UNTERSCHIEDE

Weltweit gibt es circa 4,1 Millionen Menschen (Europa ca. 1,2 Millionen), die an einem Parkinson-Syndrom leiden. Nach einer Studie von Dorsey ist bis zum Jahr 2030 mit einer Verdoppelung der Fälle in den 15 bevölkerungsreichsten Ländern auszugehen. Betroffen sind vor allem die wirtschaftlich schnell wachsenden asiatischen Staaten, in denen zunehmender Wohlstand mit einer steigenden Lebenserwartung einhergeht (Dorsey et al. 2007). Aktuellen Erhebungen der WHO zufolge gibt es nach wie vor sehr große Unterschiede in der Häufigkeit des Parkinson-Syndroms in verschiedenen ethnischen Gruppen. Ursächlich werden unter anderem Unterschiede im Studiendesign und in den Diagnosekriterien diskutiert, aber auch Umweltfaktoren, Ernährungsgewohnheiten oder genetischen Besonderheiten. So variierte die Prävalenz zwischen 18/100.000 Einwohnern in einer Studie in Shanghai, China, und 328/100.000 Betroffenen bei den Parsis in Bombay, Indien (WHO). Südlich der Sahara lebende Schwarzafrikaner, Chinesen aus ländlichen Gebieten und Japaner ernähren sich vor allem vegetarisch und erkranken weitaus seltener an Parkinson. Dagegen unterscheiden sich die Parkinson-Erkrankungsraten von Schwarzafrikanern, die in den USA leben, kaum von denjenigen der weißen Bevölkerung (Mc Carthy 2001). Die Angaben aus älteren Veröffentlichungen, nach denen Schwarzafrikaner allgemein die niedrigsten Erkrankungsraten aufweisen, sind deshalb unter Vorbehalt zu werten. Selbst in Europa gibt es deutliche Unterschiede in der Erkrankungshäufigkeit (Abb. 2.2). Spitzenreiter ist Deutschland, gefolgt von Italien, Spanien, England und Frankreich.

2.4 MORTALITÄT

Patienten mit idiopathischem Parkinson-Syndrom haben heute dank der modernen medikamentösen Parkinson-Therapie eine fast normale Lebenserwartung. Die Sterblichkeit ist lediglich um den Faktor 1,35 erhöht (Herlofson et al. 2004). Patienten mit atypischen Parkinson-Syndromen haben weitaus schlechtere Aussichten, die mittlere Überlebenszeit in Jahren beträgt für alle Formen etwa 7 – 10 Jahre.

Die häufigste Parkinson-assoziierte Todesursache ist mit 30 – 44 % die Pneumonie (Hely et al. 1999). Eine erhöhte krankheits-spezifische standardisierte Mortalitätsratio (SMR) fand sich in einer Studie von 2014 neben der Bronchopneumonie auch für kardio- und zerebrovaskuläre Erkrankungen (Pinter B et al. 2014).

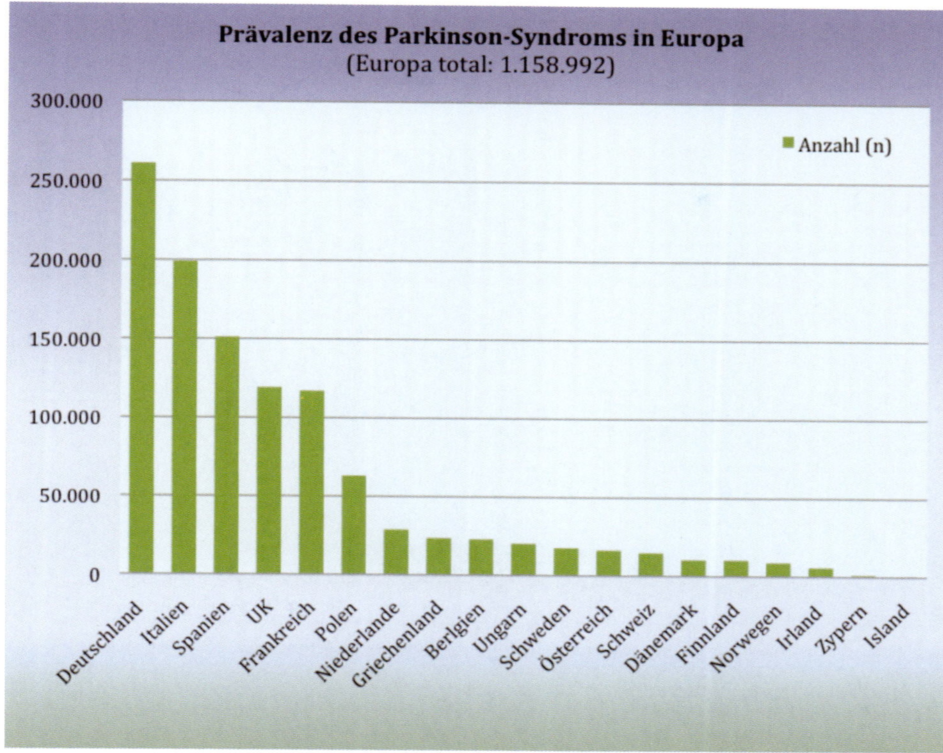

Abb. 2.2: Häufigkeit des Parkinson-Syndroms in verschiedenen europäischen Ländern, basierend auf verschiedenen epidemiologischen Studien zwischen 2000 und 2008, modifiziert nach EPDA 2009 (European Parkinson's Disease Association).

Ätiologie und Pathophysiologie

Ilona Csoti

3

3.1 ÄTIOLOGIE

Wie bereits erwähnt, grenzt man das sporadisch auftretende primäre oder idiopathische Parkinson-Syndrom (IPS) von sekundären (symptomatischen), genetischen und atypischen Formen ab. Das „idiopathische" Parkinson-Syndrom ist ein im deutschsprachigen Raum häufig verwendeter Terminus für die eigentliche (primäre) Parkinson-Krankheit, den Morbus Parkinson. Dabei bedeutet „idiopathisch" ohne bekannte Ursache auftretend und weist darauf hin, dass der Auslöser der Krankheit 200 Jahre nach der Erstbeschreibung durch James Parkinson noch immer unbekannt ist. Das IPS ist mit ca. 75 % die häufigste Form aller Parkinson-Syndrome. Den symptomatischen (sekundären) Parkinson-Syndromen liegen im Gegensatz zum IPS nachweisbare Ursachen zugrunde. Die häufigsten sekundären Parkinson-Syndrome sind in Tabelle 3.1 aufgeführt.

Für die Auslösung des sporadisch auftretenden idiopathischen Parkinson-Syndroms wird eine multifaktorielle Genese angenommen. Ein komplexes Zusammenspiel zwischen in den letzten Jahren identifizierten Risiko – und protektiven Genvarianten (Suszeptibilitätsgene), Umweltfaktoren und altersbedingten Veränderungen wird favorisiert. Demnach würden umschriebene Gendefekte zu einer besonderen Empfänglichkeit gegenüber dieser Erkrankung führen und bei Kontakt mit bestimmten Toxinen die Zellschädigung auslösen (Riess et al. 1999). Diese Hypothese wird dadurch gestützt, dass in Studien ein zwei- bis vierfach erhöhtes Risiko für Verwandte ersten Grades besteht (Marder et al. 1996).

3.1.1 Umwelt

Bereits seit mehreren Jahren stehen verschiedene Chemikalien in Verdacht, Parkinson auszulösen. Im Tierversuch und auch in retrospektiven Beobachtungen von besonders exponierten Berufsgruppen zeigte sich ein erhöhtes Risiko für diverse Pestizide (z. B. Paraquat, Rotenon, Maneb), Lösungsmittel (z. B. Trichlorethylen/TCE, Perchlorethylen/PCE) und polychlorierte Biphenyle (PCB) (Furlong M et al. 2015; Breckenridge CB et al. 2016). Unklar ist, wie sich in Wasser, Luft und Lebensmitteln vorkommende geringe Mengen dieser Stoffe auf den Menschen auswirken. Von besonderer Bedeutung ist die Schlussfolgerung, dass das kritische Fenster der Giftstoff-Exposition der Erkrankung um Jahre vorausgehen kann (Elbaz et al. 2009). Interessant in diesem Zusammenhang – auch Konsumenten der bekannten Designer-Droge Crystal Meth und anderen Amphetaminen haben möglicherweise ein erhöhtes Risiko, später an einem Parkinson-Syndrom zu erkranken (Callaghan RC et al. 2012, Curtin K et al. 2015).

Angeregt wurde die Suche nach Umweltgiften als Auslöser eines PS ebenfalls durch eine künstliche Droge – durch die MPTP Story 1979 (Methyl-Phenyl-Tetrahydropyridin). Drogenabhängige Chemiestudenten hatten nach Gebrauch von unsachgemäß selbst hergestelltem Heroin ein schweres Parkinson-Syndrom entwickelt. MPTP wird

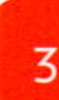

Tabelle 3.1: Ätiologische Klassifikation der Parkinson-Syndrome (modifiziert nach Mumenthalter und Mattle 2008).

Primäre Parkinson-Syndrome	

Idiopathisches Parkinson-Syndrom, Morbus Parkinson	• 75 % der Fälle
	  • Äquivalenz-Typ
	  • Tremordominanz-Typ
	  • Hypokinetisch-rigider Typ

Familiäre Parkinson-Syndrome	• diverse Park-Mutationen (PARK1 – PARK18)
Sekundäre oder symptomatische Parkinson-Syndrome	

Sekundäre Parkinson-Syndrome (Ursache bekannt)	• Traumata (Mittelhirntrauma, chronisches Subduralhämatom, z. B. Boxer)
	• Intoxikationen
	  • (MPTP, CO, Mangan, Cyanid, Methanol...)
	• Medikamente (ca. 20 %!) (Bower et al. 1999)
	  • typische und atypische Neuroleptika
	  • SSRI der ersten Generation, z. B. Fluoxetin
	  • Antiemetika, z. B. Metoclopramid
	  • Reserpin
	  • Lithium
	  • Kalziumantagonisten, z. B. Cinnarizin, Flunarizin
	• Infektiös, postinfektiös
	  • postenzephalitisch, HIV-Enzephalopathie
	• Vaskulär (subkortikale vaskuläre Enzephalopathie)
	• Metabolisch (Hypoparathyreoidismus)
	• Normaldruckhydrozephalus
	• Tumor
	• Psychogen (Depression)

Parkinson-Syndrome im Rahmen neurodegenerativer Erkrankungen	• α-Synukleinopathien
	  • Multisystematrophie (MSA)
	  • Lewy-Körperchen-Demenz (DLB)
	• Tauopathien
	  • Progressive supranukleäre Blickparese (PSP)
	  • Kortikobasale Degeneration (CBD)
	  • Frontotemporale Demenzen (FTD)
	• Erkrankungen mit Amyloidablagerungen
	  • Demenz vom Alzheimertyp mit Parkinson-Symptomen

Parkinson-Syndrome im Rahmen hereditärer Krankheiten	• Morbus Wilson • Spinozerebelläre Ataxien (SCA) • Dopa-responsive Dystonie/Parkinsonismus • Chorea Huntington • Neuroakanthozytose Syndrome

als Heroinabkömmling im Gehirn in das hochtoxische MPP+ (1-Methyl-4-Phenylpyridin) umgewandelt. Dort verursacht die Substanz durch eine Störung der Zellatmung das Absterben von durch hohen Eisen- und Neuromelanin-Gehalt dunkel gefärbten Neuronen, insbesondere auch die der Substantia nigra (SN). Im Tierversuch wird dieses Gift verwendet, um ein Modell der idiopathischen Parkinson-Krankheit hervorzurufen (Przedborski et al. 2001). Das Herbizid Paraquat hat eine strukturelle Ähnlichkeit mit MPP+ und gehört wie DDT (Dichlordiphenyltrichlorethan) zu den Organochlorpestiziden. DDT war bis zu seinem Verbot in den 70er-Jahren über Jahrzehnte das weltweit meist verwendete Insektizid.

Weitere exogene Noxen, welche mit dem potenziellen Auftreten von sekundären Parkinson-Syndromen assoziiert sein können, sind Schwermetalle (z. B. Mangan, Quecksilber, Eisen, Kupfer, Blei, Zink), Kohlenmonoxid, Schwefelkohlenstoff, Lösungsmittel, Holzschutzmittel und Schweißgase (Seidler et al. 1996). Ein durch Mangan ausgelöstes Parkinson-Syndrom wird bei exponierten Personen in Deutschland als Berufserkrankung anerkannt (www.dgaum.de).

3.1.2 Medikamente

Parkinsonähnliche Syndrome können außerdem durch die Einnahme von Medikamenten (s. Tab. 3.1, S. 22 und Kap. 5.1.2, S. 50) oder durch Schädel-Hirn-Traumata (z. B. bei Boxern) verursacht werden (Mena und de Yebenes 2006). Synonym für das durch Neuroleptika bedingte Parkinson-Syndrom wird auch der Begriff „Parkinsonoid" verwendet, um es von der normalen Parkinson-Krankheit abzugrenzen. Alle Medikamente, welche sich im Gehirn an dopaminerge Rezeptoren binden und somit die Aufnahme von Dopamin oder Dopaminersatzstoffen (z. B. Dopaminagonisten) in der Parkinson-Therapie verhindern, sind unter bestimmten Bedingungen in der Lage, Parkinson-Symptome auszulösen, und werden deshalb auch Dopamin-Blocker oder Dopamin-Antagonisten (Gegenspieler) genannt. Es ist in diesem Fall zwar genügend Dopamin vorhanden, dieses kann aber von den bereits belegten Rezeptoren nur vermindert aufgenommen werden. In der Folge kommt es zu einem Mangel an dopaminerger Aktivität im Gehirn mit Parkinson ähnlichen Symptomen. Liegt bereits eine Parkinson-Krankheit vor, so können diese Arzneimittel zu einer deutlichen Verschlechterung der Symptomatik führen. Die Einnahme ist aus diesem Grund für Parkinson-Patienten kontraindiziert. Die häufigsten Dopamin-Blocker sind Neuroleptika (z. B. Haloperidol, Sulpirid, Fluspirilen), aber auch Magenmittel wie Metoclopramid oder Mittel gegen hohen Blutdruck, z. B. Reserpin (Csoti 2009) (s. Tabelle 3.1).

3.1.3 Infektionen als Auslöser

Die Beobachtung eines symptomatischen Parkinson-Syndroms in Folge der Enzephalitis-lethargica-Epidemie (Economo-Enzephalitis, 1918 bis 1926) führte zur Hypothese einer infektiösen Verursachung, z. B. durch Viren, Bakterien oder Parasiten. In neueren Arbeiten wurde das neurovirulente Influenza-A-Virus als Auslöser für das Absterben dopaminerger Neurone und die Bildung von Lewy-Körperchen in der SN gefunden (Takahashi und Yamada 1999). Im Tierversuch konnten nach einer Infektion mit dem Vogelgrippevirus H5N1 histopathologische Veränderungen wie bei einem Parkinson-Syndrom beobachtet werden. Die Ausbreitung der Viren erfolgte über Verdauungssystem, Rückenmark, Hirnstamm bis in das Großhirn. Man fand verklumpte Proteine sowie ein aktiviertes Immunsystem, wie bei einer chronischen Entzündung. Die Forscher spekulieren, dass die Viren nach dem „Fahrerflucht-Prinzip" eine Krankheit auslösen, welche sich erst sehr viel später bemerkbar macht, wenn die primäre Infektion selbst schon lange abgeklungen ist (Haeman et al. 2009). Interessant wird diese Theorie durch die Untersuchungsergebnisse von Braak. Demnach sind erste Zellveränderungen im Riechkolben (Bulbus olfactorius) und in den autonomen Nervengeflechten des Darmes zu finden (Braak et al. 2002, 2006). Da beide Strukturen Zugang zur Außenwelt haben, stellt auch er die These auf, dass möglicherweise der Auslöser (unbekanntes neurotropes Pathogen, Toxin? Virus?) der Erkrankung über die Atemwege (Riechschleimhaut, Bulbus olfactorius) oder aus der Nahrung über die Darmschleimhaut (viszeromotorischer Plexus) aufgenommen werden könnte. Einmal eingedrungen, könnte sich dieses unbekannte neurotrope Pathogen dann, anatomischen Bahnen folgend, aufsteigend ausbreiten.

3.1.4 Genetische Faktoren

Obwohl im Rahmen der Parkinson-Forschung verschiedene Gene entdeckt und Familien mit autosomal-dominant erblichen PS beschrieben wurden, fehlen bisher Hinweise für eine Veränderung im Genom der am häufigsten auftretenden sporadischen Parkinson-Syndrome. Am ehesten handelt es sich bei diesen Patienten um eine polygene Gruppe von Betroffenen, bei denen eine genetische Konstellation mehrerer Genloci zu einer erhöhten Empfänglichkeit (Suszeptibilität) für die Erkrankung führt. Neben diesen häufigen sporadischen Formen findet sich bei einem Teil der Patienten eine familiäre Häufung ohne klaren Vererbungsmodus und bei einer kleinen Untergruppe (5 – 10 %) lässt sich eindeutig ein monogener dominanter oder rezessiver Erbgang identifizieren (Gasser 2000). Das erste Gen, welches ein autosomal-dominantes erbliches Parkinson-Syndrom auslösen kann, wurde 1997 auf Chromosom 4 gefunden und als PARK1 bezeichnet. Durch eine Punktmutation im Alpha-Synuklein-Gen kommt es durch Fehlfaltung dieses Proteins zu Aggregation und Fibrillenbildung mit anschließendem Zelltod. In den letzten Jahren konnten Mutationen in über 18 verschiedenen Genloci (PARK1 – > 18) identifiziert werden, weitere werden erwartet. Je nach Mutation kann die Erkrankung autosomal-dominant oder autosomal-rezessiv vererbt werden (Gasser 2015). Je genauer diese familiären Formen das klinische und histopathologische Bild der idiopathischen Parkinson-Erkrankung widerspiegeln, desto begründeter ist die Hoffnung, dass ein identifizierter Gendefekt auch zum Verständnis der molekularen Pathogenese dieser häufigen Erkrankungsform und zur Etablierung neuer Behandlungsmöglichkeiten beitragen kann.

3.2 PATHOPHYSIOLOGIE

Die vorherrschende klinische Symptomatik wird letztendlich durch das Absterben Dopamin produzierender Neurone in der Substantia nigra pars compacta (SNc) im Mittelhirn und dem damit verbundenen Dopaminmangel in den Basalganglien (BG) hervorgerufen. Die BG (auch Stammganglien genannt) sind eine Ansammlung von miteinander verschalteten Kerngebieten im Zwischenhirn, deren entscheidende Funktion in der Vorbereitung und Ausführung willkürlicher Bewegungen besteht. Zu den wichtigsten Strukturen der BG zählen neben der Substantia nigra das Striatum (Eingangsstation der Basalganglien), welches sich aus Putamen und Nucleus caudatus zusammensetzt, der Globus pallidus und der Nucleus subthalamicus (Abb. 3.1).

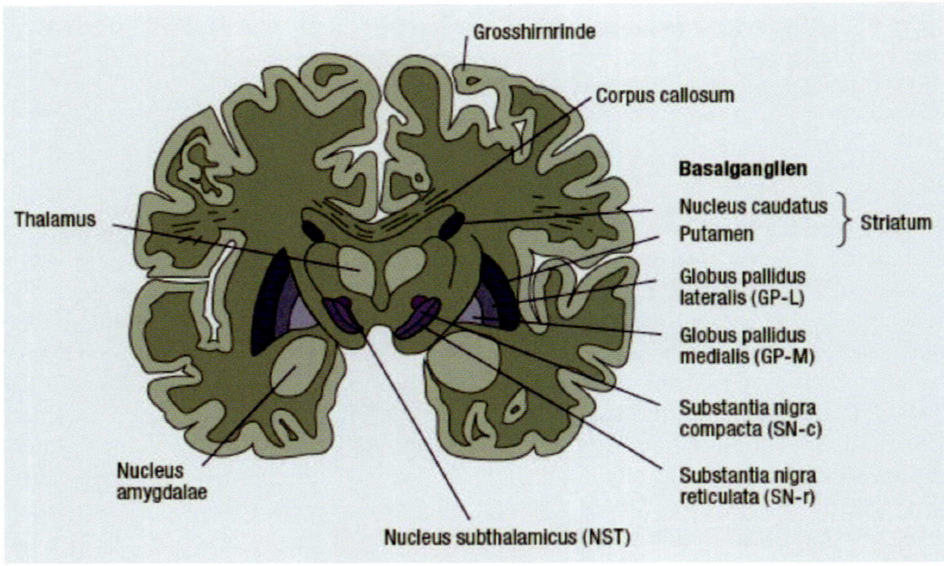

Abb. 3.1: Subkortikale Kernstrukturen der Basalganglien (mit freundlicher Genehmigung der Novartis Pharma Schweiz AG).

Im Sinne einer Filterfunktion sind diese Kerngebiete in komplexe erregende (exzitatorische) und hemmende (inhibitorische) motorische Regelschleifen zwischen Hirnrinde und Thalamus eingebunden, welche sowohl ein Mehr (Plus) oder ein Weniger (Minus) an Bewegung bewirken können. Sie ähneln einem Kutscher, der mit Zügel und Peitsche die Pferde entweder antreibt oder zum Stehen bringt. Ein Mangel an Dopamin führt zu einer Hemmung der Bewegungsaktivität, welche zu den Kardinalsymptomen des Parkinson-Syndroms führt.

Die neuronale Degeneration beschränkt sich jedoch nicht nur auf dopaminerge Zellen der SN, sie betrifft auch das cholinerge, noradrenerge und serotonerge System mit den jeweils zugehörigen chemischen Botenstoffen. Auch ein relativer Überschuss von

Glutamat, ein wichtiger erregender Neurotransmitter in Gehirn und Rückenmark und Gegenspieler von Dopamin, führt zu einem Ungleichgewicht der neuronalen Erregbarkeit. Konsekutiv wird die Krankheit zusätzlich zu den motorischen Einschränkungen durch umfangreiche und sehr vielfältige nichtmotorische Störungen geprägt.

3.2.1 Lewy-Körperchen

Neuropathologisch gilt der Nachweis von Lewy-Körperchen (benannt nach dem deutschen Erstbeschreiber, Friedrich H. Lewy, später Frederic Lewy genannt) in den betroffenen Hirnregionen, insbesondere in der SNc, als charakteristisch für das idiopathische Parkinson-Syndrom (Abb. 3.2).

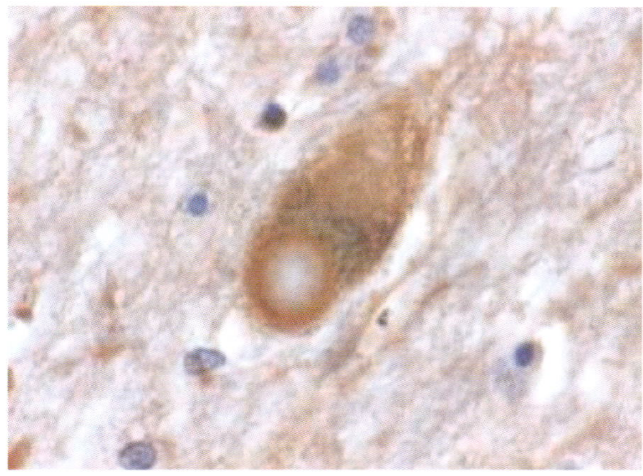

Abb. 3.2: Neuropathologisch gilt der Nachweis von Lewy-Körperchen in den betroffenen Hirnregionen als charakteristisch (Hochstrasser et al. 2004).

Der wichtigste Bestandteil dieser Einschlusskörperchen in den Zellen und in den Zellfortsätzen ist falsch gefaltetes und verklumptes Alpha-Synuklein, ein Eiweiß, welches in den Nervenzellen überwiegend im Axon und seinen synaptischen Kontaktstellen vorkommt. Das innerhalb der Zelle lösliche und ungefaltete Protein ist potenziell gefährlich, da es unter bestimmten, noch nicht ausreichend erforschten Umständen seine Struktur ändert und eine starre, sogenannte Beta-Faltblattstruktur annimmt. In dieser veränderten Form neigt das Protein dazu, sich mit anderen Alpha-Synukleinmolekülen zu verbinden und Aggregate (Klümpchen) zu bilden. Aus kleineren Aggregaten entstehen längliche Lewy-Neuriten in den Zellfortsätzen und kugelige Lewy-Körperchen in den Zellkörpern. Nach Braak (2002, 2006) ist das Vorkommen dieser Lewy-Körperchen nicht nur auf die SNc von Parkinson-Patienten begrenzt, sondern der Prozess befällt in vorbestimmter Weise übergeordnete Zentren des viszeromotorischen, olfaktorischen, limbischen und somatomotorischen Systems. Er findet sein Ende in der Hirnrinde. Die im Verlauf des Prozesses entstehenden Veränderungen in der topographischen Ausdehnung der Läsionen ermöglichen eine Gliederung in sechs Stadien (Abb. 3.3). Es wird davon ausgegangen, dass bei Auftreten der ersten motorischen Symptome ca. 70 % der dopaminergen Neuronen der Substantia nigra verloren sind.

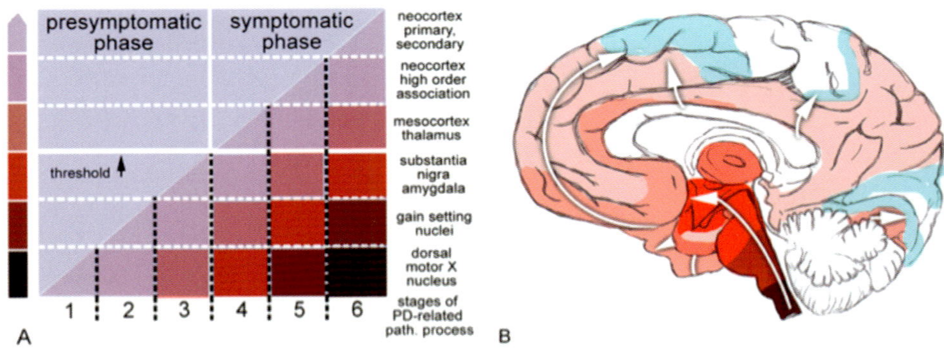

Abb. 3.3: Braak-Stadien der Parkinson-Krankheit (modifiziert nach Braak et al. 2004).

3.2.2 Endogene Faktoren

Bis heute ist die Ursachenkaskade dieses selektiven Zellverlustes nicht vollständig aufgeklärt. Das Alter gilt aufgrund des Erkrankungsgipfels im höheren Lebensalter als höchster Risikofaktor (s. Kap. 2.2). Nachgewiesen ist, dass mit zunehmendem Alter auch physiologisch dopaminerge Neurone verloren gehen und sich die Wahrscheinlichkeit, mit möglichen pathogenen Noxen in Kontakt zu kommen, drastisch erhöht. Das Muster des Zellverlustes entspricht jedoch nicht dem des IPS, so dass also noch andere Pathomechanismen vorhanden sein müssen. Die wichtigsten Vertreter sind Tabelle 3.2 zu entnehmen.

Tabelle 3.2: Auswahl möglicher Pathomechanismen für die Entstehung des idiopathischen Parkinson-Syndroms.

- Alter?
- Ernährung? (negative Korrelation mit vegetarischer Kost etc.)
- Genetisch bedingt (monogen oder polygen)
- Umweltfaktoren (Gifte, Schwermetalle etc.)
- Körpereigene MPTP-ähnliche Giftstoffe[1]
- Oxidativer Stress
- Mitochondriale Schäden (Komplex-I)
- Apoptose, programmierter Zelltod (?)
- Entzündungen (Nachweis aktivierter Mikroglia in der SN)
- Fehlfunktion des Ubiquitin-Proteasom-Systems
- Proteinfehlfaltung und -Aggregation

[1] 1-Methyl-4-phenyl-1,2,3,6-tetrahydropyridin

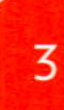

- Abnormer Eisenstoffwechsel in der Substantia nigra
- DNA-Alterationen (8-Hydroxydeoxyguanosin – 8-OHdG) Biomarker für oxidativen Stress
- Energiestoffwechselstörungen in der Substantia nigra
- Immunologische Störungen in der Substantia nigra
- Glutamatüberaktivität

3.2.3 Oxidativer Stress und freie Radikale

Die zentrale Bedeutung von oxidativem Stress ist durch eine Vielzahl wissenschaftlicher Arbeiten belegt. Man versteht darunter eine Stoffwechsellage, bei der eine das physiologische Ausmaß überschreitende Menge ROS (reactive oxygen species; reaktive Sauerstoffspezies) zu einem Ungleichgewicht zwischen normaler Reparatur- und Entgiftungsfunktion führt, welches die Zelle letztendlich überfordert (stresst) und deren Schädigung zur Folge hat. Diese ROS oder freien (Sauerstoff) Radikale entstehen als unvermeidliches Nebenprodukt während der Energiegewinnung in den „Energiekraftwerken" der Zellen, den Mitochondrien. ROS in zu großer Zahl verbrennen (oxidieren) die wichtigsten Grundbausteine der Zelle (DNA, Lipide und Proteine) und führen damit zum Zelltod. Besonders viele Mitochondrien befinden sich in Zellen mit hohem Energieverbrauch, so auch in dopaminergen Neuronen. Eine defekte Mitochondrienfunktion führt zu einer ständigen Freisetzung dieser schädlichen Sauerstoffspezies, welche die Zelle in einen Stresszustand versetzen. In diesem „oxidativen Stress-Zustand" ist die Zelle nicht in der Lage, den physiologischen Abbau von Proteinen zu regulieren und es kommt zur Anhäufung fehlgefalteter Eiweißklümpchen.

3.2.4 Eisen und Neuromelanin

Die schwarze Substanz oder Substantia nigra hat ihren Namen aufgrund des hohen Gehaltes an Neuromelanin, einem braun-schwarzen Farbstoff, welcher dazu neigt, vermehrt Eisen anzuziehen und in der Zelle anzuhäufen. Erhöhte Mengen an freiem Eisen führen jedoch ebenfalls zu einer verstärkten Bildung von zellschädlichen freien Radikalen und damit über oxidativen Stress zum Zelltod. Hochvulnerabel für diesen Vorgang sind die Zellen der Pars compacta der SN, da sie den größten Neuromelaningehalt aufweisen. Gestützt wird diese These durch den Nachweis erhöhter Eisenspiegel in Gehirnen von Parkinson-Patienten (Hochstrasser et al. 2003).

Es scheint so zu sein, dass alle beschriebenen pathophysiologischen Abläufe eng aneinander gekoppelt sind und miteinander interagieren. Wird dieser schädliche Prozess einmal angestoßen, so folgt eine ganze Kaskade von sekundären Folgereaktionen, die letztendlich zum Untergang der spezifischen Neurone mit den charakteristischen dopaminergen, serotonergen, noradrenergen oder cholinergen Funktionsstörungen führen.

Klinik und Verlauf

Ilona Csoti

4

4.1 KLINISCHE DIAGNOSE-KRITERIEN UND KRANKHEITSSTADIEN

Die motorischen Störungen sind zunächst gering ausgeprägt. Da die zur Verfügung stehenden Behandlungsmöglichkeiten jedoch nicht die Ursache bekämpfen, sondern lediglich symptomatisch wirken, ist der Verlauf chronisch-progredient und die motorische Behinderung nimmt im Krankheitsverlauf stetig zu. Aus diesem Grund wird auch die motorische Krankheitsphase noch einmal in fünf verschiedene Schweregrade unterteilt (s. Tab. 4.1).

Tabelle 4.1: Modifizierte Hoehn-&-Yahr-Stadien

I.	**Einseitige Manifestation** *Keine/geringe funktionelle Beeinträchtigung*
II.	**Beidseitige Manifestation** *Noch keine Gleichgewichtsstörungen*
III.	**Leichte Behinderung** *Posturale Instabilität, gestörte Haltereflexe, funktionelle Einschränkung, Gleichgewichtsstörungen, körperlich noch unabhängig*
IV.	**Schwere Behinderung** *Voll entwickelte, schwer beeinträchtigende Symptomatik, benötigt Hilfe im Alltag*
V.	**Pflegebedürftig** *Ohne Hilfe rollstuhlpflichtig oder bettlägerig*

Je nach Ausprägung von Bradykinese, Rigor und Tremor werden Parkinson-Patienten drei klinischen Verlaufsformen zugeordnet. Man unterscheidet den Tremordominanztyp vom hypokinetisch-rigiden Typ und vom Äquivalenz-Typ, bei dem alle Symptome eine gleichmäßige Ausprägung zeigen. Aus einer großen Fülle von Evaluationsmöglichkeiten der motorischen und nichtmotorischen Krankheitssymptome hat sich die Unified Parkinson's Disease Rating Skala (UPDRS) international behaupten können (s. Kap. 7.2, S. 72).

4.2 KARDINALSYMPTOME

Im Folgenden werden die motorischen Kardinalsymptome erläutert, bevor auf typische Krankheitsverläufe in frühen und späten Stadien eingegangen wird.

4.2.1 Bradykinese

Unter Bradykinese versteht man eine Verlangsamung von Bewegungsabläufen. Die außerdem verwendeten Termini Hypokinese und Akinese stehen für eine verminderte bis aufgehobene Initiierung einer Bewegung bzw. deren Amplitude. Eine völlige Akinese (Erstarrung, vollständige Unbeweglichkeit) ist nur in schweren off-Phasen oder in Parkinson-Endstadien zu beobachten. Bradykinese kann mit Hilfe von rhythmischen Bewegungsabläufen nachgewiesen werden, z. B. Finger- oder Fußtapping. Überprüft man die Bewegungen beider Hände oder beider Beine zeitgleich, so kann die für das idiopathische Parkinson-Syndrom typische Seitendifferenz beobachtet werden. Besonders geeignet sind dafür auch rasche Pronation und Supination (Diadochokinese) der Unterarme („rasches Öffnen und Schließen von Wasserhähnen") oder bei erhobenen Armen („Glühbirnen eindrehen"). Im Bereich der Arme kommt es zu einer Adduktion der Oberarme mit leichter Flexion im Ellenbogengelenk, das Mitschwingen der Arme beim Gehen ist vermindert oder fehlt. Gerade diese verminderte Mitbewegung (Synkinese) der Arme fällt häufig neben dem Tremor frühzeitig auf und führt unter Verdacht auf einen Schlaganfall zum Aufsuchen eines Arztes.

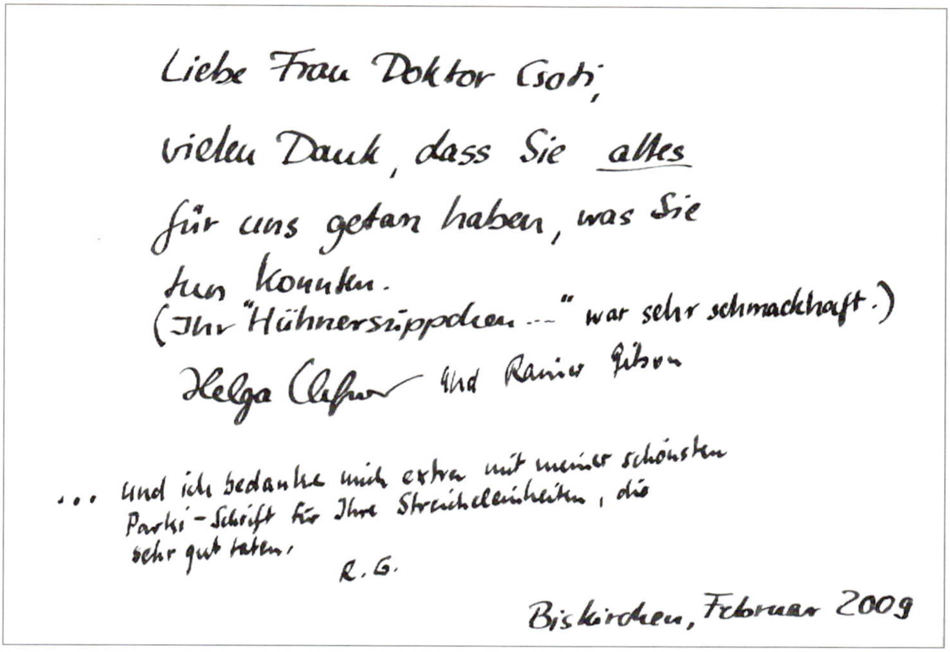

Liebe Frau Doktor Csoti,

vielen Dank, dass Sie alles

für uns getan haben, was Sie

tun konnten.

(Ihr "Hühnersüppchen ..." war sehr schmackhaft.)

Helga [illegible] und Rainer [illegible]

... und ich bedanke mich extra mit meiner schönsten Parki-Schrift für Ihre Streicheleinheiten, die sehr gut taten.

R. G.

Biskirchen, Februar 2009

Abb. 4.2: Verkleinertes Schriftbild – Mikrographie – eines Parkinson-Patienten. Typischerweise sind die Buchstaben noch groß und leserlich, mit zunehmender Länge des Textes wird die Schrift immer kleiner, bis zur Unlesbarkeit. Der Schriftzug gerät aus der Zeile und weicht nach oben ab.

Die Bradykinese in den kleinen Fingergelenken führt zu Ungeschicklichkeit und Verlangsamung feinmotorischer Tätigkeiten; insbesondere das Schließen kleiner Knöpfe an Hemden fällt schwer, aber auch Schreiben (s. Abb. 4.2), Rasieren oder Gemüseschälen. Im Bereich der Beine verursacht die Bradykinese eine Verkürzung der Schrittlänge und ein Schlurfen bzw. Hängenbleiben an Unebenheiten des Bodens aufgrund des eingeschränkten Abrollwinkels der Füße. Auch die Hypomimie gehört zur Bradykinese. Sie ist zunächst einseitig betont mit weiterer Lidspalte auf der betroffeneren Seite und vermindertem Lidschlag. Folge des seltenen Lidschlags ist ein Benetzungsstörung der Bindehaut mit dem Risiko eines Trockenen Auges. Durch die Hypomimie verfolgen die Patienten scheinbar unbeteiligt emotional anregende Ereignisse („Maskengesicht"). Sie erscheinen depressiv oder uninteressiert. Ein wichtiges Instrument der nonverbalen Kommunikation geht verloren. Durch ein selteneres Schlucken kommt es zu einer Pseudo-Hypersalivation mit Sialorrhö. Die Stimme wird heiser, leise und monoton. Das „Salbengesicht" ist auf eine erhöhte Talgproduktion zurückzuführen, diese wiederum erhöht das Risiko für eine seborrhoische Dermatitis. Auch Patienten mit Rosazea, einer chronisch entzündlichen Hauterkrankung im Gesicht, erkranken häufiger an Parkinson als andere Menschen (Wingo TS et al. 2016).

4.2.2 Rigor

Unter Rigor („Starrheit") versteht man eine im Gegensatz zur Spastik unabhängig von der Dehnungsgeschwindigkeit auftretende, zähe, gleichmäßige Widerstandserhöhung des Muskels, ähnlich dem Biegen einer Wachskerze. Die zentrale Tonuserhöhung betrifft sowohl Agonisten als auch Antagonisten (Agonisten-Antagonisten-Koaktivierung) und ermöglicht auch in Ruhe keine vollständige Entspannung. Bei aktiver Bewegung der kontralateralen Extremität (z. B. Faustschluss) kommt es zu einer Zunahme des Rigors, deshalb kann man dies zur Provokation einer noch gering ausgeprägten Tonuserhöhung verwenden. Als Ursache werden eine gesteigerte Erregbarkeit supraspinaler Zentren oder veränderte spinale Hemmungsmechanismen diskutiert. Das ruckartige, sakkadierende Nachgeben des Widerstandes bei passiver Gelenkbewegung wird als „Zahnradphänomen" bezeichnet. Dies lässt sich am besten an distalen Gelenken der oberen Extremität prüfen. Auch beim passiven Vor- und Rückbeugen des Kopfes ist bei vorhandenem Nackenrigor ein deutliches Zahnradphänomen spürbar. Subjektiv wird der Rigor als ziehender Schmerz oder als Steifheit empfunden. Durch das Überwiegen des erhöhten Muskeltonus in der Beugemuskulatur weisen Parkinson-Patienten eine Flexion in allen großen Gelenken auf. Unverwechselbar ist die auffallend gebeugte Haltung (s. Abb. 4.3a-b). In fortgeschrittenen Stadien der Erkrankung kann es durch den Rigor zu Gelenkkontrakturen mit quälenden Schmerzen kommen. Der Nackenrigor kann so ausgeprägt sein, dass die Anteflexion der Halswirbelsäule auch in Rückenlage zunächst beibehalten wird und der Kopf nicht ganz zurücksinkt. Dieses Phänomen wird „psychisches Kopfkissen" genannt. Der Rigor der Interkostalmuskulatur führt zu einem verminderten Atemzugvolumen, die der quergestreiften Schlund- und Rachenmuskulatur zu einer obstruktiven Ventilationsstörung.

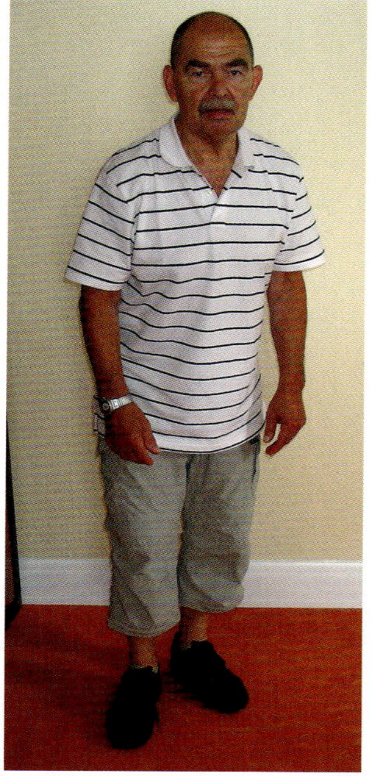

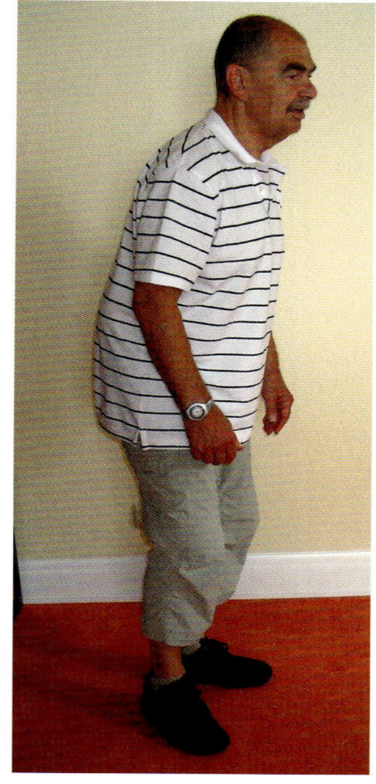

Abb. 4.3a und 4.3b: Typische Haltung eines Parkinson-Patienten.

4.2.3 Tremor

Unter Tremor versteht man eine unwillkürliche, rhythmische, oszillierende Bewegung eines oder mehrerer Körperteile, welche durch alternierende oder synchrone Kontraktionen antagonistischer Muskeln zustande kommt. Tremor wird unterschieden nach Ätiologie, topischer Verteilung, Phänomenologie und Frequenz. Der klassische Parkinson-Tremor ist ein Ruhetremor, der bei fehlender Willküraktivität, also bei vollkommener Muskelentspannung, mit einer niedrigen Frequenz von 4 – 6 Hz auftritt. Er betrifft meist die Arme und Beine, ein Kopf- oder Stimmtremor spricht eher für einen essenziellen Tremor. Zu Beginn der Erkrankung tritt er manchmal nur unilateral bzw. deutlich seitenbetont auf. Diese Asymmetrie bleibt häufig bestehen. Unter Stress und Ermüdung nimmt er zu, im Schlaf verschwindet er. Typisch sind Fingerbewegungen, die an „Münzenzählen“ oder „Pillendrehen“ erinnern. Besonders gut kann der Tremor beim Gehen mit lose herabhängenden Armen beobachtet werden, häufig kombiniert mit einer verminderten Mitbewegung (Synkinese) des betroffenen Armes. Wird eine Hand- oder Armbewegung initiiert, nimmt der Tremor typischerweise deutlich ab, erscheint dann aber nach ca. 10 Sekunden während der Halteinnervation wieder. Dieses Phänomen kann beim Armvorhalteversuch gut beobachtet werden. Zusätzlich zum Ruhetremor kann auch ein Aktionstremor vorhanden sein. Als Aktionstremor bezeichnet man jeden Tremor, der während einer willkürlichen Muskelkontraktion auftritt. Man unterscheidet verschiedene Unterformen: posturaler (Haltetremor), kinetischer, isometrischer und aufgabenspezifischer Tremor. Der Haltetremor wird bei tonischer Innervation eines Muskels deutlich, wenn der Erkrankte die betroffene Extremität in einer bestimmten Position gegen die Schwerkraft hält (z. B. Armhalteversuch) und verschwindet bei völliger Entspannung. Den kinetischen Tremor sieht man bei Willkürbewegung, z. B. ein Glas zum Mund führen. Nimmt dabei die Amplitude des Tremors bei Annäherung an das Ziel deutlich zu, spricht man von Intentionstremor. Der klassische Intentionstremor weist auf eine zerebelläre Störung hin. Der isometrische Tremor tritt während einer tonischen Halteinnervation auf, die nicht zu einem Positionswechsel führt, z. B. beim Halten eines schweren Gegenstandes. 15 % der Parkinson-Patienten entwickeln während der Erkrankung keinen Tremor (Reichmann 2008). Man unterscheidet drei Unterformen des Parkinson-Tremors (s. Tab. 4.2).

Tabelle 4.2: Tremorformen beim idiopathischen Parkinson-Syndrom (Deuschl et al. 1998).

Typ I	Klassischer Parkinson-Tremor Ruhetremor und optional zusätzlicher posturaler und kinetischer Tremor Identische Tremorfrequenz Tremorsuppression durch Halte- und Aktionsbewegungen
Typ II	Ruhe- und Haltetremor mit unterschiedlicher Frequenz Ruhetremor + mindestens ein zweiter Tremortyp Frequenzunterschied von mehr als 1,5 Hz Könnte auch Parkinson-Tremor + essenzieller Tremor sein
Typ III	Reiner Halte- und Aktionstremor ohne Ruhetremor Frequenzen meist über 5 Hz Meist bei Patienten mit schwerem Rigor und Bradykinese

Ursache des Tremors ist eine gestörte Kommunikation zwischen den schleifenförmig angeordneten Netzwerken von Basalganglien und Thalamus mit Gehirn und Rückenmark. Diese „feuern" ihre Reize krankhaft synchron und nicht gezielt nacheinander. Die Frequenz, die dabei gemessen wird, liegt bei 5 Hertz, also fünf Schwingungen pro Sekunde. Zusätzlich werden im Sinne eines „propriozeptiven Feedback" krankhafte Gleichtakt-Oszillationen von den Muskeln des Körpers zurück an das Gehirn geschickt.

4.2.4 Posturale Instabilität

Unter posturaler Instabilität versteht man eine Störung reflektorischer Ausgleichsbewegungen bei passiver Auslenkung aus dem Gleichgewicht (posturale- oder Stellreflexe). Diese Störung darf nicht primär durch visuelle, vestibuläre, zerebelläre oder propriozeptive Störungen erklärbar sein. Durch Fehlmeldungen des Gleichgewichtssystems an die Hirnrinde kommt es zu einer Verlagerung der Körperschwerpunktachse. Die zentralnervöse Verarbeitung von Wahrnehmungen des Vestibularorgans im Innenohr, des visuellen Systems, der Propriozeptoren und der Exterozeption ist gestört. Korrekturbewegungen werden erforderlich, welche zu langsam erfolgen und durch den Rigor der spezifisch erforderlichen Bewegung nicht ausreichend angepasst werden können. Die Folge sind Unsicherheiten in Gang und Stand mit Freezing,

Fallneigung, Festination, Latero- und Propulsion. Die posturale Instabilität ist Marker für den Übergang von Hoehn & Yahr Stadium II nach III (s. Tab. 4.1) und läutet die späteren und schwerer zu therapierbaren Parkinson-Stadien ein.

4.3 KLINISCHE SYMPTOME IM KRANKHEITSVERLAUF

Aufgrund des frühzeitigen Befalls des Bulbus olfactorius (Riechkolben) im zeitlichen Verlauf der Neurodegeneration ist die daraus resultierende Riechstörung ein ultrafrühes Krankheitszeichen, welches in zahlreichen Studien bei etwa 80 % der IPS-Patienten nachgewiesen werden konnte. In Kombination mit einer REM-Schlaf Verhaltensstörung, chronischer Obstipation und einer affektiven Störung gehört die Hyposmie zu den Frühwarnzeichen eines Parkinson-Syndroms in der präsymptomatischen Krankheitsphase.

4.3.1 Motorische Symptome im Frühstadium

Im Stadium I und II nach Hoehn & Yahr (s. Tab. 4.1) sind bis auf die posturale Instabilität alle drei Kardinalsymptome je nach Subtyp in unterschiedlicher Ausprägung vorhanden. Im Stadium I ist die Ausprägung diskret und nur eine Körperseite ist betroffen; ab Stadium II sind Symptome auch auf der Gegenseite nachweisbar, jedoch in abgeschwächter Form. Der Tremor tritt in der Regel nur unter emotionaler Anspannung auf und kann nur einen Finger betreffen. Häufig bemerken die Patienten jedoch ein „inneres" Zittern oder auch Vibrieren, welches nicht sichtbar, aber spürbar ist.

Rigor und Bradykinese verursachen gemeinsam eine Vielfalt an Symptomen: Mikrographie, Hypomimie, Hypophonie mit belegter, heiserer, leiser Stimme und verminderter Prosodie, allgemeine Verlangsamung, Ungeschicklichkeit, erschwertes Essen mit Messer und Gabel, Verletzungen beim Rasieren, verminderte Ausdauer, Schmerzen im muskuloskelettalen Bereich, insbesondere im Nacken-Schulter-Arm-Bereich und im Rücken, Missempfindungen in den Armen und Beinen, Schlafstörungen aufgrund einer nächtlichen Unbeweglichkeit mit erschwertem Umdrehen im Bett und konsekutiver Tagesmüdigkeit, Schwellungen in den Händen und Füßen der betroffeneren Seite aufgrund verminderter Muskelaktivität sowie eine zunehmende Gangstörung mit Stolpern über kleine Unebenheiten des Bodens, da der Fuß nicht mehr ausreichend angehoben wird, Schlurfen beim Gehen, Verkleinerung der Schrittlänge bis hin zu Trippelschritten, insbesondere beim Wenden.

Nach Einleitung einer spezifischen dopaminergen medikamentösen Behandlung in Kombination mit gezielten Bewegungsübungen kommt es nach Diagnosestellung zu einer deutlichen Besserung der Befindlichkeit mit Linderung der beschriebenen

Funktionseinschränkungen. Die Haltungs- und Stellreflexe sind noch nicht betroffen. Die Wirksamkeit der Medikamente ist ausgeglichen, die Patienten sind selbstständig und benötigen keine Hilfe bei den Aktivitäten des täglichen Lebens (ADL).

4.3.2 Motorische Symptome im Spätstadium

Ab Stadium III nach Hoehn & Yahr beginnen die Spätstadien der Erkrankung, die durch eine Zunahme der motorischen und nichtmotorischen Störungen und durch das zusätzliche Auftreten einer posturalen Instabilität gekennzeichnet sind. Der permanent geöffnete Mund führt zur Austrocknung der Mundschleimhaut (Xerostomie), das immer seltenere Schlucken zu vermehrtem Speichelfluss. Es handelt sich jedoch nicht um eine vermehrte Speichelproduktion, sondern um eine Ansammlung von Speichel, welcher nicht abgeschluckt wird. Die Stimme wird immer leiser bis zur völligen Aphonie, auch die Dysarthrie nimmt zu. Bei ausgeprägter Dysarthrophonie ist keine Verständigung mehr möglich. Ursache der Dysarthrophonie ist neben dem Rigor der Sprechmuskulatur auch eine mangelhafte Atmung aufgrund von rigiden Veränderungen der Atem- und Atemhilfsmuskulatur. Besonders das Zwerchfell (Diaphragma) kann sich nicht mehr vollständig entspannen bzw. bei der Ausatmung optimal kontrahieren. Atemnot beim Sprechen und eine erhöhte Atemfrequenz sind die Folge. Schluckstörungen (Dysphagie) treten auf und können im Verlauf so ausgeprägt sein, dass im Stadium IV oder V die Anlage einer PEG (perkutane endoskopische Gastrostomie) erforderlich werden kann. Durch regelmäßiges Schlucktraining sollte dies möglichst verhindert werden.

Fein- und Grobmotorik werden zunehmend ungeschickter. Der ausgeprägte Rigor in den Gelenken führt zu Verkürzungen der Muskel- und Sehnenansätze mit konsekutiver Arthrosebildung mit Schmerzen, häufig ist ein künstlicher Gelenkersatz nötig. Im Bereich der Wirbelsäule kommt es immer mehr zu einer Haltungsabnormalität mit Hyperkyphosierung der BWS bis zur schweren Kamptokormie (s. Kap. 10.1), welche medikamentös nur begrenzt beeinflussbar ist. Die ausgeprägten Gangstörungen führen in Kombination mit der posturalen Instabilität und der typischen nach vorn gebeugten Haltung zu einer progredienten Gangunsicherheit mit Fallneigung und Stürzen.

Jetzt treten auch die Parkinson-spezifischen Gangblockaden auf: Freezing, Starthemmungen, Engpass- und Wendeschwierigkeiten sowie Festinationen (Kap. 12). Unter Freezing versteht man das „Festfrieren" der Füße am Boden mit der Unfähigkeit, eine Bewegung zu beginnen oder fortzusetzen, die Füße sind wie angefroren. Unter emotionaler Anspannung nimmt dieses Problem weiter zu, so dass es manchen Patienten z. B. ohne Hilfe nicht gelingt, eine Ampelkreuzung zu überqueren. Starthemmungen verhindern das Initiieren des Ganges nach einer Ruhepause, Engpassphänomene treten beim Passieren von Türen oder anderen Engpässen auf, z. B. im Supermarkt in großen Menschenmengen. Auch beim Wenden kann es zu Blockaden kommen mit weiterer Schrittverkürzung und „Trippeln" auf der Stelle. Das Drehen wird in vielen kleinen Schritten absolviert. Leidet der Patient unter Festinationen, so verfällt er beim Gehen in immer schneller werdende kleine Schritte, welche er nicht mehr abbremsen kann, er verliert aufgrund der posturalen Instabilität das Gleichgewicht und im schlimmsten Fall kommt es zu einem Sturz. Gerade diese krankheitsspezifischen Gangstörungen sprechen schlecht auf dopaminerge Medikamente an, unter höheren Dosen können sie sogar zunehmen. Aus diesem Grund sind sie ein Schwerpunkt physiotherapeutischer Bemühungen (s. Kap. 12). Im weiteren Krankheitsverlauf kommt es zu einer muskulären Schwäche in den Armen und Beinen mit vorzeitiger Ermüdung und Verkürzung der Ausdauer beim Gehen bis hin zur Rollstuhlpflichtigkeit. Freies Aufstehen aus einem Stuhl fällt immer schwerer und ist zuletzt manchmal auch mit Hilfe nicht mehr möglich. Die Patienten meiden deshalb tiefe Sitzgelegenheiten. Diese Leistungsminderung ist vor allem auf eine unökonomische Bewegungsausführung und auf eine mitochondriale Funktionsstörung mit Energieverlust zurückzuführen. Ähnlich der Spastik, die den Energiebedarf bereits bei langsamem Gehen um das 1,5- bis 2-fache erhöht, führt auch der Rigor zu einem verstärkten Energiebedarf.

Die medikamentöse Therapie wird in fortgeschrittenen Stadien durch Wirkungsfluktuationen und Dyskinesien kompliziert (s. Kap. 19). Unter Wirkungsfluktuationen versteht man den Wechsel von Phasen guter Beweglichkeit, auch on-Phasen genannt, mit Phasen schlechter Beweglichkeit, off-Phasen. In stark ausgeprägten off-Phasen ist der Patient bewegungsunfähig und hilflos. Ursache dieser zunehmenden Schwankungen der Wirksamkeit ist der Verlust der Dopaminspeicherung in den präsynaptischen Vesikeln. Solange diese Schwankungen abhängig von der Einnahme der Medikation auftreten und auf eine Verkürzung der Wirkdauer zurückzuführen sind, werden sie „end-of-dose“- oder „wearing-off “-Phasen genannt. Treten sie aber im weiteren Verlauf unabhängig von der Einnahme der Medikamente auf, spricht man von „on-off “- oder „yo-yoing“-Phänomen. Off-Phasen morgens vor der ersten Einnahme der Medikation werden als frühmorgendliche oder „early-morning“-Akinese bezeichnet, mit „nächtlicher Akinese“ wird die Unbeweglichkeit in der Nacht beschrieben, die den Patienten häufig nicht durchschlafen lässt. Ist die Steifheit sehr ausgeprägt, kann es nachts und frühmorgens, aber auch tagsüber in den off-Phasen, zu schmerzhaften Verkrampfungen der Muskulatur (Wadenkrämpfe) oder zu Dystonien (off-Dystonien) kommen. Frühmorgendliche Dystonien in den Füßen und Händen werden häufig von jüngeren Patienten beklagt.

Erhöht man die Dosis der Medikation, um diese off-Phasen zu verkürzen bzw. zu unterbinden, besteht die Gefahr der dopaminergen Überstimulation in den on-Phasen mit Ausbildung von Dyskinesien (auch Hyperkinesen genannt). Man versteht darunter unerwünschte, unwillkürliche Bewegungen, welche im Bereich der Gesichtsmuskulatur, in den Extremitäten aber auch in der Muskulatur des Stammes auftreten können. Bei schwerer Ausprägung entsteht das Bild eines generalisierten choreoathetotischen Bewegungssturmes. Um sich nicht zu verletzen, sollten die Patienten eine liegende Position einnehmen, da die Sturzgefahr extrem hoch ist. Grimassierende, schmatzende Dyskinesien, kombiniert mit ausfahrenden Bewegungen der Arme stören den Patienten erheblich bei der Nahrungsaufnahme und bei allen feinmotorischen Tätigkeiten. Sie werden von Außenstehenden als abstoßend erlebt und führen zu Rückzug und sozialer Isolation. Treten diese Dyskinesien nur auf, wenn die maximale Dosis von L-Dopa zentral anflutet und der Patient gut beweglich ist, spricht man von „peak-dose“- oder „on“-Dyskinesien. Selten treten Dyskinesien sowohl in der

An- als auch in der Abflutungsphase von L-Dopa auf, „biphasische" Dyskinesien genannt. Diese werden häufig als sehr unangenehm empfunden, wohingegen „on"-Dyskinesien lieber in Kauf genommen werden, als „off"-Phasen. Ist der Patient über den Tag permanent dyskinetisch, spricht man von „Plateau"-Dyskinesien.

4.3.3 Nicht-motorische Symptome

Beeinflusst durch die neuropathologischen Arbeiten von Braak hat sich die Erkenntnis durchgesetzt, dass das Konzept der Parkinson-Krankheit als reine Bewegungsstörung nicht zutrifft. Auch hat sich aufgrund der langen Überlebenszeiten von Parkinson-Patienten unter der heute möglichen Pharmako- und/oder operativen Therapie das klinische Bild im Spätstadium der Erkrankung erheblich gewandelt. Neuropsychiatrische und vegetative Beschwerden überlagern die motorischen Einschränkungen im fortgeschrittenen Stadium der Erkrankung häufig in ihrem Einfluss auf die Lebensqualität des Patienten erheblich.

Neuropsychiatrische Symptome

Ursächlich für das Auftreten neuropsychiatrischer Symptome sind die zusätzlich zum Dopaminmangel auftretenden serotonergen, noradrenergen und cholinergen Defizite. Das Übergreifen der neuronalen Degeneration auf Strukturen des limbischen Systems hat Auswirkungen sowohl auf kognitive Funktionen als auch auf Belohnungsmechanismen und führt zu subtilen affektiven und kognitiven Veränderungen bis hin zur Demenz (s. Kap. 20). Nach 20 Beobachtungsjahren in einer Studie in Sydney dominierten nicht-motorische und insbesondere psychiatrische Phänomene im fortgeschrittenen Stadium das Krankheitsbild (Hely et al. 2008). 74 % der Patienten litten unter Halluzinationen, 70 % unter Depressionen und 83 % der Patienten erfüllten das Kriterium einer Demenz. Einen Überblick über die häufigsten neuropsychiatrischen Symptome gibt Tabelle 4.3.

Tabelle 4.3: Neuropsychiatrische Symptome bei Morbus Parkinson

1.	Fatigue (grundlose Erschöpfung)
2.	Depression Apathie Anhedonie (Verlust der Lebensfreude)
3.	Angststörung Panikattacken
4.	Dopamin-Dysregulations-Syndrom (hedonistisch, stetige Steigerung der dopaminergen Dosis) Impulskontrollstörungen (auch therapiebedingt) Punding (zielloser Beschäftigungszwang)
5.	Halluzination Illusionäre Verkennung Wahn

6.	Demenz Verwirrtheit Delir Psychose
7.	Schlafstörungen Restless legs Periodische Beinbewegungen REM-Schlaf- Verhaltensstörung Exzessive Tagesmüdigkeit Lebhafte Träume Schlaflosigkeit Schlafapnoe

Schlafstörungen

Bereits in der prämotorischen Krankheitsphase kann es neben einer Hyposmie zu chronischer Erschöpfung (Fatigue) mit Leistungsminderung, Antriebslosigkeit und verminderter Ausdauer kommen. Typisch ist auch eine REM-Schlaf-assoziierte Verhaltensstörung. Durch die fehlende physiologische Muskelatonie im Schlaf kommt es zum Ausreagieren von Trauminhalten während der Traumphase (REM = rapid eye movement). Sind die Träume angstgetönt, so kann es passieren, dass der Patient um sich schlägt und seinen Bettpartner oder sich selbst verletzt. Im Volksmund werden diese Patienten auch „Gewaltschläfer“ genannt.

Exzessive Tagesmüdigkeit wird im Frühstadium der Erkrankung als Ausdruck eines Nervenzellverlustes im Hypocretin/Orexin System (Schlafhormone) gesehen, im Verlauf der Erkrankung als Nebenwirkung der dopaminergen Therapie und im Spätstadium als Begleitsymptom einer Demenz.

Depression

Jeder zweite Parkinson-Patient entwickelt im Verlauf seiner Erkrankung eine depressive Episode. Auch diese kann insbesondere bei jüngeren Patienten bereits in der prämotorischen Phase auftreten. Häufig ist die Ausprägung leicht bis mittelgradig, charakteristisch sind Anhedonie, Pessimismus, Dysphorie, Gereiztheit und Irritabilität. Neben einer ängstlichen Persönlichkeitsstörung kann es im Rahmen von Wirkungsfluktuationen in den off-Phasen zu schweren Angst- und Panikattacken kommen; in den on-Phasen ist die Stimmung meist ausgeglichen oder sogar euphorisch. Neben der krankheits-assoziierten Depression infolge des Neurotransmittermangels kann sich insbesondere nach Erstdiagnose eine depressive Anpassungsstörung mit sozialer Phobie, Rückzugstendenzen und Zukunftsangst manifestieren.

Impulskontrollstörungen (ICD)

Unter einer hochdosierten Dopamin-Agonisten-Therapie können Impulskontrollstörungen (ICD, Impulse Control Disorder) auftreten. Besonders belastend sind

Hypersexualität und Spielsucht. Ursache dieses pathologischen Verhaltens ist eine Überstimulation von Dopaminrezeptoren im mesolimbischen Kortex mit Aktivierung des Belohnungssystems (Antonini et al. 2016). Unter „Punding" versteht man zielloses Verhalten, welches durch intensive, wiederholte, langdauernde Beschäftigungen gekennzeichnet ist. Dies kann z. B. Ordnen und Sammeln von Gegenständen, Putzen oder stundenlanges Arbeiten am PC sein. Das dopaminerge Dysregulationssyndrom bezeichnet ein Verhaltensmuster mit stetiger Steigerung der dopaminergen Dosis trotz bereits bestehender schwerer Dyskinesien.

Demenz

Erreicht die Zellschädigung die Hirnrinde, kommt es zum Auftreten einer Parkinson-Demenz. Sprechen ältere Studien für eine Häufigkeit von ca. 40 %, so hatte in der GEPAD-Studie (German Study on Parkinson's Disease with Dementia) nach 13 Erkrankungsjahren bereits die Hälfte der Patienten eine Demenz (s. Abb. 4.4). Zudem wurde eine klare Altersabhängigkeit festgestellt. So lag die Demenz-Rate bei unter 65-Jährigen bei 17 %, bei über 75-Jährigen dagegen bereits bei 67 %. Im Unterschied zur Alzheimerdemenz gehören Störungen der Exekutivfunktionen, visuell-räumlicher Funktionen und Aufmerksamkeitsstörungen zu den Hauptmerkmalen einer Parkinson-Demenz. Im affektiven Bereich fallen diese Patienten durch Apathie, Ängstlichkeit, Depressivität, Halluzinationen, Wahnvorstellungen und eine exzessive Tagesmüdigkeit auf. Parkinson-Demenz-Patienten fällt es schwer, ihren Alltag zu strukturieren, Gesprächsthemen zu wechseln oder zielgerichtet zu handeln. Komplexe Aufgaben, die räumliches Denken oder eine gewisse Orientierungsfähigkeit verlangen, etwa im Straßenverkehr, sind kaum noch oder gar nicht mehr zu bewältigen. Alzheimer typische Symptome wie Aphasie, Apraxie oder Agnosie fehlen.

Vorboten einer Demenz können Halluzinationen, Psychosen oder postoperative Verwirrtheitszustände (Delir) sein. Halluzinationen sind Trugwahrnehmungen und bei Parkinson-Patienten häufig visueller Natur. Halluzinationen mit erhaltener Einsicht werden als Pseudohalluzinationen bezeichnet. Sie sind immer ernst zu nehmen und als Warnsymptom einer drohenden Psychose mit wahnhaften Zuständen und Verwirrtheit zu werten. Wahnvorstellungen können als paranoider Wahn oder als Phantom-Boarder-Syndrom (Sehen von unbekannten Personen) auftreten. Sie treten gewöhnlich am Abend oder in der Nacht erstmals auf und sind anfänglich nicht bedrohlich, jedoch besorgniserregend. Sie erschweren im weiteren Verlauf die medikamentöse Behandlung erheblich. Das Auftreten „gutartiger" Halluzinationen kann auch durch sensorische Einbußen wie Hör- und Sehminderung oder Störungen im Schlaf-Wach-Rhythmus begünstigt werden. Einige Medikamente können ebenfalls zu Halluzinationen führen oder diese verstärken, auch Anti-Parkinson-Medikamente selbst. Serotonin- und vor allem Dopamin-Rezeptoren scheinen in die Pathogenese verwickelt, ebenso das cholinerg-dopaminerge Ungleichgewicht und der Acetylcholinmangel im Bereich der Sehrinde und im Frontalhirn.

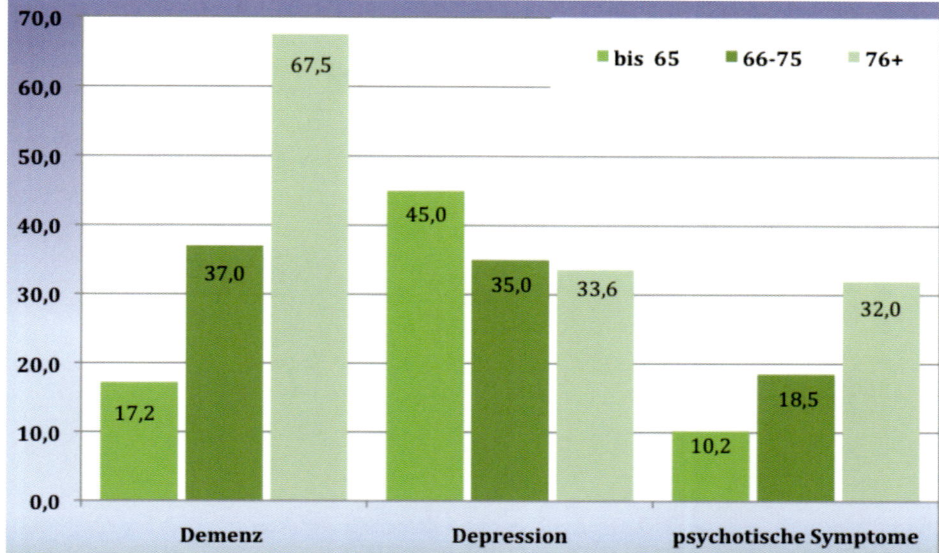

Abb. 4.4: Häufigkeit von Demenz, Depression und psychotischen Symptomen bei IPS-Patienten (n = 1.326) nach Alter (GEPAD-Studie).

Autonome Störungen

Einen Überblick über die Vielfalt möglicher autonomer Störungen gibt Tabelle 4.4. Am häufigsten klagen die Patienten über Obstipation, Dranginkontinenz, Schwitzen und vermehrten Speichelfluss. Die Obstipation wird verstärkt durch zusätzliche Faktoren, wie zu geringe Trinkmenge, Bewegungsmangel, Kraftminderung der Bauchdeckenmuskulatur und trockene Schleimhäute durch die Parkinson-Medikation. Selten treten erschwerend noch Dystonien des analen Schließmuskels auf (Anismus), welche sich in heftigen Analschmerzen äußern und die Defäkation erheblich erschweren können. Auch die Störungen der Blasenentleerung, insbesondere der imperative Harndrang und die Nykturie, erfahren durch die motorischen Einschränkungen eine zusätzliche Verstärkung. Typisch ist eine überaktive Blase mit Überaktivität des Detrusors. Eine Detrusor-Sphinkter-Dyssynergie mit Restharn tritt beim IPS eher selten auf und sollte an eine MSA (Multisystematrophie) denken lassen. Die orthostatische Hypotonie führt, wenn sie nicht durch Kreislaufsynkopen auffällt und unentdeckt bleibt, zu multiplen unspezifischen Beschwerden wie verminderte körperlicher Belastbarkeit, Müdigkeit, Antriebslosigkeit, Leeregefühl im Kopf, Schwindel, Kopfschmerzen (typischerweise in Kleiderbügelform im Kopf-Hals-Bereich) und Sehstörungen. Häufig treten orthostatische Beschwerden nach dem Essen (postprandial) oder frühmorgens nach dem Aufstehen auf. Sexuelle Funktionsstörungen werden häufig von männlichen Patienten beklagt. Sie berichten über Erektionsstörungen bis hin zur Impotenz. Unter hochdosierter dopaminerger Therapie kann sich ein gesteigertes sexuelles Verlangen hinzugesellen, welches die sexuelle Störung noch unerträglicher werden lässt, auch für den Partner.

Tabelle 4.4: Autonome Störungen bei M. Parkinson

1.	Störungen der Blasenfunktion Pollakisurie Imperativer Harndrang Dranginkontinenz Nykturie Restharn (selten, Auftreten eher bei atypischen PS)
2.	Gastrointestinale Störungen Verzögerte Magen-Darm-Peristaltik Völlegefühl, Übelkeit, Aufstoßen Obstipation
3.	Störungen der Sexualfunktion Erektile Dysfunktion Hypersexualität (unter DA-Therapie)
4.	Störungen der Thermoregulation Übermäßiges Schwitzen (Hyperhidrosis) – schwerste Ausprägungen möglich
5.	Störungen der Kreislaufregulation Orthostatische Hypotension Schwindel Synkopen Schmerzhaftes Druckgefühl occipital sowie im Nacken-Schulter-Bereich (Kleiderbügelschmerz)
6.	Störungen der Hauttrophik Austrocknung der Bindehaut mit Konjunktivitis sicca (trockenes Auge) Klinisches Symptom paradoxerweise vermehrtes Augentränen , rote Augen Salbengesicht – Seborrhö der Gesichtshaut
7.	Störung der Riechschleimhaut – Riechkolben Hyposmie Rhinorrhoe (Tropfnase, „old man's drip")

Sexuelle Störungen bei Frauen sind eher neuropsychiatrisch bedingt. Selten wird über eine verminderte Orgasmusfähigkeit oder eine verminderte Lubrikation (trockene Scheide) berichtet.

Als ursächlich für das profuse Schwitzen werden neuronale Schädigungen in den cholinergen parasympathischen Nervenfasern und im Hypothalamus angenommen. Insbesondere in der warmen Jahreszeit kommt es anfallsartig zu regelrechten Schwitzattacken, insbesondere im Bereich der behaarten Kopfhaut und am Stamm. Ist dieses exzessive Schwitzen an die „off"-Phasen gebunden, spricht es auf eine Optimierung der dopaminergen Medikation an und ist Zeichen eines Dopaminmangels.

Das klassische „Salbengesicht" spricht ebenfalls für einen Dopaminmangel. Die glänzende Haut entsteht durch eine gesteigerte Talgproduktion. Besonders betroffen sind Nasolabialfalte und behaarte Kopfhaut. Der Hefepilz Malassezia furfur siedelt sich gern auf den betroffenen Hautstellen an und führt zur seborrhoischen Dermatitis.

Eine Blepharo-Konjunktivitis (Lidrand- und Bindehautentzündung) und eine Cheilitis angularis (Entzündung der Lippen im Mundwinkelbereich) können sich hinzugesellen. Unter der heute möglichen guten medikamentösen Behandlung sind diese Symptome eher selten geworden. Sie können als Hinweis auf eine nicht optimale medikamentöse Behandlung oder ein vermindertes Ansprechen auf die dopaminerge Medikation gewertet werden.

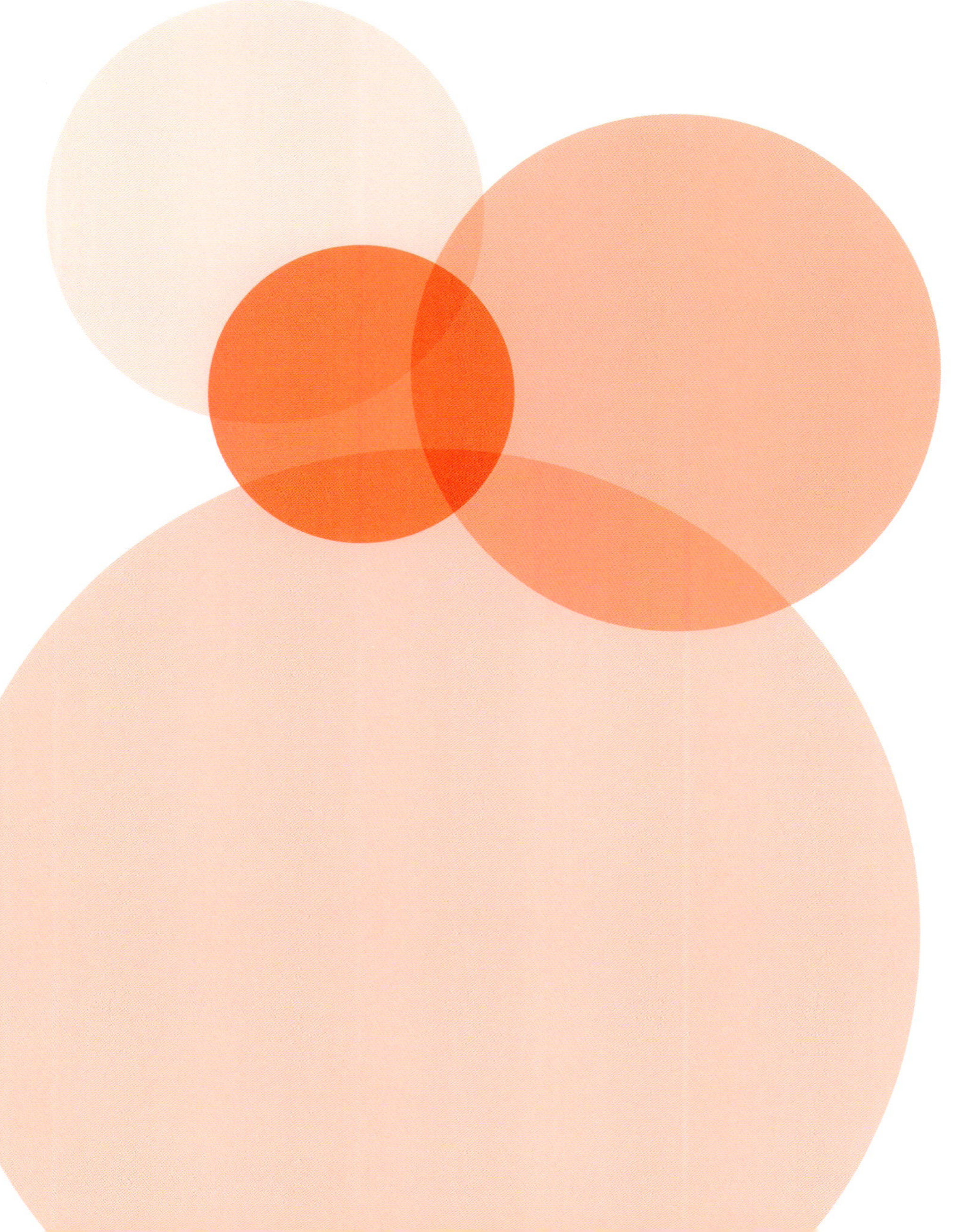

Diagnosestellung und Differenzialdiagnosen

Ilona Csoti

5.1 ANAMNESE UND KLINISCH-NEUROLOGISCHE UNTERSUCHUNG

Die Diagnose des IPS wird anhand einer umfangreichen Anamnese auf Basis rein klinischer Kriterien gestellt. Wie wir heute wissen, beginnt der degenerative Prozesse schon Jahre vor der Diagnosestellung und geht einher mit unspezifischen Frühsymptomen wie Störungen der Stimmung, des Geruchssinns, des Schlafverhaltens oder auch mit Schmerzen (Braak H, Del Tredici K et al. 2003). Diese Symptome führen den Patienten häufig zum Arzt, eine korrekte Diagnosestellung war jedoch bisher erst nach Auftreten erster motorischer Störungen möglich. Zur Verbesserung der Frühdiagnostik wurden die bisher gültigen diagnostischen Kriterien von einer internationalen Expertengruppe der Movement Disorder Society überarbeitet und erweitert (Postuma RB et al. 2015). In der neuen S3-Leitlinie Idiopathisches Parkinson-Syndrom der Deutschen Gesellschaft für Neurologie wurden diese Empfehlungen berücksichtigt (Dodel et al. 2016).

Um ein idiopathisches Parkinson-Syndrom korrekt diagnostizieren zu können, sollte das diagnostische Vorgehen in definierten Schritten erfolgen, um eine sichere differenzialdiagnostische Abgrenzung von symptomatischen oder atypischen Parkinson-Syndromen zu ermöglichen.

In der aktuellen S3-Leitlinie werden fünf Schritte vorgeschlagen:

1. Sicherung der Diagnose eines Parkinson-Syndroms
2. Ausschluss möglicher Differenzialdiagnosen bzw. eines symptomatischen (sekundären) Parkinson-Syndroms
3. Beachtung typischer Warnsymptome für das Vorliegen einer nicht-idiopathischen Erkrankung (atypisches Parkinson-Syndrom)
4. Beachtung möglicher Hinweise für das Vorliegen einer familiären Form
5. Bestätigung eines IPS durch unterstützende Kriterien im weiteren Verlauf der Erkrankung.

5.1.1 Nachweis klinischer Kriterien für das Vorliegen eines Parkinson-Syndroms

Ein Parkinson-Syndrom liegt dann vor, wenn neben dem Hauptsymptom Bradykinese mindestens ein weiteres der Symptome Rigor, Ruhetremor und posturale Instabilität nachgewiesen werden kann (s. Tab. 4.1). Hinsichtlich der detaillierten

Beschreibung der klinischen Kardinalsymptome des Parkinson-Syndroms und der hieraus folgenden Funktionsdefizite des Patienten in den Aktivitäten des täglichen Lebens verweisen wir auf Kapitel 4.2.

5.1.2 Ausschluss häufiger Differenzialdiagnosen oder eines sekundären Parkinson-Syndroms

In einem zweiten Schritt sollten Krankheitsbilder abgegrenzt werden, die eine ähnliche klinische Symptomatik aufweisen, aber nicht mit einem Parkinson-Syndrom identisch sind. Dazu zählen Bewegungsstörungen, wie der essentielle Tremor, eine oft langsam, teils aber auch rasch progrediente Erkrankung mit vorwiegendem Halte- und Aktionstremor (vor allem der Hände und des Kopfes). Bei ca. 60 % der Patienten ergeben sich Hinweise für eine autosomal dominante Vererbung. Weitere Differenzialdiagnosen sind u. a. das Schulter-Arm-Syndrom, die Lumbago sowie die Polymyalgia rheumatica. Fehldiagnosen und daraus resultierende nicht wirksame Therapien können durch eine sorgfältige Beachtung der Kardinalsymptome bei der Anamnese und der klinisch-neurologischen Untersuchung vermieden werden.

Erfüllt der Patient jedoch die Kriterien der UK Brain Bank für ein Parkinson-Syndrom, so werden im nächsten Schritt Ursachen für ein sekundäres, familiäres oder atypisches Parkinson-Syndrom durch eine kompetente neurologische Anamnese unter Einbeziehung bildgebender Zusatzuntersuchungen ausgeschlossen oder aber nachgewiesen. Zu den häufigsten sekundären Parkinson-Syndromen zählen die medikamentös induzierten Parkinson-Syndrome. So sind z. B. neu aufgetretene Parkinson-Syndrome bei Patienten in geriatrischen Häusern zu ca. 50 % medikamentös bedingt. Die Einnahme von klassischen Neuroleptika stellt hierbei die wichtigste Ursache für die Entstehung eines medikamentös-induzierten Parkinson-Syndroms dar. Nach Absetzen des Neuroleptikums kann die Rückbildung der Symptome Wochen bis Monate andauern. Eine sorgfältige Medikamentenanamnese ist daher unerlässlich für die Differenzialdiagnose eines Parkinson-Syndroms. Weiterhin weist eine akute bzw. stufenweise Verschlechterung der Parkinson-Symptomatik auf wiederholte zerebrale Durchblutungsstörungen hin. Die wichtigsten Ursachen eines sekundären Parkinson-Syndroms zeigt Tabelle 3.1. (s. Kapitel 3.1., Tabelle 3.1).

5.1.3 Warnsymptome für atypisches Parkinson-Syndrome

Im Gegensatz zum IPS zeichnen sich atypische Parkinson-Syndrome dadurch aus, dass sie mit sehr typischen, zusätzlichen, beim IPS nicht vorkommenden neurologischen Ausfällen einhergehen und einen charakteristischen klinischen Verlauf nehmen. Die häufigsten atypischen Parkinson-Syndrome sind die Multisystematrophie (MSA), die Progressive supranukleäre Blickparese („progressive supranuclear palsy“, PSP), die Corticobasale Degeneration (CBD) und die Demenz vom Lewy-Körperchen-Typ („dementia with Lewy bodies“, DLB). Charakteristische Kriterien für atypische Parkinson-Syndrome sind insbesondere eine sehr rasche Progredienz der

Erkrankung mit früher posturaler Instabilität und ein nur vorübergehendes, unzureichendes oder fehlendes Ansprechen auf L-Dopa in ausreichend hoher Dosierung.

Multisystematrophie (MSA)

Die MSA ist eine sporadisch auftretende neurodegenerative Erkrankung. Das Inzidenzmaximum liegt zwischen dem 45. und 59. Lebensjahr, somit sind die Patienten bei Diagnosestellung jünger als Patienten mit IPS. Die Krankheit verläuft rasch progredient, die mittlere Überlebensdauer beträgt 7 – 9 Jahre. Der Name „Multisystematrophie" wurde 1969 von Graham und Oppenheimer begründet, nachdem für bis dahin drei verschiedene Krankheitsentitäten eine gemeinsame neuropathologische Endstrecke gefunden war. In den Überbegriff MSA subsummierten die beiden Forscher die striatonigrale Degeneration, die olivopontozerebelläre Atrophie und das Shy-Drager-Syndrom (Csoti I. 2004).

Klinisch imponiert zu Beginn der Erkrankung ein Parkinson-Syndrom in Kombination mit schweren autonomen Störungen, einer Kleinhirn-Ataxie und/oder Pyramidenbahnzeichen. Es werden zwei Erscheinungsformen unterschieden, je nach Ausprägung der motorischen Störungen. Bei 80 % der Patienten ist das Parkinson-Syndrom vorherrschend (MSA-P), während bei 20 % der Patienten eine zerebelläre Ataxie dominiert (MSA-C). In Tabelle 5.1 sind die diagnostischen Kriterien der MSA detailliert dargestellt.

Tabelle 5.1: Diagnostische Kriterien der MSA.

Diagnose	Kriterien und Symptome
mögliche MSA	Parkinson-Syndrom (Bradykinesie mit Rigor, Tremor oder posturaler Instabilität) **oder** Zerebelläres Syndrom (Gangataxie mit zerebellärer Dysarthrie, Extremitätenataxie oder zerebellärer Okulomotorikstörung) **plus** zumindest ein Symptom hinweisend auf autonome Störung (sonst nicht erklärbare Blaseninkontinenz oder unvollständige Blasenentleerung, erektile Dysfunktion oder signifikanter orthostatischer Blutdruckabfall ohne Erfüllung der Kriterien für wahrscheinliche MSA) **plus** mindestens ein Zusatzsymptom für mögliche MSA
wahrscheinliche MSA	Autonome Störung mit Blaseninkontinenz (Unfähigkeit die Blasenentleerung zu steuern, begleitet von erektiler Dysfunktion bei Männern) oder orthostatischer Abfall des Blutdrucks nach 3 min Stehen von > 30 mm Hg systolisch oder > 15 mm Hg diastolisch **plus** Parkinson-Syndrom mit fehlendem/geringem Ansprechen auf L-Dopa **oder** Zerebelläres Syndrom (Gangataxie mit zerebellärer Dysarthrie, Extremitätenataxie oder zerebellärer Okulomotorikstörung)
definitive MSA	Pathologischer Nachweis einer hohen Dichte an alpha-Synuklein positiven glialen zytoplasmatischen Einschlüssen in Verbindung mit degenerativer Veränderungen im nigrostriatalen und olivopontozerebellären System

In der Anamnese sind insbesondere autonome Funktionsstörungen (Impotenz beim Mann, Harninkontinenz oder orthostatische Hypotonie mit Schwindelgefühl und Synkopen) sorgfältig zu erheben, welche oft das entscheidende Symptom für die korrekte Diagnose sind. Zusätzlich können noch andere motorische Besonderheiten wie z. B. fokale Dystonien (insbesondere Antecollis), stimulus-sensitive Myoklonien oder ein Stridor (pfeifendes Atemgeräusch durch Verengung der Atemwege) vorliegen. Im Verlauf der MSA kommt es meist zu einer schnellen Progression der Beschwerden mit Rollstuhlpflichtigkeit sowie ausgeprägter Dysphagie und Dysarthrie. Die Mehrzahl der Patienten verstirbt an einer Aspirationspneumonie.

Progressive supranukleäre Blickparese (PSP)

Die PSP wurde nach den Erstbeschreibern früher auch als Steele-Richardson-Olszewski-Syndrom bezeichnet und tritt typischerweise nach dem 60. Lebensjahr mit einer mittleren Überlebenszeit von ca. 6 Jahren (2 – 16,6 Jahre) auf (Litvan et al. 1996). Die Patienten weisen neben einem meist symmetrisch und axial betonten Parkinson-Syndrom eine frühzeitige posturale Instabilität mit Fallneigung und Stürzen und eine vertikale supranukleäre Blickparese auf. Sie fallen meist nach hinten und zeigen dabei keinerlei Schutzreflexe. Die Haltung ist im Gegensatz zum IPS auffallend aufrecht bei schwerem Rigor der Nackenmuskulatur und der langen Rückenstrecker, in fortgeschrittenen Stadien kann sich ein Retrocollis entwickeln. Initial geklagte Beschwerden sind Schwindel, Benommenheit, Sehstörungen, Doppelbilder und Verschwommensehen. Durch den extrem seltenen Lidschluss leiden sie unter einem trockenen Auge und durch die gestörte Pupillomotorik unter einer erhöhten Lichtempfindlichkeit, meist tragen sie eine Sonnenbrille, auch bei fehlender Sonne. Bezüglich ihrer posturalen Instabilität besteht eine Anosognosie, so dass sich die Patienten oft selbst überschätzen und durch permanente Stürze gefährdet sind. In der Kommunikation fallen die Pat. durch eine Palilalie oder Echolalie auf. Im Endstadium sind sie rollstuhlgebunden oder bettlägerig und müssen bei kompletter vertikaler und horizontaler Blicklähmung (Ophthalmoplegie) den Kopf wenden, um die Blickrichtung zu ändern. Diagnosekriterien der PSP zeigt Tabelle 5.2 (Litvan I, Agid Y et al. 1996).

Tabelle 5.2: Obligate diagnostische Kriterien der PSP.

mögliche PSP	Allmählich progressive Erkrankung mit Beginn nach dem 40. Lebensjahr. **Entweder:** vertikale supranukleäre Blickparese (nach oben oder unten) **Oder:** Verlangsamung der vertikalen Sakkaden und auffällige posturale Instabilität mit Stürzen im 1. Jahr nach Krankheitsbeginn. Kein Hinweis auf eine andere Krankheit als Erklärung für die vorgenannten Symptome.
wahrscheinliche PSP	Allmählich progressive Erkrankung mit Beginn nach dem 40. Lebensjahr. Vertikale supranukleäre Blickparese (nach oben oder unten) und auffällige posturale Instabilität mit Stürzen im 1. Jahr nach Krankheitsbeginn. Kein Hinweis auf eine andere Krankheit als Erklärung für die vorgenannten Symptome.
definitive PSP	Klinisch mögliche oder wahrscheinliche PSP und histopathologische Zeichen einer typischen PSP

Eine früh im Verlauf auftretende Dysarthrie und Dysphagie sowie kognitive Störungen mit Apathie, Frontalhirnzeichen und motorischen Perseverationen unterstützen die Diagnose einer PSP. Nach neueren Untersuchungen lassen sich klinisch drei wesentliche Phänotypen der PSP unterscheiden: Richardson Syndrom (RS), PSP-Parkinson-Syndrom (PSP-P) und Pure Akinesia with Gait Freezing (PAGF). Das RS ist durch posturale Instabilität, Stürze, supranukleäre Blickparese und kognitive Dysfunktion in den ersten zwei Jahren der Erkrankung gekennzeichnet. Die PSP-P ist durch einen symmetrischen Beginn, Tremor oder Extremitätendystonie sowie ein initial gutes Ansprechen auf L-Dopa charakterisiert. PAGF imponiert klinisch mit einem progredienten Freezing, während Blickparese, Extremitätenrigor, Ansprechen auf L-Dopa oder Demenz in den ersten 5 Jahren der Erkrankung fehlen können (Williams DR, Holton Jl et al. 2007).

Corticobasale Degeneration (CBD)

Die CBD ist selten und wurde erst Anfang der 60er Jahre als eigenständige Krankheitsentität beschrieben. Sie gilt als die dritthäufigste Gruppe der atypischen Parkinson-Syndrome. Gemeinsam mit der PSP gehört sie zu den Tauopathien, da dem Tau-Protein eine wichtige Rolle bei der Entstehung der Erkrankung zukommt. Neuropathologisch kommt es zu einem Zellverlust in der Hirnrinde (Kortex – „cortico“), in der Substantia nigra und in subkortikalen Kerngebieten (in der Basis des Gehirns – „basale“), wobei die Veränderungen im Kortex eine deutliche Asymmetrie aufweisen. Das Ansprechen auf L-Dopa ist bereits zu Beginn der Erkrankung vermindert oder fehlend. Das klinische Erscheinungsbild der CBD zeigt eine große Bandbreite. Neben einem auffallend einseitigen hypokinetisch-rigiden Parkinson-Syndrom finden sich häufig auch fokale Dystonien, Myoklonien, eine frühe Dysarthrie und Dysphagie in Kombination mit Störungen höherer Hirnfunktionen (Aphasie, Apraxie, Frontalhirnzeichen...) im Rahmen einer kortikalen Demenz. Sehr charakteristisch ist das „alien limb“ Phänomen, die Patienten empfinden z. B. den im Tonus deutlich erhöhten, apraktischen Arm als fremd und nicht seinem Körper zugehörig. Auch die Blickmotorik ist gestört, so dass zu Beginn der Erkrankung eine Abgrenzung von der PSP nicht immer einfach ist. Im weiteren Krankheitsverlauf treten schwere Störungen der posturalen Stabilität auf mit Rollstuhlpflichtigkeit, Depressionen und Angstzustände. Die Patienten werden in allen Bereichen des täglichen Lebens hilflos und pflegebedürftig.

Demenz vom Lewy-Körper-Typ (DLB)

Die DLB ist mit der Parkinson-Demenz, die im späten Verlauf des IPS auftritt, klinisch und neuropathologisch eng verwandt. Sie wird daher auch als Verlaufsvariante des IPS diskutiert und dürfte für ca. 10 % aller Altersdemenzen verantwortlich sein. Das definierende klinische Kriterium der DLB gegenüber der Parkinson-Demenz ist das frühzeitige Auftreten von mnestisch-kognitiven Störungen vor Eintreten motorischer Symptome oder spätestens innerhalb des ersten Jahres nach Diagnosestellung eines IPS (McKeith, Dickson DW et al. 2005). Klinisch kann bei nur gering ausgeprägten hypokinetisch-rigiden Beschwerden die Abgrenzung der DLB gegenüber anderen Demenzformen, insbesondere der Alzheimer-Demenz, erschwert sein.

Kernmerkmale der DLB sind eine fluktuierende Bewusstseinslage mit ausgeprägten Schwankungen der Aufmerksamkeit und Wachheit sowie wiederkehrende visuelle Halluzinationen, die typischerweise szenischen Charakter haben. Die Therapie des Parkinson-Syndroms gestaltet sich ausgeprochen schwierig, da die Patienten bereits von Beginn an sehr empfindlich auf dopaminerge Medikamente reagieren. Sie sprechen zwar motorisch auf die Gabe von L-Dopa an, eine wirksame Dosis kann jedoch oft wegen Halluzinationen oder Verwirrtheitszuständen nicht aufgebaut werden. Auch die Möglichkeit, eine schützende Therapie mit einem atypischen Neuroleptikum einzuleiten (bei Parkinson-Demenz möglich) endet meist frustran, da zum Krankheitsbild eine schwere Neuroleptika-Sensitivität gehört, so dass die Gabe von Neuroleptika komatöse Zustände oder gar ein malignes neuroleptisches Syndrom hervorrufen kann.

5.1.4 Hinweise für das Vorliegen einer familiären Form

Eine genetische Erkrankung kommt in Frage bei einem besonders frühen Krankheitsbeginn vor dem 40. Lebensjahr oder bei positiver Familienanamnese. Besteht ein berechtigter Verdacht, kann durch eine Blutuntersuchung nach einer pathogenen Mutation für eine familiäre Form der Parkinson-Krankheit gesucht werden.

5.1.5 Bestätigung eines IPS durch unterstützende Kriterien

Die Diagnose IPS sollte aufgrund der vielfältig möglichen Differenzialdiagnosen im Langzeitverlauf regelmäßig reevaluiert werden. Auch nach mehreren Krankheitsjahren gibt es Kriterien, welche das Vorliegen einer idiopathischen Verlaufsform stützen.

Wenn mindestens drei der folgenden Symptome gegeben sind, spricht dies für ein klinisch sicheres IPS:

- einseitiger Beginn und/oder persistierende Asymmetrie im Krankheitsverlauf
- L-Dopa induzierte Dyskinesien
- Ruhetremor
- eindeutig positives Ansprechen auf L-Dopa mit Verbesserung von über 30 % in der Subscale Motorik des UPDRS
- nicht durch neurologische Zusatzsymptome komplizierter klinischer Verlauf von 10 oder mehr Jahren (z. B. Störungen der Pyramidenbahn, des Kleinhirns oder der Okulomotorik).

5.2 ZUSATZDIAGNOSTIK

Bildgebende Verfahren sowie Untersuchungen der L-Dopa Sensitivität der Parkinson-Syndrome erhöhen die diagnostische Sicherheit. Daher sollte im Rahmen der Diagnostik zumindest einmal während des Krankheitsverlaufs eine Computer- oder Kernspintomographie durchgeführt werden, um vor allem Differenzialdiagnosen, wie die zerebrale Mikroangiopathie, den Normaldruckhydrozephalus oder eine frontale Raumforderung auszuschließen. Der Einsatz von funktionell bildgebenden Verfahren kann eine ätiologische Zuordnung eines Parkinson-Syndroms im Frühstadium erleichtern. Vor allem wenn Zweifel hinsichtlich der Affektion des nigrostriatalen Systems bestehen, z. B. bei Verdacht auf einen essentiellen Tremor, kann die Untersuchung der dopaminergen Neurotransmission mit DaTSCAN-SPECT (Dopamintransporter-Szintigraphie) Aufschluss geben. Zur Abgrenzung eines IPS von einer MSA gibt es in der S3 Leitlinie eine positive Empfehlung für die MIBG-SPECT (Metajodobenzylguanidin-Szintigrafie).

Das Ansprechen auf L-Dopa gehört ebenfalls zu den unterstützenden diagnostischen Kriterien für ein IPS. Der pharmakologische Funktionstest mit L-Dopa (Einmalgabe von 100 bis 200 mg L-Dopa) überprüft, ob ein Symptom L-Dopa-sensitiv ist und daher auf eine nigrostriatale Funktionsstörung zurückzuführen ist. Er kann zur Frühdiagnose und zu jedem Zeitpunkt im Erkrankungsverlauf angewendet werden, wenn unklare oder atypische Symptome vorliegen.

5

Kapitel 5

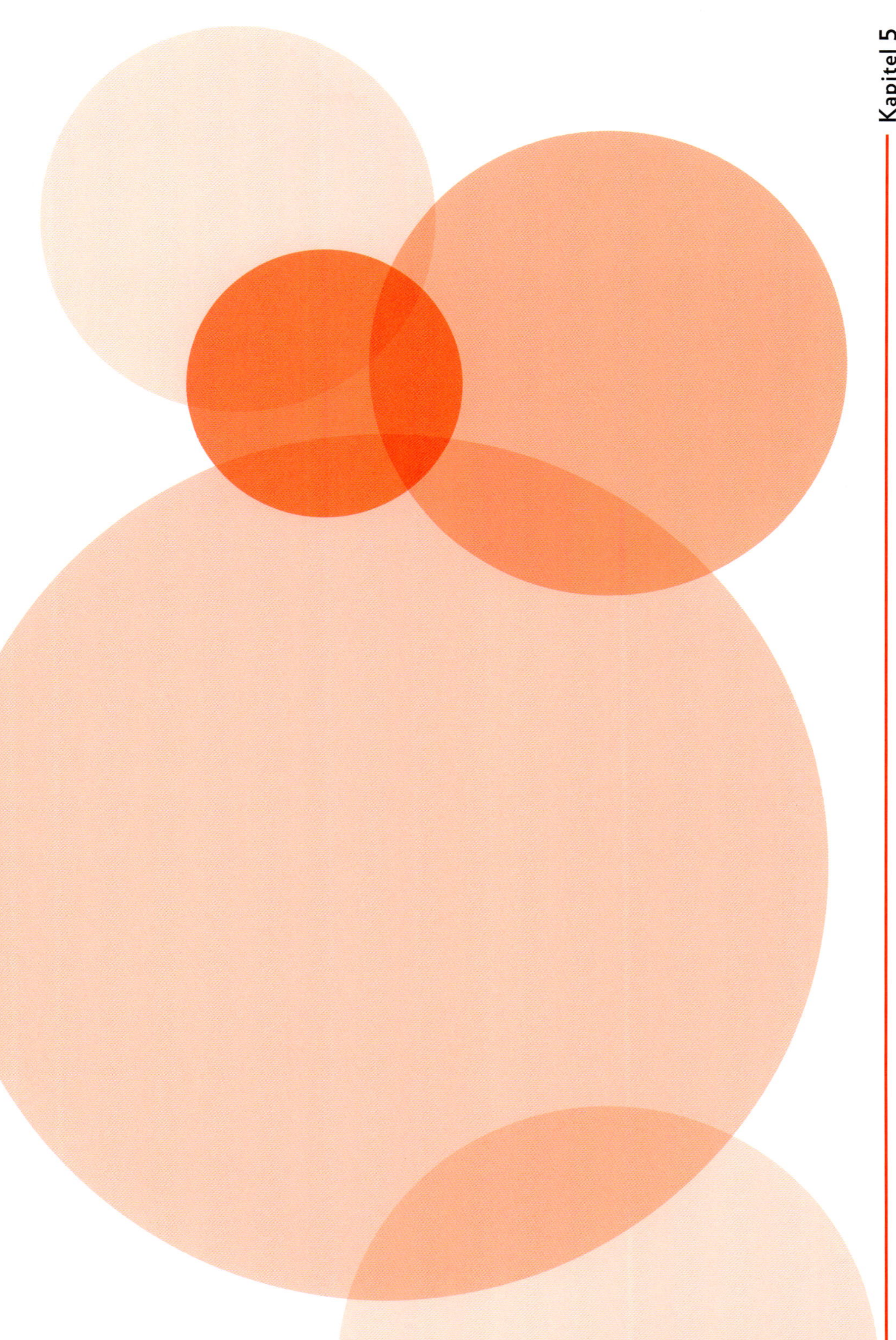

Therapie

Ilona Csoti

6

Die aktuelle Therapie des Parkinson-Syndroms ist ausschließlich symptomatisch. Sie dient der Linderung von Krankheitssymptomen, nicht der Heilung, da sie die Ursache der Erkrankung nicht beseitigen kann. Zahlreiche neuroprotektive und neurorestaurative Forschungsansätze werden in wissenschaftlichen Studien auf ihre Wirksamkeit geprüft, ihre Zulassung wird dringend erwartet. Im Mittelpunkt der möglichen Behandlung steht der medikamentöse Ersatz von Dopamin, begleitet von aktivierenden Verfahren, wie Physiotherapie, Ergotherapie und Logopädie. In den letzten Jahren gewinnt zudem die tiefe Hirnstimulation zunehmend an Bedeutung. Sie ist fester Bestandteil der Therapie und zählt zu einer der potentesten Behandlungsmethoden. Die nachfolgende Übersicht zur Therapie stützt sich auf die Empfehlungen zur Therapie des idiopathischen Parkinson-Syndroms entsprechend der S3-Leitlinie „Parkinson-Syndrome: Diagnostik und Therapie" der Deutschen Gesellschaft für Neurologie (Dodel R et al. 2016).

6.1 GRUNDPRINZIPIEN DER THERAPIE DES IPS

Da sich der Patient lebenslang mit den Symptomen der Erkrankung und vielen verschiedenen Medikamenten auseinandersetzen muss, ist eine gute Arzt-Patienten-Beziehung unverzichtbar für das Vertrauen und die Kooperation des Patienten. Insbesondere zu Beginn der Erkrankung ist eine umfassende Aufklärung der Betroffenen und ihrer Angehörigen erforderlich und vermeidet beim Patienten spätere Unsicherheiten bezüglich des gewählten Therapieregimes. Die medikamentöse Therapie des IPS sollte rechtzeitig beginnen, altersgerecht und effizient sein. Die Wahl der Therapie erfolgt individuell und berücksichtigt das biologische Alter des Patienten, die Ausprägung der Kardinalsymptome, die Schwere der Symptome, die Komorbidität sowie das Wirkungs- und Nebenwirkungsprofil der Medikamente.

Grundsätzliches Therapieziel ist die Besserung von motorischen, autonomen, kognitiven und psychiatrischen Symptomen mit Erhaltung von Selbstständigkeit und Verbesserung der Lebensqualität der Patienten. Außerdem wird versucht, Komplikationen der dopaminergen Langzeittherapie nach Möglichkeit zu vermeiden.

6.2 MEDIKAMENTÖSE THERAPIE DES IPS

Zahlreiche Medikamente unterschiedlicher Wirkstoffklassen stehen zur Behandlung der motorischen Symptome zur Verfügung. Ziel der Therapie ist die Optimierung der Neurotransmitterbalance. Hierzu kommen überwiegend Dopaminersatzstoffe (L-Dopa, Dopaminagonisten), Monoamino-Oxidase-B-Hemmer (MAO-B-Hemmer) und Catechol-O-Methyl-Transferase-Hemmer (COMT-Hemmer) zum Einsatz. Eine graphische Darstellung der prä- und postsynaptischen Angriffspunkte von L-Dopa, Dopaminagonisten, COMT-Inhibitoren und MAO-B-Hemmern an den nigrostriatalen Nervenendigungen zeigt Abbildung 6.1. Nicht-dopaminerge Funktionen werden durch Amantadine (N-Methyl-D-Aspartat-Rezeptor-Blocker) und Anticholinergika beeinflusst. Im Folgenden werden die verschiedenen Substanzklassen mit Wirkweise und Nebenwirkungsprofil dargestellt.

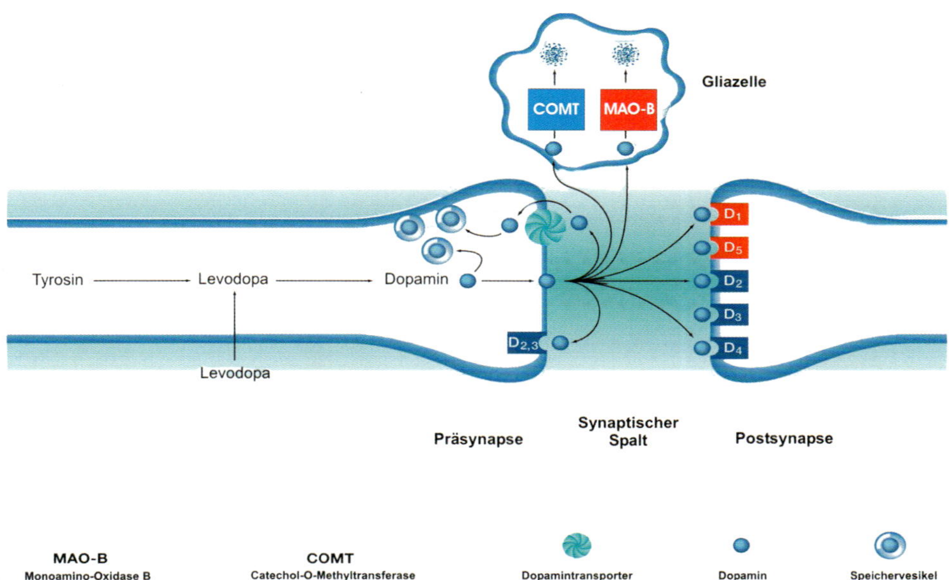

Abb. 6.1: Schematische Darstellung der prä- und postsynaptischen Angriffspunkte von L-Dopa, Dopaminagonisten und MAO-B-Hemmern an der nigrostriatalen Nervenendigung.

6.2.1 L-Dopa

Da Dopamin die Blut-Hirn-Schranke nicht durchdringen kann, wird seine Vorstufe L-Dopa in Kombination mit einem Decarboxylase-Hemmer (DCH) oral verabreicht. Der DCH verhindert die Umwandlung von L-Dopa zu Dopamin in der peripheren

Blutbahn. Um eine möglichst gleichmäßige Wirkung von L-Dopa zu gewährleisten, werden neben Standardtabletten und –kapseln rasch wirkende lösliche Formen und länger wirkende Retardpräparate eingesetzt, letztere vor allem für die Nacht. Für Patienten im fortgeschrittenen Krankheitsstadium mit schweren Wirkungsschwankungen und unzuverlässiger Aufnahme der oralen Medikamente im Magen-Darm-Trakt gibt es ein L-Dopa Gel, welches mit Hilfe einer Pumpe über eine im oberen Dünndarm liegende perkutane Sonde (PEJ-Sonde) ähnlich einer Infusion verabreicht wird.

L-Dopa ist die wirksamste Substanz zur Behandlung der motorischen Störungen des IPS, die meisten Patienten sind im fortgeschrittenen Stadium darauf angewiesen. Die Krankheitsprogression wird nach heutigem Kenntnisstand durch L-Dopa nicht verzögert. Es gilt jedoch als gesichert, dass durch die Einführung der L-Dopa-Therapie die Lebenserwartung der Patienten durch die Verzögerung krankheitsbedingter Komplikationen deutlich gestiegen ist.

Hinsichtlich unerwünschter Nebenwirkungen besteht weitgehend Konsens, dass motorische Therapiekomplikationen (insbesondere Dyskinesien) durch L-Dopa frühzeitiger als unter einer Dopaminagonisten-Monotherapie auftreten. Ursächlich für das Auftreten von Dyskinesien wird die pulsatile Rezeptorstimulation durch L-Dopa bei kurzer Plasmahalbwertszeit gesehen.

Weitere unerwünschte Nebenwirkungen sind Kreislaufstörungen und Magen-Darm-Beschwerden in Form von Übelkeit und Brechreiz. Nebenwirkungen auf neuropsychiatrischer Ebene umfassen die dopaminerg-induzierte Psychose, Punding (komplexe, stereotyp wiederholte Tätigkeiten ohne Zielorientierung) sowie das dopaminerge Dysregulationssyndrom (s. Kapitel 4.3.3). Patienten mit dieser Störung nehmen immer mehr L-Dopa ein, obwohl sie bereits unter starken Dyskinesien leiden.

6.2.2 Dopaminagonisten

In Deutschland sind zehn verschiedene Dopaminagonisten zugelassen. Fünf stammen vom Mutterkorn ab und werden deshalb Ergot-Dopaminagonisten genannt, dazu zählen Bromocriptin, Lisurid, Cabergolin, Pergolid und Alpha-Dihydroergocriptin. Wegen einer möglichen Herzklappenfibrose als gefürchtete Nebenwirkung sind sie nur noch Mittel der zweiten Wahl. Sie wurden von den nicht vom Mutterkorn abgeleiteten „Non-Ergot-Dopaminagonisten" abgelöst. Neben den oralen Substanzen Pramipexol, Piribedil und Ropinirol steht Rotigotin in Pflasterform und Apomorphin zur subkutanen Verabreichung über einen Pen oder eine Pumpe zur Verfügung. Apomorphin über den Pen wird häufig als Kick-Start morgens verabreicht oder bei Bedarf auch über den Tag in den „off" Phasen, wenn orale Medikamente nicht genügend Wirkung zeigen. Die Apomorphin-Pumpe kommt ähnlich der L-Dopa-Pumpe in fortgeschrittenen Krankheitsstadien mit oral nicht zu beherrschenden Wirkungsfluktuationen und Dyskinesien zum Einsatz.

Dopaminagonisten wirken ähnlich wie L-Dopa an den Dopaminrezeptoren im Striatum und haben den Vorteil einer längeren und gleichmäßigeren Wirkung. In der Monotherapie kommt es seltener und später zu Wirkungsfluktuationen und Dyskinesien, in der Kombination mit L-Dopa gewährleisten sie ebenfalls durch die L-Dopa einsparende Wirkung eine Reduktion der Überbewegungen und eine gleichmäßigere Wirksamkeit der Medikation.

Dopaminagonisten binden auch an periphere Dopaminrezeptoren und können daher stärkere periphere Nebenwirkungen verursachen als L-Dopa. Das Nebenwirkungsspektrum umfasst orthostatische Beschwerden, Übelkeit, Beinödeme oder dopaminerg-induzierte Psychosen. Hinsichtlich der Verkehrssicherheit sind exzessive Tagesmüdigkeit und Sekundenschlaf (rasch auftretende Einschlafattacken) zu erwähnen. Diese sind nicht nur bei Non-Ergot-Dopaminagonisten, sondern bei allen Dopamimetika beobachtet worden. Daher sind alle Patienten bei Therapiebeginn und bei Dosiserhöhung einer dopaminergen Therapie über mögliche Einschränkungen der Fahrtüchtigkeit aufzuklären. Weiterhin stellen Impulskontrollstörungen (z. B. Spielsucht oder Hypersexualität) eine mögliche Therapiekomplikation mit schwerwiegenden Folgen für die persönlichen, sozialen und beruflichen Verhältnisse der Betroffenen dar (s. Kap. 4.3.3).

Welcher Dopaminagonist eingesetzt wird, richtet sich nach dem Alter des Patienten, den individuellen Symptomen (Dysphagie, Tremor, Depression…), den Begleiterkrankungen und der Komedikation. Auch mögliche Funktionsstörungen von Leber oder Niere sind zu berücksichtigen. Für Patienten mit Dysphagie bietet z. B. das Pflaster praktische Vorteile.

6.2.3 MAO-B-Hemmer

In Deutschland sind drei selektive MAO-B-Hemmer zugelassen: Selegilin, Rasagilin und Safinamid. MAO-B-Hemmer reduzieren die zerebrale Metabolisierung von Dopamin und erhöhen so die striatale Dopaminkonzentration. Bei leicht ausgeprägten motorischen Beschwerden kann die alleinige Gabe eines MAO-B-Hemmers zunächst ausreichend sein; hierdurch kann der Beginn einer L-Dopa Therapie hinausgezögert werden. Weiterhin ist die Wirksamkeit von MAO-B-Hemmern in der Behandlung von motorischen Fluktuationen durch klinische Studien belegt.

Während Selegilin zu Amphetaminderivaten metabolisiert wird, ist dies bei Rasagilin nicht der Fall. Daher werden geringere zentralnervöse und kardiovaskuläre Nebenwirkungen (dopaminerg-induzierte Psychose, Erhöhung des arteriellen Blutdrucks) unter Rasagilin angenommen. Safinamid ist dual wirksam, neben seiner MAO-B-Hemmung wirkt es zusätzlich Glutamat modulatorisch.

6.2.4 COMT-Hemmer

Wesentliches Wirkprinzip der COMT-Hemmer ist die periphere Hemmung des Abbaus von L-Dopa. Hierdurch werden eine Verlängerung der Halbwertszeit und eine Erhöhung der Bioverfügbarkeit von L-Dopa im Plasma erzielt. Die COMT-Hemmer Entacapon, Tolcapon und Opicapon sind in der Kombination mit L-Dopa bei Vorliegen von Wirkungsfluktuationen zugelassen. Durch eine Kombination von

COMT-Hemmern mit L-Dopa kann eine Verlängerung der täglichen „on"-Zeiten bei gleichzeitig verminderter „off"-Dauer erreicht werden.

Mögliche Nebenwirkungen umfassen eine Zunahme L-Dopa bedingter unerwünschter Effekte (siehe oben) sowie Diarrhoe. Aufgrund der extrem selten beschriebenen Hepatotoxizität von Tolcapon ist dieser COMT-Hemmer Mittel der zweiten Wahl und bedarf einer regelmäßigen Kontrolle der Leberwerte im Blut.

6.2.5 NMDA-Antagonisten

Beim NMDA-Rezeptor handelt es sich um einen Subtyp des Glutamat-Rezeptors, weshalb NMDA-Antagonisten auch als Glutamat-Antagonisten bezeichnet werden. Amantadin und Budipin gehören zu dieser Substanzklasse. Die Präparate sind für die Mono- und Kombinationstherapie zugelassen. Studien bei Parkinson-Patienten im fortgeschrittenen Stadium zeigten eine Besserung von Dyskinesien unter Amantadin. Amantadin hat eine Psychose auslösende Potenz und ist daher in der Therapie älterer oder multimorbider Patienten, insbesondere mit vorbestehender Demenz, nur eingeschränkt indiziert. Budipin ist ein Reservemedikament mit einem besonders guten Effekt in der Behandlung des Ruhetremors. Wegen einer möglichen Verlängerung der Reizleitung am Herzen besteht die Gefahr lebensgefährlicher Herzrhythmusstörungen, sodass regelmäßige EKG-Kontrollen erforderlich sind. Leider soll es Ende 2018 vom Markt genommen werden (Mitteilung der Firma Lundbeck August 2017).

6.2.6 Anticholinergika

Anticholinergika sind geschichtlich gesehen die ältesten Parkinson-Medikamente. Pharmakologisch hemmen sie die Wirkung von Acetylcholin sowohl zentral als auch peripher. Vor allem der Tremor spricht gut auf anticholinerge Medikamente an. Typische Vertreter sind Biperiden, Bornaprin und Trihexyphenidyl. Die gute Wirkung wird jedoch durch ein breites Nebenwirkungsspektrum überschattet. Insbesondere bei älteren Patienten kann es zu einer Verschlechterung der kognitiven Leistungen mit Verwirrtheit, Halluzinationen und Psychose kommen. Mundtrockenheit, Obstipation, akuter Harnverhalt und Sehstörungen sind u. a. möglich. Der Einsatz dieser Medikamente ist aus diesem Grund deutlich limitiert und wird auch in der aktuellen S3-Leitlinie nur sehr restriktiv gesehen.

6.3 STADIENGERECHTE THERAPIE DES IPS

Wann sollte welches Medikament zum Einsatz kommen? Entscheidend sind vor allem das Krankheitsstadium mit den individuellen Parkinson-bedingten Funktionseinschränkungen, das Alter des Patienten, seine Begleiterkrankungen und die damit verbundene Komedikation; vor allem aber sollten auch die Wünsche des Patienten in die Therapieplanung einfließen.

6.3.1 Medikamentöse Therapie im Frühstadium

Patienten < 70 Jahre (biologisches Alter) ohne wesentliche Komorbidität

Die Therapie der Wahl ist eine Monotherapie mit einem Non-Ergot-Dopaminagonisten, da im Langzeitverlauf seltener motorische Komplikationen (vor allem Dyskinesien) auftreten als unter L-Dopa. Zudem ist in dieser Altersgruppe das Psychoserisiko relativ gering. Falls ein rascher Therapieeffekt benötigt wird (z.B. bei Gefahr des Arbeitsplatzverlustes), kann die Therapie gemäß der aktuellen Leitlinie auch mit L-Dopa begonnen werden. Nach wenigen Wochen sollte ein Non-Ergot-Dopaminagonist hinzugefügt und die L-Dopa-Dosis auf ein Minimum reduziert werden. Bei milder Symptomatik kann eine Monotherapie mit Amantadin oder einem MAO-B-Hemmer ausreichend sein.

In der Erhaltungstherapie sollte der Dopaminagonist in der Dosierung zunächst ausgereizt werden. Ist die Wirkung unzureichend oder treten Nebenwirkungen auf, erfolgt eine zusätzliche Behandlung mit L-Dopa. Ziel ist immer eine ausreichende Symptomlinderung bei möglichst geringer L-Dopa-Dosis. Der Einsatz zusätzlicher Medikamente muss im Einzelfall entschieden werden. Eine Polypharmazie sollte nach Möglichkeit vermieden werden.

Patienten > 70 Jahre oder multimorbiden Patienten aller Altersgruppen

Standard ist die Monotherapie mit L-Dopa. Die maximale Dosierung von 600 mg/Tag sollte möglichst nicht überschritten werden. Bei milder Symptomatik kann Amantadin oder ein MAO-B-Hemmer in Monotherapie gegeben werden. Vorsicht ist geboten bei multimorbiden Patienten wegen des nicht unerheblichen Nebenwirkungsprofils (erhöhtes Risiko für die Entwicklung pharmakogener Psychosen) beider Substanzen.

In der Erhaltungstherapie sollte die Monotherapie mit L-Dopa fortgesetzt werden, solange keine Wirkungsfluktuationen oder andere Therapiekomplikationen auftreten.

6.3.2 Medikamentöse Therapie im Spätstadium

Bei den meisten Patienten mit IPS treten im Erkrankungsverlauf motorische Komplikationen auf (s. Kapitel 4.3.2), wobei aufgrund der unterschiedlichen Therapieempfehlungen Wirkungsschwankungen (Fluktuationen) von den „Fehl- oder Überbewegungen" (Dyskinesien) unterschieden werden müssen.

Fluktuationen

Die häufigste Form der Wirkungsschwankungen ist ein Nachlassen des Medikamenteneffekts wenige Stunden nach Einnahme der oralen Medikation (wearing-off/end-of-dose-Effekt). Folgende Phänomene können auftreten:

- frühmorgendliche Akinese vor der ersten Medikamenteneinnahme,
- nächtliche Akinese,
- Eiweißakinese,
- nachmittägliche Akinese.

In späteren Erkrankungsstadien können schwerwiegendere Fluktuationen auftreten. Unabhängig von der Wirkung der Medikation kommt es zu einem raschen Wechsel zwischen Phasen der guten („on") und schlechten („off") Beweglichkeit. Gängig sind die Bezeichnungen „on-off", „random on-off" oder paroxysmales „on-off". Freezing beschreibt kurze Blockaden der Lokomotion. Die Patienten sind nicht in der Lage, den nächsten Schritt zu initiieren. Die Füße „sind am Boden festgefroren" = Freezing. Sofern die Patienten das Losgehen erzwingen, ist dies mit einer erhöhten Sturzneigung verbunden. Tritt dieses Freezing nur in den „off" Phasen auf, besteht die Therapie in der Verkürzung dieser „off" Phasen durch eine Anpassung der Medikation. Leiden die Patienten auch in den „on" Phasen unter Freezing, gibt es wenig oder kaum medikamentöse Ansätze, hier ist dann der Physiotherapeut gefragt.

Dyskinesien

Die häufigste Variante sind „peak-dose"-Dyskinesien mit choreatischem Bewegungsmuster, die zum Zeitpunkt der maximalen Medikamentenwirkung auftreten. „On-dose"-Dyskinesien, als gravierendere Form, manifestieren sich während der gesamten „on"-Phase. Biphasische Dyskinesien treten im fortgeschrittenen Erkrankungsstadium in den Phasen des Übergangs zwischen „on"-und „off"-Zustand auf. Sie sind durch choreatische Bewegungsmuster, aber auch durch Freezing und dystone Fehlstellungen gekennzeichnet. Hiervon abzugrenzen sind Dystonien, die durch schmerzhafte Verkrampfungen der unteren Extremitäten, bevorzugt der Füße und Zehen, gekennzeichnet sind. Die häufigste Form, die „off"-Dystonie, tritt auf, wenn die Wirkung der Medikation nachlässt und die Patienten daher „steif" und unbeweglich sind.

Mögliche medikamentöse Therapiemaßnahmen bei Wirkungsfluktuationen und Dyskinesien sind in Tabelle 6.1 zusammengefasst.

Tabelle 6.1: Medikamentöse Therapiestrategien bei Wirkungsfluktuationen und Dyskinesien

"wearing-off", "end-of-dose"-Akinese • zusätzliche Gabe eines Dopaminagonisten (bei L-Dopa Monotherapie) oder Erhöhung der Dopaminagonisten-Dosis (ggf. bei gleichzeitiger Reduktion der L-Dopa-Dosis) • zusätzliche Gabe eines COMT-Hemmers oder MAO-B-Hemmers • Erhöhung der Zahl der L-Dopa-Tagesdosen bei gleichzeitiger Reduktion der Einzeldosis • Medikamenteneinnahme 30 bis 60 min vor dem Essen zur Verbesserung der Resorption • bei Therapieresistenz und schwerer Behinderung tiefe Hirnstimulation.
Bei paroxysmalen „on-off"-Fluktuationen zusätzlich: • Apomorphingaben subkutan (intermittierende Injektionen oder kontinuierliche Infusion) • intraduodenale L-Dopa-Infusion • bei Therapieresistenz und schwerer Behinderung tiefe Hirnstimulation.
Freezing: • Beim häufiger auftretenden „off-dose"-Freezing wird versucht, durch Steigerung der L-Dopa-Dosis bzw. der Dopaminrezeptor-Agonisten-Dosis eine Besserung zu erreichen. • – beim „on-dose"-Freezing wird keine Dosissteigerung vorgenommen, vielmehr kann durch eine Reduzierung eine Besserung erzielt werden.
„peak-dose"- und „on-dose"-Dyskinesien Hier sollte die dopaminerge Stimulation reduziert werden, wobei folgende medikamentöse Anpassungen möglich sind: • L-Dopa-Dosisreduktion soweit möglich • Amantadin verabreichen • zusätzliche Gabe eines COMT-Hemmers mit nachfolgender L-Dopa-Dosisreduktion • zusätzlich einen Dopaminagonisten geben, gleichzeitig L-Dopa-Dosis reduzieren • Apomorphingaben subkutan (kontinuierliche Infusion) • intraduodenale L-Dopa-Infusion • bei Therapieresistenz und schwerer Behinderung tiefe Hirnstimulation.
„off"-Dystonien Bei „off"-Dystonien sollte die dopaminerge Stimulation gesteigert werden. Folgende medikamentöse Maßnahmen sind sinnvoll: • Dopaminagonist mit längerer Wirkdauer verwenden • Dopaminagonist oder L-Dopa-Retardpräparation zur Nacht geben • zusätzliche einen COMT-Hemmer verabreichen • lösliches L-Dopa in der Akutsituation • Apomorphingaben subkutan (intermittierende Injektionen) • duodenale L-Dopa-Infusion • bei Therapieresistenz und schwerer Behinderung tiefe Hirnstimulation.

6.3.3 Tiefe Hirnstimulation

Wenngleich durch die Anwendung der oben genannten Therapiestrategien motorische Spätkomplikationen reduziert werden können, lässt sich dennoch ein Teil der Parkinson-Patienten im Langzeitverlauf medikamentös nicht zufriedenstellend behandeln. Diese Patienten sind von den Komplikationen der dopaminergen Therapie so schwer betroffen, dass das Therapiekonzept der tiefen Hirnstimulation zum Einsatz kommt.

Seit Mitte der 1990er Jahre wird die tiefe Hirnstimulation zur Behandlung von Patienten in fortgeschrittenen Stadien des IPS angewendet. Hintergrund ist, dass durch die fortschreitende Degeneration dopaminerger Nervenzellen der Substantia nigra in den Neuronen zweier wichtiger Basalganglienkerne, dem Nucleus subthalamicus (STN) und dem Globus pallidus internus (GPI), abnorm gesteigerte Entladungsraten und krankhaft veränderte Entladungsmuster auftreten. Der STN ist überaktiv und treibt den GPI an, der seinerseits die Aktivität des ventrolateralen Thalamus hemmt. Hierdurch kommt es zur Ausprägung der motorischen Beschwerdesymptomatik im Rahmen des IPS. Es wird angenommen, dass die tiefe Hirnstimulation, die überwiegend im STN vorgenommen wird, durch die Aktivierung hemmender Neurone im Nucleus subthalamicus wirkt.

Bei der tiefen Hirnstimulation werden Elektroden stereotaktisch implantiert und mit einem thorakal oder abdominal implantierten Stimulator zur elektrischen Stimulation verbunden. Der Hauptvorteil dieser Methode liegt in der über 24 Stunden anhaltenden Wirkung. Wirkungsfluktuationen nehmen unter der Behandlung ab bzw. bilden sich vollständig zurück, vorbestehende L-Dopa-induzierte Dyskinesien werden durch die nach Stimulation mögliche Medikamentenreduktion reduziert oder vollständig unterbunden. Die Effektivität der tiefen Hirnstimulation des Nucleus subthalamicus wurde in zahlreichen Studien nachgewiesen. Sie ist bei fortgeschrittenem IPS mit motorischen Fluktuationen und Dyskinesien der medikamentösen Therapie in Hinblick auf die Verbesserung der Krankheitssymptome, der Alltagsaktivitäten und der Lebensqualität signifikant überlegen (Deuschl, Schade-Brittinger et al. 2006). Symptome wie Sprech- oder Gangstörungen werden allerdings selten gebessert oder können sich sogar verschlechtern. Auf dem Gebiet kognitiver Störungen können das Parkinson-typische frontale dysexekutive Syndrom und die Einschränkung der Wortflüssigkeit zunehmen (Wojtecki L, Timmermann L et al. 2006). Weitere klinisch bedeutsame Nebenwirkungen betreffen psychiatrische Komplikationen, wie das Auftreten einer Depression oder Anhedonie bei etwa 5 – 10 % der Patienten. Diese sind meist Folge einer zu raschen Reduktion der dopaminergen Medikation (Deuschl, Herzog et al. 2006). Psychosoziale Anpassungsstörungen in der postoperativen Phase sollten ebenfalls nicht unterschätzt werden. Stimulationsbedingte Nebenwirkung, wie Dysarthrie oder Parästhesien, lassen sich in einigen Fällen durch eine Anpassung der Stimulationsparameter für den Patienten zufriedenstellend reduzieren.

Die durch den operativen Eingriff bedingte Letalität oder anhaltende schwere Morbidität ist mit unter 1 % relativ gering. Intrazerebrale Blutungen haben eine Häufigkeit von ca. 3 %, verursachen aber oft nur geringe und vorübergehende neurologische Symptome. Weitere Komplikationen können auch in Zusammenhang mit dem implantierten System (Hirnelektroden, Konnektionskabel und Schrittmacher) durch Infektion oder technische Probleme entstehen, so dass bei ca. 4 % der Patienten eine operative Revision erforderlich wird.

Die Indikationsstellung und Durchführung der tiefen Hirnstimulation ist eine verantwortungsvolle interdisziplinäre neurologisch-neurochirurgische Aufgabe und bedarf der speziellen Erfahrung des behandelnden Teams, wodurch auch die perioperativen Risiken so gering wie möglich gehalten werden können. Die tiefe Hirnstimulation sollte nur dann eingesetzt werden, wenn der Nutzen höher ist als die Operationsrisiken, und die Krankheitsbelastung für den Patienten deutlicher reduziert wird als mit einer optimierten medikamentösen Therapie.

6.4 THERAPIE ATYPISCHER PARKINSON-SYNDROME

Eine spezifische medikamentöse Therapie atypischer Parkinson-Syndrome ist zur Zeit nicht möglich. Zu Beginn der Erkrankung sprechen ein Teil der MSA-Patienten und Patienten mit der gutartig verlaufenden PSP vom Parkinson-Typ in begrenztem Umfang auf L-Dopa, Dopaminagonisten oder Amantadin an und es kommt zu einer Besserung der extrapyramidalen Symptome. Jede Art des Ansprechens nimmt jedoch in der Regel bereits in den ersten fünf Krankheitsjahren spürbar ab.

Für die MSA existieren keine spezifischen Behandlungsverfahren für die Kleinhirnfunktionsstörungen und die Pyramidenbahnbeteiligung. Vegetative Symptome werden behandelt, wie bei Patienten mit idiopathischem Parkinson-Syndrom.

Das in der Literatur immer wieder genannte trizyklische Antidepressivum Amitriptylin soll bei PSP Patienten die Affektinkontinenz und die psychomotorische Verlangsamung verbessern, sein Einsatz ist jedoch durch seine anticholinergen Nebenwirkungen nur begrenzt möglich.

Die motorischen Symptome bei der Demenz vom Lewy-Körper-Typ sprechen auf L-Dopa an, jedoch kann in der Regel keine wirksame Dosis aufgebaut werden, da die Patienten bereits auf geringste Mengen mit Halluzinationen und Psychosen reagieren. Die kognitiven Funktionen können sich bei der Demenz vom Lewy-Körper-Typ unter der Therapie mit Cholinesterase-Hemmern bessern.

Da die medikamentöse Behandlung bei allen atypischen Parkinson-Syndromen häufig nur eine geringe Wirksamkeit zeigt, sollten auf jeden Fall ergänzende Maßnahmen wie Physiotherapie, Ergotherapie, Logotherapie und psychosoziale Maßnahmen eingesetzt werden (s. Kap. 22).

Gesichtspunkte zur physiotherapeutischen Behandlung und zum Befund

Reinhild Vaitiekunas

7

7.1 EINFÜHRUNG

Parkinson-Syndrome haben, schon bedingt durch die Vielzahl der Betroffenen, in der physiotherapeutischen Behandlung auf neurophysiologischer Basis einen großen Stellenwert. Die vielfältige Symptomatologie ist Ausdruck einer komplexen Störung von Aktivitäten in Hirnstrukturen, die eine wichtige Rolle sowohl bei der Planung von Bewegungen als auch bei der Verarbeitung von äußeren Reizen spielen. Bei den Bewegungsstörungen handelt es sich nicht um eindimensionale, mechanische Probleme, sondern der Patient ist in seiner gesamten Person und in weiten Bereichen seiner mentalen Fähigkeiten betroffen. Besonders Bewegungen im Alltag erfordern die Fähigkeit, komplexe und automatisierte Bewegungsabläufe durchführen zu können. Gerade im fortgeschrittenen Stadium der Erkrankung nimmt die Unfähigkeit der Patienten, zwei motorische Programme gleichzeitig auszuführen, zu. Dies zeigt sich deutlich beim Versuch, zu gehen und gleichzeitig einen Schlüssel aus der Tasche zu holen. Sinnvoll ist es daher, möglichst frühzeitig mit der Schulung komplexer automatisierter Bewegungsabläufe zu beginnen, die zunächst in einfache Komponenten geteilt und dann nacheinander bewusst mit gegebenenfalls unterstützender Stimulation (s. Kap. 9.1. und 12.2.2) ausgeführt werden sollten. Um eine Harmonisierung und eine Beschleunigung des Bewegungsablaufes zu erreichen, ist stete Wiederholung erforderlich.

Patienten lernen leichter in Situationen des wirklichen Lebens, deshalb sollte der Bezug zum Alltag ständig bestehen, beziehungsweise verständlich gemacht werden, wie zum Beispiel beim Lagewechsel zur Erleichterung des selbstständigen Drehens im Bett. Damit werden die Ziele und Maßnahmen für den Patienten nachvollziehbar, was sich positiv auf die Motivation auswirkt.

Zahlreiche Patienten leiden unter einer Depression, die den motorischen Phänomenen lange vorausgehen kann. Unabhängig davon, ob die Depression endogener oder exogener Natur ist, kann der Antrieb deutlich eingeschränkt sein. Dieser Antriebsmangel sollte nicht fälschlicherweise als Mangel an Motivation interpretiert werden. Er verlangt vom Therapeuten viel Geduld und Verständnis. Reaktionen der Patienten auf zu komplexe oder zu einfache Aufgaben müssen beobachtet werden, Über- sowie Unterforderung wirken sich negativ auf den Behandlungserfolg aus.

Zur Bewegungserleichterung und -bahnung sind der Einsatz von extero- und propriozeptiver Stimulation und eine visuell gut strukturierte Umwelt hilfreich (s. Kap. 9.1, 12.2.2). Diese Stimulation macht dem Patienten die Bewegungsabläufe fühlbar und erleichtert sie.

Die Pathologie des Parkinson-Syndroms betrifft neuroanatomische Strukturen, die für die Ausführung und Kontrolle intern generierter Willkürbewegungen erforderlich sind. Besonders der supplementär motorische Kortex scheint hier betroffen zu sein. Da der prämotorische Kortex, der visuell oder akustisch ausgelöste Bewegungen „programmiert", in seiner Funktion offensichtlich weniger beeinträchtigt ist, sind Willkürbewegungen, die zielgerichtet auf externe Stimuli ausgeführt werden, weniger gestört (Fries und Liebenstund 1998).

Das Behandlungsziel sollte immer sein, dem Patienten eine Bewegung möglich, leichter und notwendig zu machen, zum Beispiel die Gewichtsverlagerung des Oberkörpers nach vorn, um vom Stuhl aufstehen zu können.

Die maßgeblich am Verlauf des Krankheitsbildes ausgerichtete, individuell auf den Patienten eingestellte medikamentöse Therapie erfordert eine gute und konstante Zusammenarbeit zwischen dem behandelnden Arzt und den jeweiligen Therapeuten. Voraussetzung ist allerdings das Wissen über die weit gefächerte Symptomatologie und die Vielzahl möglicherweise auftretender Nebenwirkungen der pharmakologischen Therapie, wie u. a. Halluzinationen oder Dyskinesien. Auch motorische Spätkomplikationen, wie zum Beispiel Fluktuationen (s. Kap. 4.3.2, 19.1) der Beweglichkeit, müssen in der physiotherapeutischen Behandlung berücksichtigt werden.

So wie es die medikamentöse Therapie nach einem allgemein starren Schema nicht gibt, muss sich auch die physiotherapeutische Behandlung nach der individuellen Ausprägung der Krankheit richten, deren Leitsymptome in ihrer jeweiligen Ausprägung die Festlegung der Behandlungsziele, die Planung und Durchführung der Therapie bestimmen.

Die Europäische Physiotherapie-Leitlinie empfiehlt SMART-Ziele zu beschreiben.

LEG-Ratschlag: Festlegung von SMART-Zielen:

- Spezifisch: Eindeutig definierte Ziele; zu weit gefasste Ziele vermeiden
- Messbar: Verwendung empfohlener Messinstrumente
- Akzeptiert: Attraktiv für die betreffende PmP und innerhalb des Aufgabengebiets der Physiotherapie liegend
- Realistisch: Ziele von denen sowohl die PmP als auch der Physiotherapeut erwarten, dass die realistisch sind
- Terminiert: Zeitpunkt, bis wann das festgelegte Ziel erreicht sein sollte

(Keus SHJ, Munneke M, Graziano M, et al. 2014)

Die Summe der Symptome bestimmt das Haltungs- und Bewegungsmuster des Patienten. Dies verlangt einen quantifizierten und interpretierbaren Befund, der beim Festlegen von individuellen Behandlungsschwerpunkten hilfreich ist. Befund und Behandlung bedingen sich und bauen aufeinander auf. Eine Überprüfung des aktuellen Befundes in regelmäßigen Abständen ist notwendig.

7.2 BEWERTUNG- UND BEURTEILUNGSSKALEN

Schweregrad und Verlauf der Erkrankung quantitativ zu erfassen, ist notwendig, um die physiotherapeutische Behandlung als spezifische Therapieform zu etablieren. Hilfreiche und ausführliche Informationen sind in der Europäischen Physiotherapie-Leitlinie zum IPS einsehbar (Keus SHJ, Munneke M, Graziano M, et al. 2014) und können heruntergeladen werden.[1]

Zur Beurteilung des Schweregrades des Parkinson-Syndroms gibt es verschiedene Möglichkeiten der Bewertung. Für eine möglichst stereotype Durchführung der quantitativen Bewertung sollten folgende Punkte beachtet werden:

1. Die Bewertung der Symptome erfolgt nach Palpation, Inspektion und Beobachtung bestimmter Bewegungsabläufe (z. B. Gehen und Umdrehen, Lagewechsel, Diadochokinese). Nicht ausreichend ist es, sich vom Patienten über Verbesserungen oder Verschlechterungen der Symptome berichten zu lassen.
2. Die Beweglichkeit eines Parkinson-Patienten kann an unterschiedlichen Orten und in Gegenwart verschiedener Personen sehr deutlich differieren. Aus diesem Grund sollte die Bewertung der Symptome bei möglichst konstanten äußeren Bedingungen, d. h. am gleichen Ort, zur gleichen Uhrzeit und durch denselben Therapeuten erfolgen.
3. Die Bewertung sollte in regelmäßigen zeitlichen Abständen durchgeführt werden. Setzen auffallende Veränderungen ein, wie zum Beispiel plötzlich auftretende Hyperkinesen, Fluktuationen in der Beweglichkeit, kognitive oder psychische Störungen, sollte die erneute Befundung selbstverständlich früher erfolgen.
4. Auch die Dosierung und die Regelmäßigkeit der Tabletteneinnahme sind zu dokumentieren. Änderungen der Symptome und Beschwerden, die durch einen Wechsel der medikamentösen Therapie bedingt sind, oder eigene Dosierungsänderungen des Patienten können so richtig interpretiert werden.
5. Um eine schnelle Verlaufsübersicht über einen längeren Zeitraum zu haben, ist es sinnvoll, die in der UPDRS oder Hoehn & Yahr-Skala (s. Tab. 4.1) errechneten Werte regelmäßig in einen zusätzlichen Erfassungsbogen für den jeweiligen Patienten zu übertragen.

Zur objektiven und spezifischen Beurteilung und Verlaufskontrolle stehen zahlreiche Assessments zur Verfügung. Nachstehend folgen einige Beispiele, die im Praxisalltag häufig angewendet werden:

1 www.parkinsonnet.de/leitlinien/europaeische-leitlinie

Mit der **Unified Parkinson's Disease Rating Scale (UPDRS)** können ausführlich die motorischen und nicht-motorischen Parkinson-Symptome bewertet werden. Diese Bewertungsskala (Punktesystem) dient im klinischen Alltag als Hilfestellung, um die funktionellen Behinderungen zu erfassen. Darstellung einer Zusammenfassung der wesentlichen Kriterien[2]:

I. Kognitive Funktionen, Verhalten und Stimmung

II. Aktivitäten des täglichen Lebens (ADL)

III. Motorische Untersuchung

IV. Komplikationen der Behandlung

V. Modifizierte Stadienbestimmung nach Hoehn und Yahr

VI. Modifizierte Schwab- und England-Skala der Aktivitäten des täglichen Lebens.

- Die **Activities of Daily Living-Scale (ADL)** dient der Bewertung der funktionellen Alltagsbewegungen (s. Tab. 17.1).
- **Berg-Balance-Scale** (Berg Katherine et al. 1989) und **Timed Up & Go** (Podsiadlo D, Richardson S, 1991) sind Testverfahren, um die Balancefähigkeit, die Mobilität und das Sturzrisiko zu eruieren.
- **Timed-Walking-Tests** (Holden MK et al. 1986) zur Erfassung der Ausdauer, der Schrittlänge und Gehgeschwindigkeit, wie zum Beispiel der 10-Meter-Gehtest (10 MGT) oder der 6-Minuten-Gehtest (6 MGT).
- **Freezing-of-Gait-Score (FOG-Score)** zur Differenzierung zwischen kleinschrittigem Gang und motorischen Blockaden (Freezing) beim Starten, Drehen und bei Engstellen (Ziegler et al. 2010). Weitere Hinweise dazu finden sich unter Unified Parkinson's Disease Rating Scale (Teil III / motorische Untersuchung).
- **Five-Times-Sit-to-Stand-Test (FTSTS)** zur Bewertung der Kraft der Extensoren und der Gleichgewichtssituation.
- **Sturzanamnese, Sturztagebuch** und **Push-Release-Test (P&R-Test)** zur Sturzrisikoeinschätzung.
- **Functional Gait Assessment/FGA** (Keus SHJ, Munneke M, Graziano M, et al. 2014).

2 Ausführlich unter UPDRS/Quelle: Fahn RE, Committee UD. Unified Parkinson's Disease Rating Scale, in Recent Developments in Parkinson's Disease. In: Fahn S, Calne D, Goldstein M, editors. Florham Park: Macmillan Healthcare Information; 1987. p. 153–63 und Goetz CG et al.: Movement Disorder Society-sponsored revision of the Unified Parkinson's Disease Rating Scale (MDS-UPDRS): scale presentation and clinimetric testing results. Department of Neurological Sciences, Rush University Medical Center, Chicago; 2008.

7.2.1 Physiotherapeutischer Befund

Der Befund sollte die in Tab. 7.1 aufgeführten Elemente enthalten.

Tabelle 7.1: Physiotherapeutischer Befund.

Anamnese:	allgemein, sozial, familiär und Akutanamnese
Allgemeineindruck:	AZ, EZ, psychische Verfassung
Sichtbefund:	Hautbeschaffenheit, Atrophien, Haltung, Mimik, Atmung, Tremor, Dyskinesien, Kompensationsbewegungen, Speichelsekretion.
Tastbefund:	Temperatur, Hautbeschaffenheit etc.
Muskeltonus:	Aktive und passive Bewegungsprüfung zur Beurteilung, ob und wo hypertone oder hypotone Muskulatur und Auffälligkeiten im Bereich Schulter/HWS, der Extremitäten und des Rumpfes vorliegen. Wo und in welchem Ausmaß treten schmerzhafte und beweglichkeitseinschränkende Spannungszustände auf?
Reflexe:	MER, MFR und Pyramidenbahnzeichen.
Grobe Kraft:	Beurteilung der allgemeinen Kraft und eventueller Muskelatrophien durch Inaktivität. Bewegungsverhalten beobachten, Placing, Chaire-Rise-Test.
Gelenkstatus, Mobilität:	Beurteilung, ob und wo Bewegungseinschränkungen, Fehlstellungen, Schwellungen etc. vorliegen. Prüfen der endgradigen Beweglichkeit passiv und aktiv. Wie ist der Bewegungsbeginn (spontan oder verzögert), wie ist der Bewegungsablauf (verlangsamt, kontinuierlich)? Treten Fluktuationen der Beweglichkeit auf („end-of-dose-Akinese"/ „on-off-Symptomatik")?
Sensibilität:	Beurteilung der Oberflächen- und Tiefensensibilität, Schmerzempfinden (z. B. Dystonien)
Vegetativum:	Kreislaufsituation (orthostatische Symptome?), Puls- und Atemfrequenz in Ruhe und nach Belastung (Art der Belastung vermerken), eventuell Blutdruck messen. Blasen- und Mastdarmfunktion, Beurteilung der Atemrichtung und der Belastbarkeit des Patienten.
Atembefund:	Atemform, Atemrichtung, Atemfrequenz
Koordination:	Wie führt der Patient die Bewegungen durch? Tritt ein Tremor auf (am Anfang, am Ende oder während des gesamten Bewegungsweges/Ruhe-, Aktions- oder Haltetremor)? Diadochokinese, Finger-Finger-Versuch, Finger-Nase-Versuch, Knie-Hacke-Versuch etc. Prüfung der Koordinationsfähigkeit der Rumpfmuskulatur (Romberg, Tandem Romberg, Unterberger Tretversuch, Einbeinstand).
Lagewechsel:	Welche Bewegungsübergänge sind erschwert, verlangsamt oder nicht selbstständig möglich (z.B. Aufstehen vom Stuhl, Ein- und Aussteigen Bett, Drehen Rückenlage-Seitenlage)?
Haltungsbefund:	Beurteilung der Haltung in verschiedenen ASTE: Propulsions-, Lateropulsions- oder Retropulsionsneigung des Rumpfes und deren Schweregrad, Kopf- und Beckenposition, axiale Fehlhaltungen oder auffällige Gelenkstellungen.
Gleichgewicht/ Haltungsstabilität:	Balance-, Stütz- und Stellreaktionen in verschiedenen Ausgangsstellungen und bei Bewegungsübergängen prüfen (Berg-Balance-Scale). Tandem/Einbeinstand möglich? Liegt eine Fallneigung in eine bestimmte Richtung vor (Sturzanalyse/Sturzanamnese)? Wie ist die Reaktion auf plötzliches Verlagern (Patient ist darauf vorbereitet) nach hinten durch Ziehen an den Schultern des Patienten, der mit leicht geöffneten Augen und leicht auseinander stehenden Füßen gerade steht (Zugtest/UPDRS). Alternativ Push-Release-Test möglich.

Gang:	Beurteilung des Gangbildes mit/ohne Hilfsmittel, Kopf- und Rumpfbewegungen, Armpendel, Hinkmechanismen, Achsenabweichungen, Zielmotorik beim Gehen, Spurbreite, Schrittlänge und -tempo, Stand- und Spielbeinphase, Abroll- und Aufsetzphase der Füße, Freezingphänomen (wann?), Festination, Richtungswechsel- und Bewegungsunterbrechungen, Berg-Balance-Scale, Timed UP&Go, Timed-Walking-Tests, FOG-Score, UPDRS, Hilfsmittel (Rollator etc.).
Kommunikation:	Sprech- oder Sprachstörungen, Schrift.
Augensymptomatik:	Leiten die Augen die Kopf- Rumpfbewegung ein? Hand-Augenkoordination, Lidschlag, Blickparesen.
Psyche:	Zeitliche und räumliche Orientierung, Motivation, Depression, Halluzinationen, Schlafverhalten.
Kognitive Leistung:	Dualtasting, Aufmerksamkeit, Merkfähigkeit, Konzentration etc.
ADL:	Feinmotorik, Alltagsfunktionen (Ankleiden, Waschen, Transfers, Essen, Schreiben etc.) Beurteilung der Selbstständigkeit, Activities of Daily Living-Scale.
Hilfsmittel:	Hilfsmittelversorgung zum Gehen, Schreiben, Essen und für weitere Alltagsverrichtungen.

7.2.2 Beweglichkeitsprotokoll für Parkinson-Patienten

Patienten, die dazu mental in der Lage sind, sollten ein Beweglichkeitsprotokoll (Tab. 7.2) führen, in der sie mittels farblich gekennzeichneter Kreuze oder Symbole ihr subjektives Befinden angeben können. Gerade bei Patienten mit Fluktuationen der Beweglichkeit und/oder Dyskinesen (s. Kap. 4.3.2 und 19) ist diese zusätzliche Erfassung sehr wichtig.

Zur Selbsteinschätzung des Patienten steht bei der Europäischen Physiotherapie-Leitlinie ein Einstufungsfragebogen zur Verfügung, der als Pre-assessment-Informationsskala Formular (PIF) heruntergeladen werden kann (s. Fußnote 1).

Tabelle 7.2: Beweglichkeitsprotokoll.

Medikamente	Uhrzeit	Mo	Di	Mi	Do	Fr	Sa	So
	06.00 - 07.00							
	07.00 - 08.00							
	08.00 - 09.00							
	09.00 - 10.00							
	10.00 - 11.00							
	11.00 - 12.00							
	12.00 - 13.00							
	13.00 - 14.00							
	14.00 - 15.00							
	15.00 - 16.00							
	16.00 - 17.00							
	17.00 - 18.00							
	18.00 - 19.00							
	19.00 - 20.00							
	20.00 - 21.00							
	21.00 - 22.00							
	22.00 - 23.00							

gute Beweglichkeit (grüne Schrift), mittlere Beweglichkeit (gelbe Schrift), schlechte Beweglichkeit (blaue Schrift), Hyperkinesien / Dystonien (rote Schrift)

7

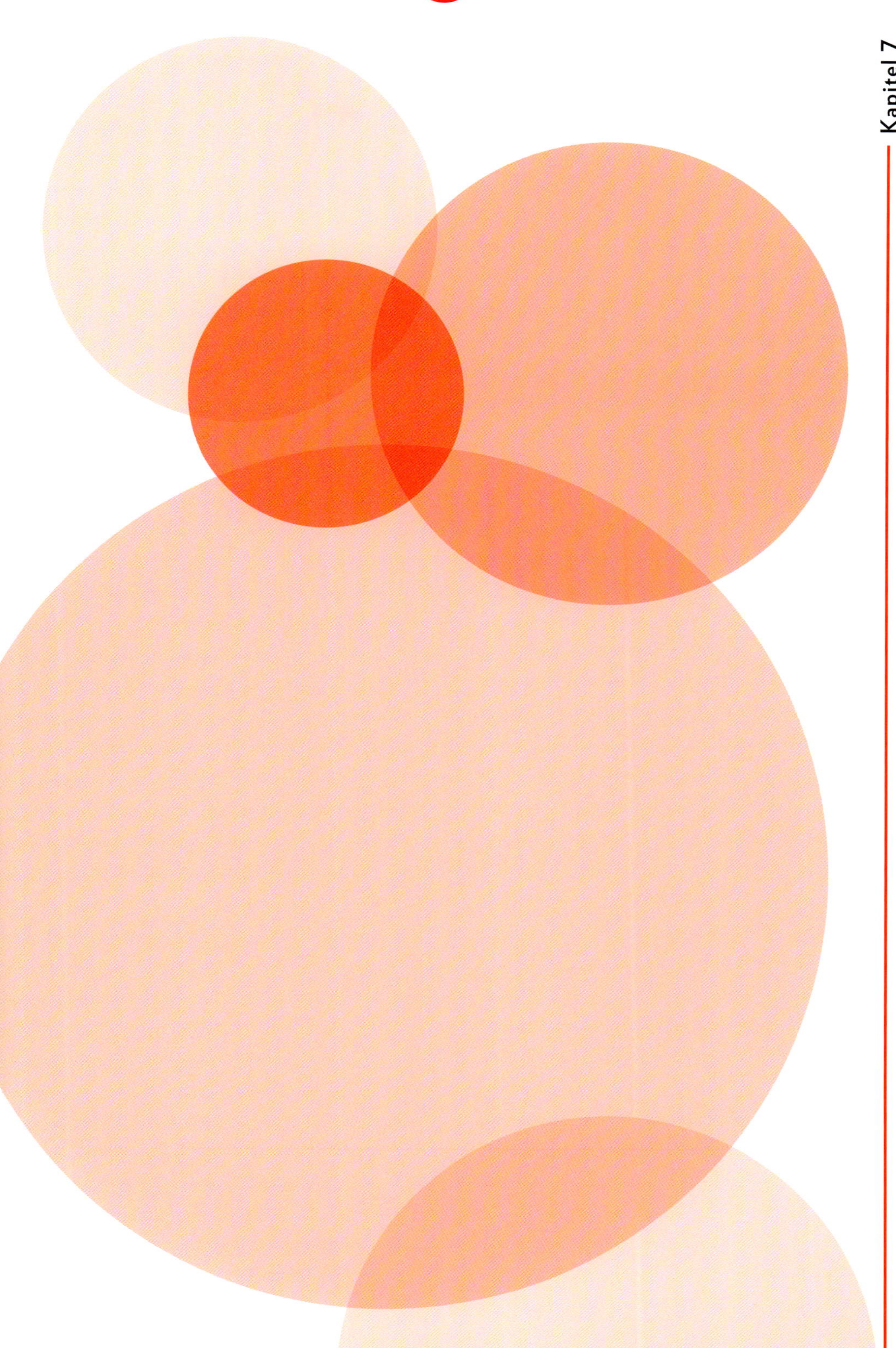

Physiotherapie zur Beeinflussung des Hypertonus

Reinhild Vaitiekunas

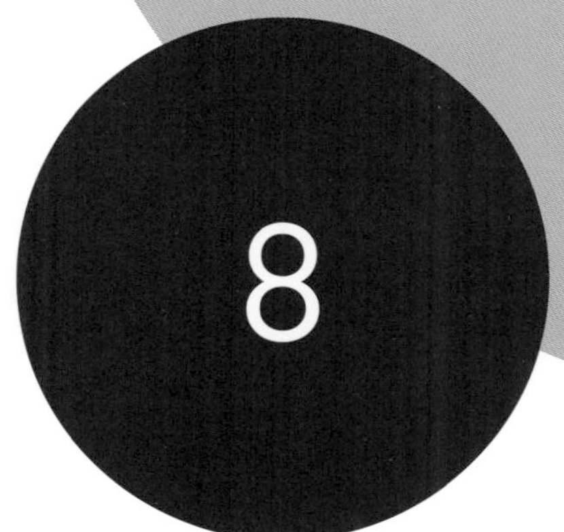

Der Rigor erscheint als eine Form von muskulärem Hypertonus, der jeder Bewegung einen zähen wächsernen Widerstand („Zahnradphänomen“) entgegensetzen kann. Im Gegensatz zur Spastik besteht eine Neigung zu verstärktem Haltetonus. Es kommt weder zu einem plötzlichen Zusammenbrechen des Widerstandes („Taschenmesserphänomen“), noch zu einer plötzlichen Erhöhung (s. Kap. 4.2.2). Ausschließlich zur Beurteilung der Tonuserhöhung (Befundaufnahme) ist ein relativ rasches reziprokes passives Bewegen notwendig, wie z. B. Flexion/Extension von Ellenbogen und Handgelenk, Dorsalextension/Plantarflexion des Sprunggelenks oder Abduktion/Adduktion des Hüftgelenks mit flektiertem Knie. Je nach Ausprägung ist die Tonuserhöhung typischerweise in den Flexoren, Innenrotatoren und Adduktoren deutlicher nachweisbar.

In fortgeschrittenen Stadien der Erkrankung kann es auch zu mechanischen Änderungen in der quergestreiften Muskulatur kommen, die die Elastizität und möglicherweise auch die Kontraktilität des Muskels beeinträchtigen.

Ist der Rigor im Schulter-Nackenbereich sehr ausgeprägt, kann dies zur Folge haben, dass der Patient in der Rücken- oder Seitenlage liegend die Anteflexion der Halswirbelsäule beibehält („Kopfkissenphänomen“ oder „psychisches Kopfkissen“). Der Therapeut muss darauf achten, dass der Kopf ausreichend und nur so viel wie notwendig unterlagert ist, da ansonsten detonisierende Maßnahmen wirkungslos bleiben (s. Kap. 4.2.2).

Zielsetzung

- Erhöhte beweglichkeitseinschränkende Spannung in der Muskulatur reduzieren
- Verbesserung der Dekontraktionsfähigkeit der hypertonen Muskulatur
- Kontrakturprophylaxe
- Ausgleich der Kraftdefizite
- Erhalt bzw. Verbesserung der Gelenkbeweglichkeit
- Reduzierung von Muskelschmerzen und -atrophien
- Zur Erreichung funktioneller Bewegungen subjektiv die Erleichterung bei Bewegungen im Alltag spürbar machen.

8.1 MASSNAHMEN UND TECHNIKEN

- Detonisierung durch ruhiges, gleichmäßiges aktives oder aktiv-assistives („passives“) Bewegen über einen längeren Zeitraum in komplexen großen Bewegungsmustern unter Betonung der rotatorischen Komponente
- Muskeldehnungen oder Dehnlagerungen aus verschiedenen Ausgangsstellungen über längere Zeit. Da die gesamte ventrale Muskelkette betroffen sein kann, sollten neben der Brustmuskulatur auch die Hüftbeuger mit einbezogen werden
- Manuelle Behandlungstechniken wie Funktionsmassagen (Kap. 8.2)
- Mobilisierende Massage oder widerlagernde Mobilisationen nach Klein-Vogelbach zur Verbesserung der Dekontraktionsfähigkeit der verkürzten Muskulatur
- Triggerpointbehandlung zur Schmerzlinderung
- Behandlungstechniken nach Schaarschuch/Haase wie Abhebeproben oder schnelles Lagern
- Massagetechniken wie klassische Massage oder Quermassagen im Bereich der ventralen und dorsalen Muskelgruppen: HWS, Schultergürtel, BWS, Becken- und Oberschenkelmuskulatur (insbesondere ischiokrurale Muskulatur, M. biceps femoris, M. glutaeus max., M. iliopsoas).
- Bindegewebsmassage und andere fasziale und viszerale Behandlungstechniken zur Schmerzlinderung
- Bewegungsübungen im warmen Wasser
- Wärmeanwendungen, wie z. B. Heiße Rolle und Fango (hierbei sollte die Wärme nicht zu stark mittels Decken komprimiert werden, da ein Wärmestau als unangenehm empfunden werden kann). Zudem kann es sinnvoll sein, die Wärme im ventralen Bereich (z. B. Bauch) der Rumpfmuskulatur zu applizieren
- hubarmes Bewegen im Schlingentisch
- schwungvolle Bewegungen am besten mit einem kleinen Gewicht wie z. B. Sandsäckchen oder Keulen unter Betonung der Rumpfextension und Rumpfrotation
- Entspannungstechniken wie progressive Muskelrelaxation, Autogenes Training, Eutonie, Feldenkrais, Shiatsu (s. Kap. 21.6)
- PNF-Techniken, wie die Technik der Dynamischen oder Langsamen Umkehr, oder Entspannungstechniken wie Anspannen-Entspannen (Contract Relax), Halten-Entspannen (Hold Relax) etc.
- aktive Rotationsbewegungen mit und ohne Gerät (z. B. Keulen, Tücher etc.) aus verschiedenen Ausgangsstellungen.

8.2 BEHANDLUNGSBEISPIELE

Die folgenden Behandlungsbeispiele sind als Vorschläge und Ideen zu verstehen. Sie sollen nicht als Folge von Übungen angesehen werden, die man in der gegebenen Reihenfolge und für alle Patienten nutzt. Der Übergang von detonisierenden zu mobilisierenden Maßnahmen ist fließend, beides lässt sich somit nicht strikt voneinander trennen.

Ausgangsstellung (ASTE): Rückenlage, Beine in Extension, Arme in Extension/leichter Abduktion und Außenrotation, um weiterlaufend der Protrusionsstellung der Schultern entgegenzuwirken.

Passives Verlagern des Beckens zur Körpermitte

In der Rückenlage ist es wegen der Körperwahrnehmung sehr wichtig, darauf zu achten, dass der Patient mittig liegt. Ist ein aktives Verlagern durch Anheben des Beckens nicht möglich, bietet sich gerade bei sehr schwer betroffenen Patienten folgende passive Technik aus der Kinästhetik an:

Der Therapeut steht an der Konkavseite, hebt mit der einen Hand die Beckenseite des Patienten leicht an und schiebt seine andere Hand so weit es möglich ist unter das Becken. Die freie Hand greift um auf die gegenüberliegende Beckenseite des Patienten und verlagert durch sanfte Rotation das Gewicht auf die unten liegende Hand des Therapeuten. Durch flächiges seitliches Herausschieben der untenliegenden Hand wird das Becken des Patienten ohne Kraftaufwand in die Mitte verlagert (Abb. 8.1).

Rotatorische Gewichtsverlagerung auf die Gegenseite

Beide Hände des Therapeuten liegen flächig am gegenüberliegenden Becken des Patienten. Durch Gewichtsverlagerung des Therapeuten nach hinten sanfte Gewichtsverlagerung zur Gegenseite (Abb. 8.2).

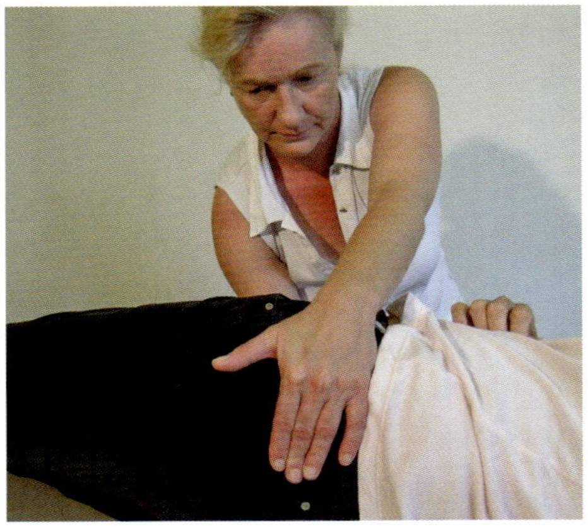

Abb. 8.1

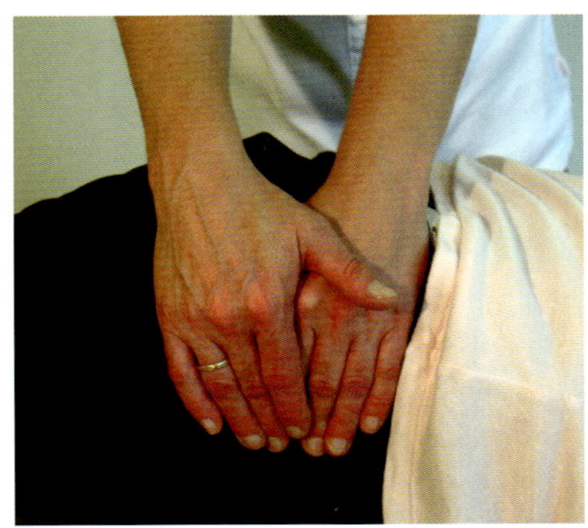

Abb. 8.2

Beckenschaukeln

Hände des Therapeuten liegen flächig rechts und links auf den Beckenkämmen. Im wechselnden Tempo den angepassten Druck auf die jeweilige Beckenseite verstärken, so dass eine rotatorische Bewegung erfolgt (Abb. 8.3).

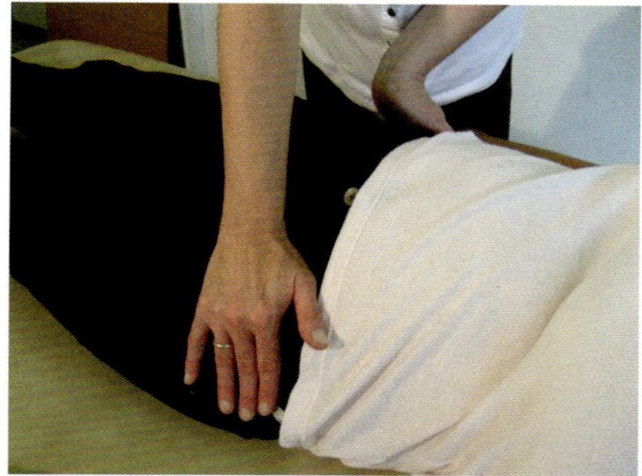

Abb. 8.3

Variante: Beine des Patienten angestellt und abduziert. Rotatorische Bewegung kombinieren mit Abduktion der flektierten Beine (Detonisierung der Adduktorenspannung, Abb. 8.4).

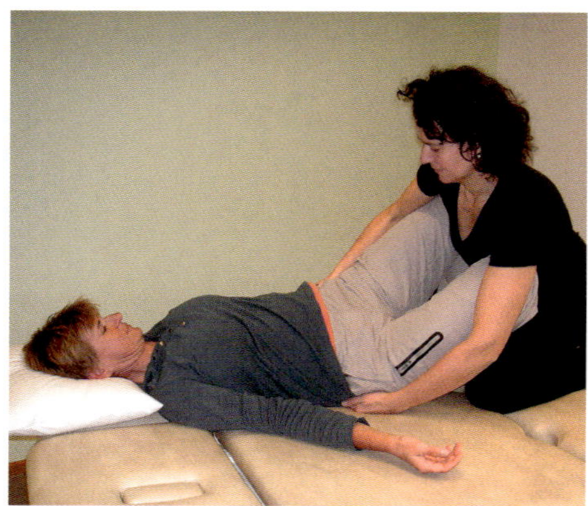

Abb. 8.4

Beckenschaukeln mit Lagerung auf einem flachen Ballkissen

ASTE: Ein flaches Ballkissen unter dem Becken, Beine in Abduktion, Extension und leichter Außenrotation, evtl. muss zusätzlich der BWS-Bereich unterlagert werden (Lagerungsmaterial oder zweites Ballkissen). Priorität hat die Schmerzfreiheit des Patienten. Die Lagerung auf dem Ballkissen erleichtert Bewegung und Wahrnehmung (Abb. 8.5). Ausführung: s. Beckenschaukeln Abb. 8.3

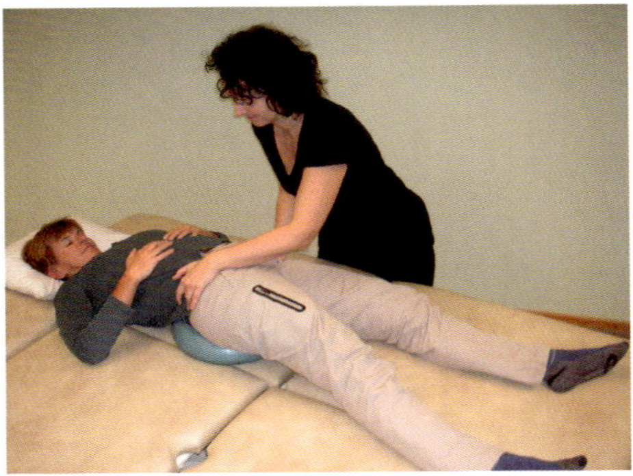

Abb. 8.5

Variante: Durch Verkleinerung der Unterstützungsfläche von der unteren Extremität durch Verringerung der Abduktionsstellung der Beine weiterlaufend mehr Rumpfrotation initiierbar.

Rumpfrotation und Gewichtsverlagerung

Bewegungseinleitung vom Becken/die kraniale Hand verhindert die weiterlaufende Bewegung (Abb. 8.6). Bewegungseinleitung vom Becken mit gleichzeitigem leichten Zug weiterlaufende Bewegung vom distalen Unterschenkel (Abb. 8.7).

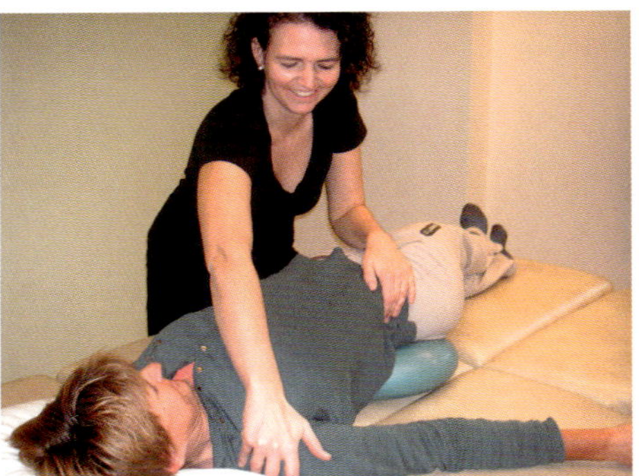

Abb. 8.6: Bewegungseinleitung vom Becken.

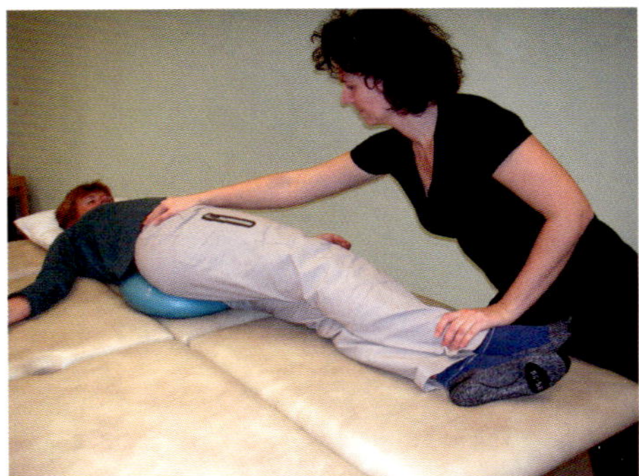

Abb. 8.7: Bewegungseinleitung vom Becken und distalen Unterschenkel durch sanften Zug.

„Nudeln"

Die Hände des Therapeuten liegen flächig (Daumen angelegt) jeweils am distalen Unterschenkel (evtl. Sprunggelenk) und Oberschenkel des Pat. und bewegen mit dosiertem Druck das Bein des Patienten in Außenrotation und Innenrotation über längere Zeit im wechselnden Tempo (Abb. 8.8).

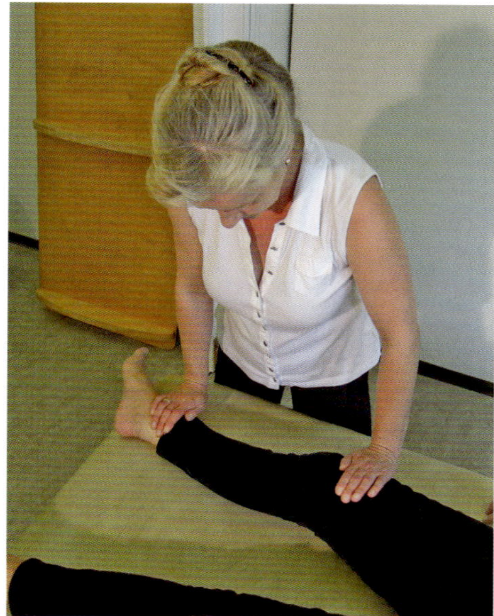

Abb. 8.8

Dehnlagerung mit Flexion beider Beine

Beide Beine flektieren und zur linken oder rechten Seite ablegen (evtl. anfangs unterlagern); der Kopf dreht zur entgegengesetzten Seite. Arme in Außenrotation und Abduktion. Als Steigerung mehr Abduktion der Arme oder hinter dem Kopf falten. Dehnlagerung mit atemvertiefenden Maßnahmen, Ausstreichen der Interkostalräume etc. kombinieren (Abb. 8.9).

Dehnlagerung mit Flexion eines Beines

Ein Bein gebeugt/Fuß steht an der Lateralseite des extendierten anderen Beines (Armvarianten s. Abb. 8.9). Der Therapeut kann die Bewegung initiieren durch intermittierenden Dehnzug am distalen Oberschenkel des Patienten und gleichzeitigen Gegendruck an der Schulter (Abb. 8.10).

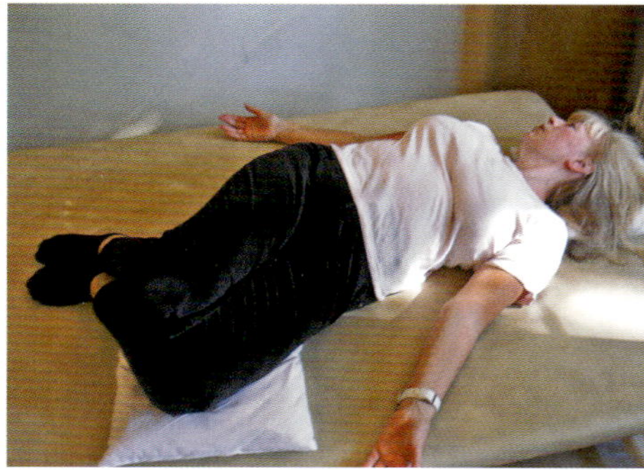

Abb. 8.9

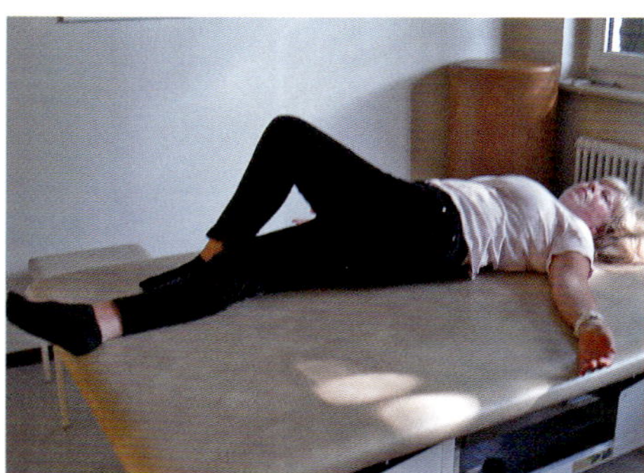

Abb. 8.10

Schüttelungen

Um die Schüttelungen an der unteren Extremität auch über einen längeren Zeitraum halten zu können, bietet es sich an, ein Tuch oder eine Fußschlaufe (Schlingentisch) zur Hilfe zu nehmen. Das Tuch wird längs gefaltet und leicht um das obere Sprunggelenk des Patienten gewickelt. So kann der Therapeut von oben mit den Fingern in das Tuch greifen. Durch eine leichte Kippbewegung der Hände nach unten erfolgt eine Traktion in Längsrichtung des Beines. Die Gewichtsverlagerung des Therapeuten nach hinten ermöglicht ein Beibehalten der Traktion mit gleichzeitigen Schüttelungen. Auch in Kombination mit Bewegungen des Beines in die Abduktion mit oder ohne Schüttelungen möglich (Abb. 8.11).

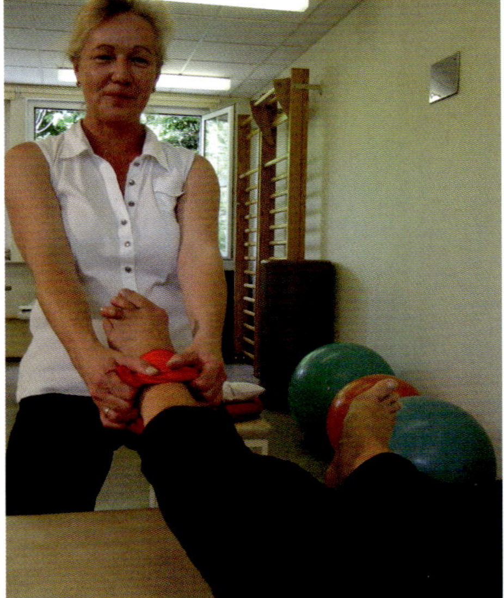

Abb. 8.11

Wechselseitiger Druck auf den Schultergürtel

Die Hände des Therapeuten liegen flächig auf dem Schultergürtel des Patienten und geben einen wechselseitigen Druck nach kaudal. Auf entspannte Lagerung des Kopfes achten (Abb. 8.12)!

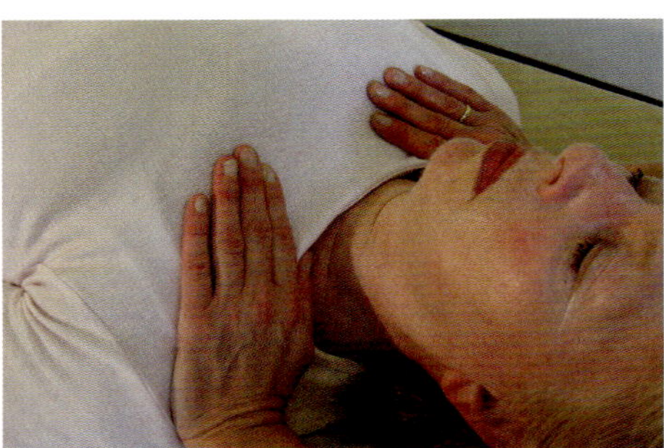

Abb. 8.12

Detonisierung durch Anspannen/Entspannen mit dosiertem Widerstand

Widerstand gegen die horizontale Adduktion (Abb. 8.13), das Bewegungsausmaß in die Außenrotation vergrößern (Abb. 8.14).

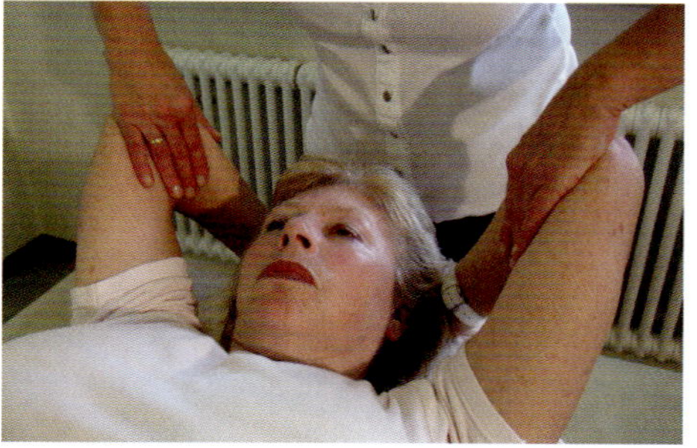

Abb. 8.13

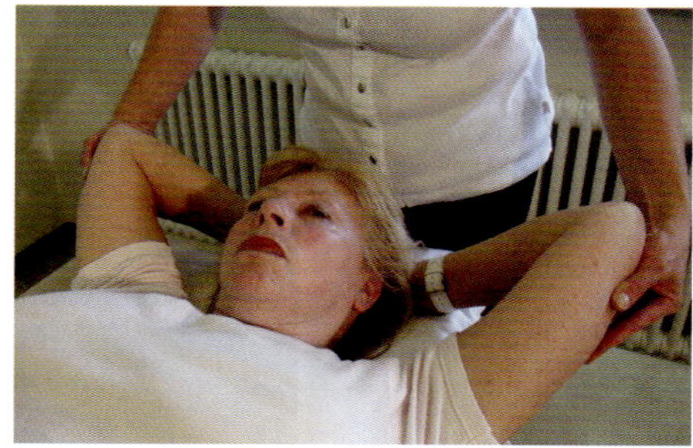

Abb. 8.14

Passive Mobilisation der Brustwirbelsäule

Gegensinnige Rotation bei extendierter und leicht seitgeneigter BWS zur Überwindung des Rigors (auch mit Atemvertiefung verbinden, Abb. 8.15).

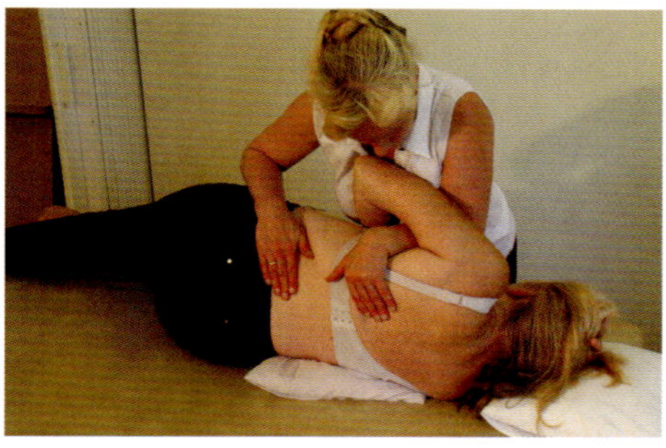

Abb. 8.15

Dehnzug in Kombination mit Atemvertiefung

(Abb. 8.16).

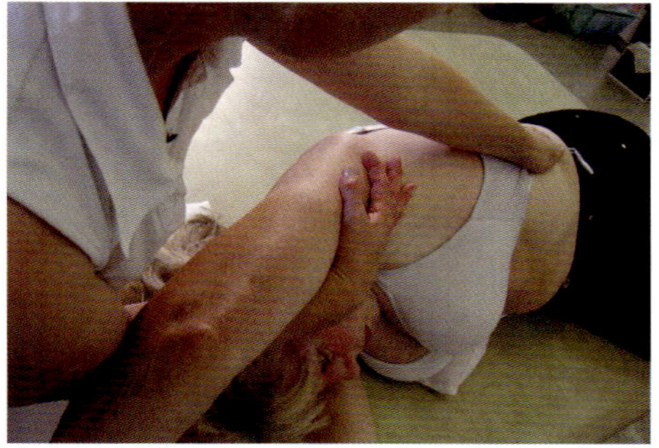

Abb. 8.16

Funktionsmassagen

Die manuelle Technik der Funktionsmassage ist eine spezifische Muskelbehandlung parallel zur Faserrichtung. Sie erfolgt unter gleichzeitiger Verlängerung des behandelten Muskels. Neben anderen Einsatzgebieten bietet sie sich zur Entspannung der Muskulatur und zur Schmerzbehandlung an. Die Technik soll langsam und rhythmisch während 2–3 Minuten oder bis zur Entspannung des Muskels appliziert werden.

Ausführung:

1. Ursprung und Ansatz des zu behandelnden Muskels annähern.
2. Druck parallel zum Faserverlauf des behandelten Muskels in Richtung Ursprung (der Druck ist fest, aber nicht schmerzhaft, und die Kontakthand bewegt sich nicht auf der Haut). Gleichzeitig wird der Muskel passiv in die Gegenrichtung der Zugrichtung verlängert. Endstellungen in den Gelenken vermeiden!
3. Druckentlastung und zurück zur Ausgangsposition/Wiederholung.

Nachfolgend einige Beispiele, die in der Behandlung beim Parkinson erfolgreich eingesetzt werden können:

Funktionsmassage des M. supraspinatus

Verlängerung des Muskels durch Adduktion im Schultergelenk. Für maximale Verlängerung wird der Humerus ventral am Rumpf vorbeigeführt. Die Adduktion kann mit Innenrotation oder Außenrotation im Schultergelenk ausgeführt werden.

ASTE: Seitenlage (Abb. 8.17)

ESTE (Endstellung): (Abb. 8.18).

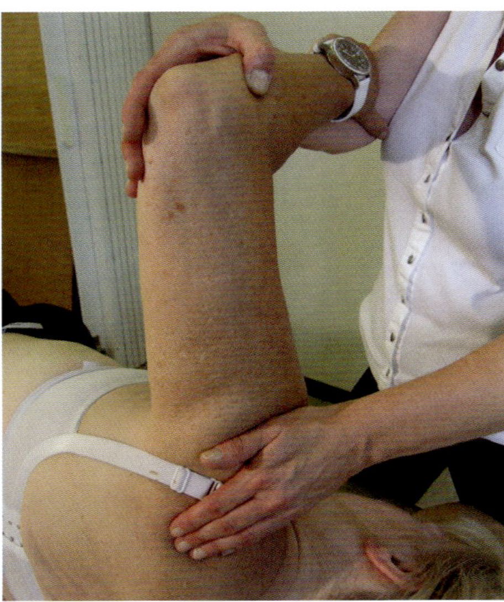

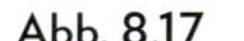

Abb. 8.17

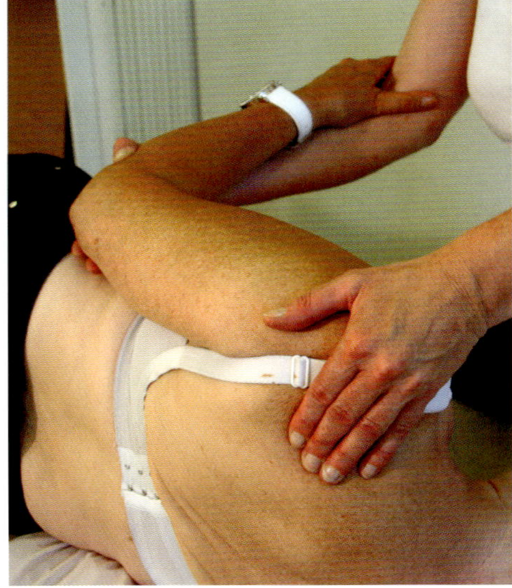

Abb. 8.18

Funktionsmassage des M. biceps brachii

Verlängerung des Muskels durch Ellenbogenextension und Pronation des Unterarms.

ASTE: Rückenlage (Abb. 8.19)

ESTE: (Abb. 8.20).

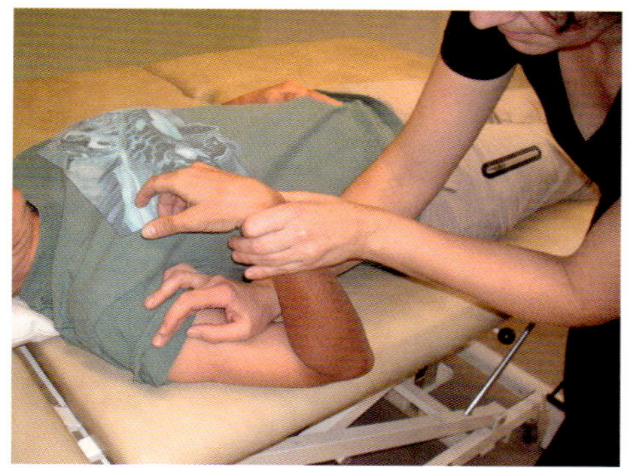

Abb. 8.19

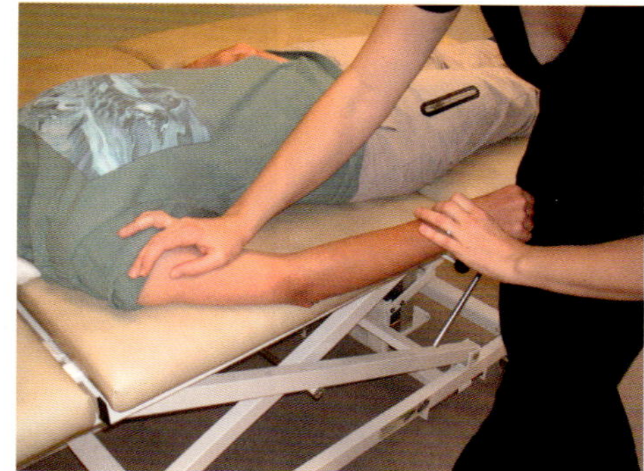

Abb. 8.20

Funktionsmassage der Finger- und Handgelenkflexoren

Verlängerung der Muskeln durch Handgelenksextension und Supination des Unterarms. Zur Beeinflussung von Tremor oder Hyperkinesen zusätzlicher Druck mit dem Zeigefinger auf dem Daumenballen möglich (Abb. 19.4)

ASTE: Rückenlage, anfangs mit leichter Ellenbogenflexion (Abb. 8.21)

ESTE: (Abb. 8.22).

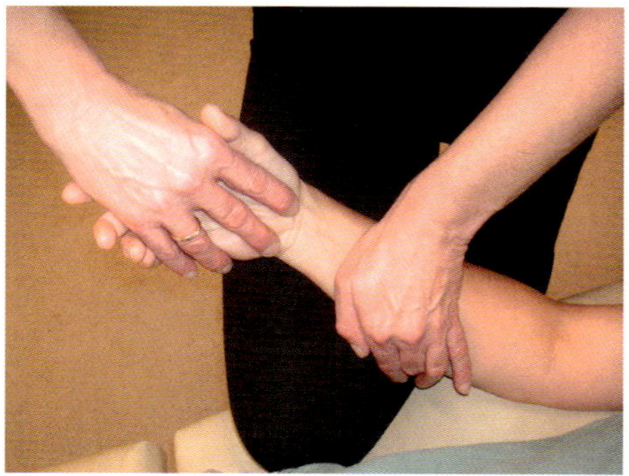

Abb. 8.21

Abb. 8.22

Funktionsmassage des M. triceps surae

- In Bauchlage

  Verlängerung des Muskels (lateraler Anteil) durch Dorsalextension des Fußes (für den medialen Anteil die Hände wechseln).

ASTE: (Abb. 8.23)

ESTE: (Abb. 8.24).

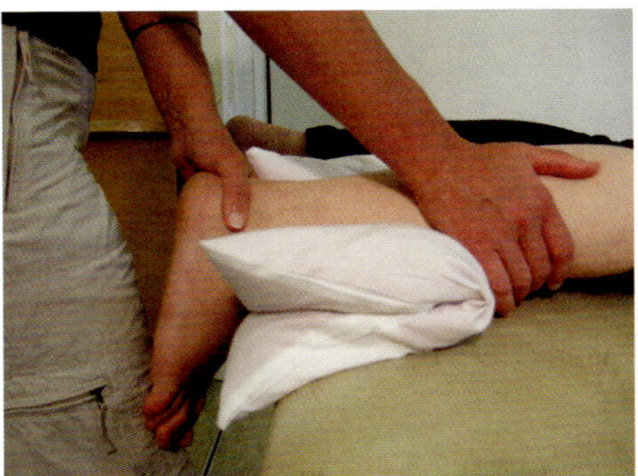

Abb. 8.23

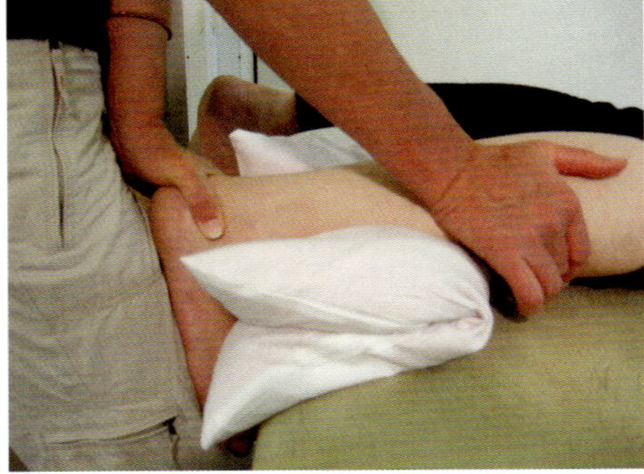

Abb. 8.24

Variante: lateraler und medialer Anteil gleichzeitig (Abb. 8.25).

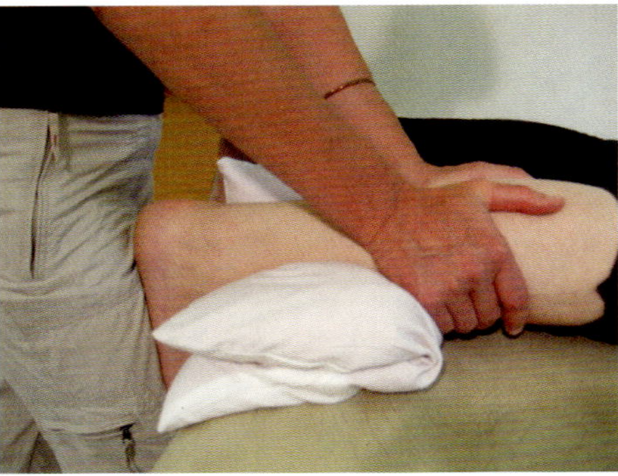

Abb. 8.25

- In Rückenlage

  Der Oberschenkel des Therapeuten dient als Hypomochlion.

  ASTE: (Abb. 8.26)

  ESTE: (Abb. 8.27).

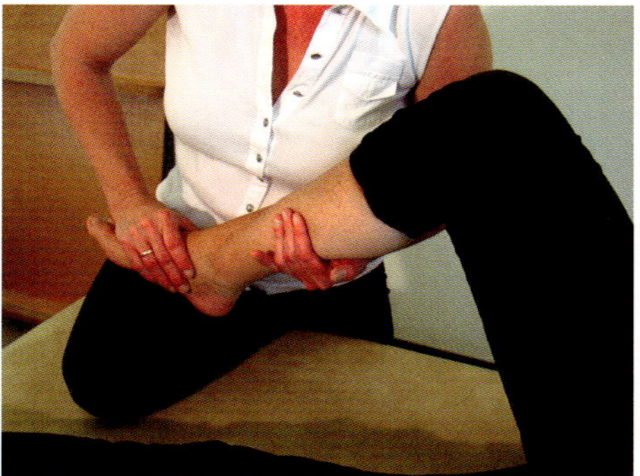
Abb. 8.26

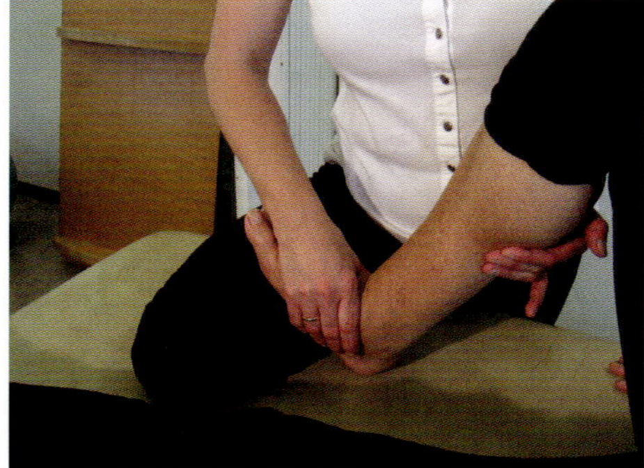
Abb. 8.27

- Im Sitz

  ASTE: (Abb. 8.28)

  ESTE: (Abb. 8.29).

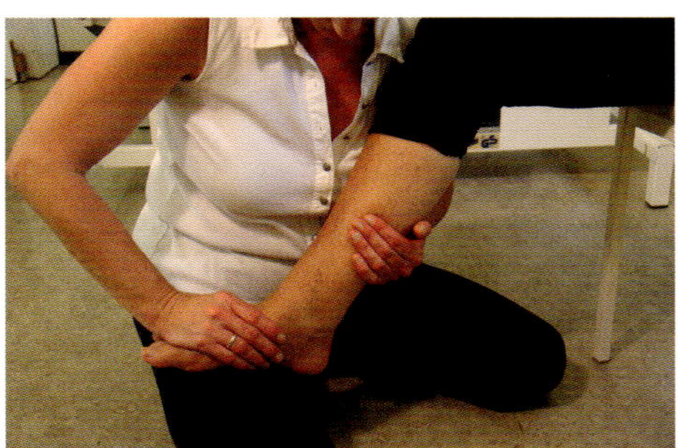
Abb. 8.28

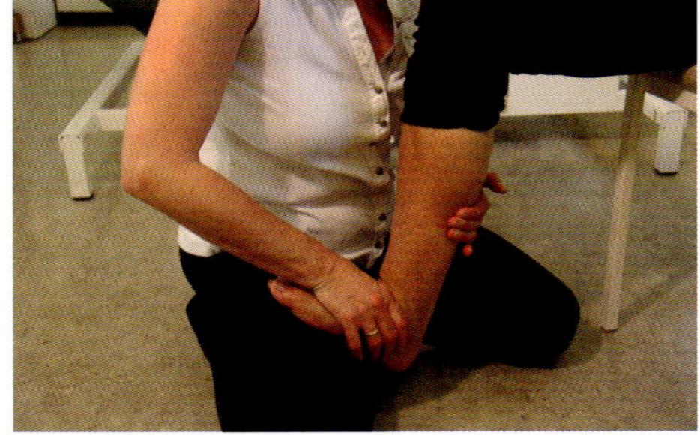
Abb. 8.29

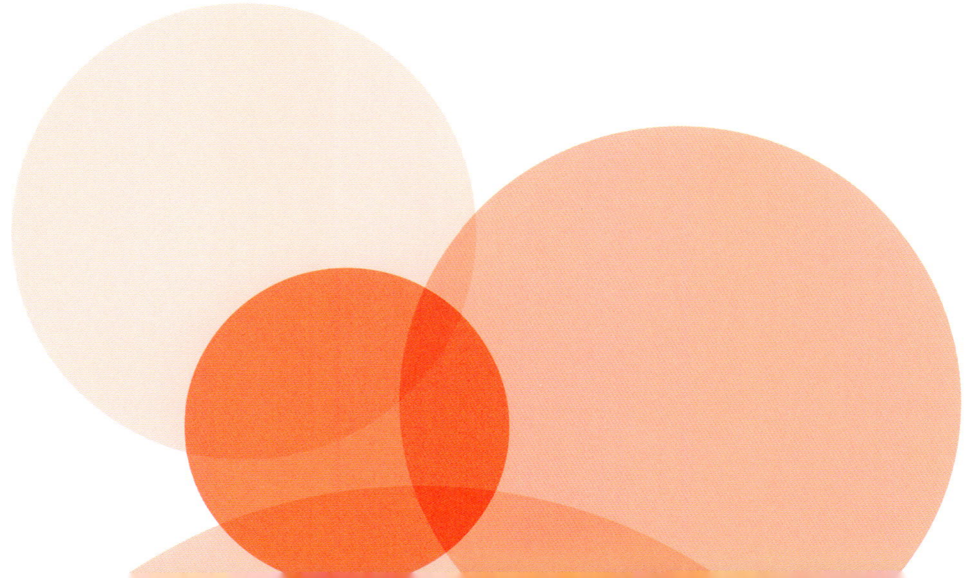

Physiotherapeutische Mobilisationstechniken

Reinhild Vaitiekunas

9

Wichtig ist die Schulung der Beweglichkeit zur Vermeidung zunehmender Bewegungseinschränkungen (Kontrakturprophylaxe) der Gelenke. Die Hypokinese bewirkt eine Verringerung von funktionellen Reizen für die Gelenke, und gleichzeitig erhöht der Rigor den intraartikulären Druck. Dies kann bei den Betroffenen zu verschiedenen Schmerzzuständen mit zusätzlicher Mobilitätseinschränkung führen. Die Schmerzen können sowohl ursächlich muskulär- wie auch gelenkbedingt sein und müssen sicherlich auch in Zusammenhang mit der veränderten unökonomischen Statik gesehen werden. Erschwerend kommt hinzu, dass bei älteren Patienten häufig zusätzliche degenerative und deformierende Gelenkerkrankungen auftreten. Typisch für die Parkinsonsymptomatik ist, dass die Patienten ihre noch intakten Gelenke nicht im vollen Bewegungsausmaß beanspruchen, so dass wegen der dauerhaften Einschränkung des Bewegungsradius eine zunehmende Kontrakturgefahr besteht.

Haltungs- und Bewegungsmuster der Patienten, insbesondere die axialen Fehlhaltungen (Kap. 10.1), haben mit der Zeit auch Kraftdefizite zur Folge, die sich bei der stabilisierenden Muskulatur und hier besonders bei den Extensoren bemerkbar machen. Die Kraft der Rumpfextensoren kann bereits im Frühstadium der Erkrankung reduziert sein, was zusätzlich die Aufrichtung erschwert und auf Dauer zu Schmerzen führt. Sinnvoll ist es, möglichst schon in der Frühphase der Erkrankung die Mobilisation und Gleichgewichtsschulung mit einem angepassten und gezielten Ausdauer- und Krafttraining (insbesondere der Rückenstrecker) zu kombinieren. Die axialen Fehlhaltungen gehen auch mit einem Verlust an muskulärer Dekontraktionsfähigkeit (besonders der Flexoren) einher, weshalb detonisierende Maßnahmen integriert werden müssen. Ziel ist es, den Patienten aus seinem pathologischen Bewegungsmuster herauszubringen und eine Kompensation über vermehrten Krafteinsatz im pathologischen Muster zu vermeiden. Zur Verbesserung der Symmetrie bildet zusätzlich die Haltungs- und Wahrnehmungsschulung (z. B. vor einem Spiegel oder mit Kontakt des Rumpfes an einer Wand) einen wichtigen Behandlungsschwerpunkt. Die Störung der Körperwahrnehmung führt dazu, dass vielen Patienten das Ausmaß ihrer Fehlhaltung nicht bewusst ist. Bei Konzentration gelingt häufig eine vollständige oder teilweise Korrektur, bei nachlassender Aufmerksamkeit sinken die Betroffenen jedoch in ihr pathologisches Haltungsmuster zurück. Um die aufrechte Körperhaltung während des Gehens zu unterstützen, kann auch ein Rollator mit hohen Unterarmauflagen (s. Abb. 12.10, Kap. 12.2.6) oder der zusätzliche Einsatz einer partiellen Gewichtsentlastung (Gurtvorrichtung) beim Laufbandtraining (Kap. 12.2.3) sinnvoll sein.

Zur Kontrakturprophylaxe ist das endgradige passive und aktive Bewegen in komplexen Bewegungsmustern sehr wichtig. Im Anfangsstadium der Erkrankung wird das passive Bewegen nur in geringem Umfang notwendig sein, wenn beim aktiven Bewegen auf das volle Bewegungsausmaß geachtet wird. Bereits vorhandene Kontrakturen erfordern besondere Berücksichtigung, wie z. B. mit Behandlungstechniken aus der Manuellen Therapie oder Maitland. Sinnvoll ist ein repetitives Training mit Bewegungen in möglichst großer Amplitude kombiniert mit muskulären Dehnungen (z. B. mit einem Theraband Kap. 9.2.3). Durch kontinuierliche Wiederholungen und Erfolgskontrollen durch den Therapeuten soll der Patient lernen, ungenutzte Bewegungsreserven einzusetzen. Mit Hilfe von Geräten oder Übungsvariationen (z. B. durch unterschiedlich initiierter Bewegungen) kann der Therapeut auch repetitives Bewegen

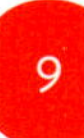

für den Betroffenen interessant gestalten, was sich positiv auf die Motivation auswirkt. Ebenso ist ein auf den Patienten abgestimmtes parkinsonspezifisches Eigenübungsprogramm (Selbstmanagement) mit Festlegung der Übungseinheiten ist sehr wichtig.

In fortgeschrittenen Stadien der Erkrankung wird das „passive" Bewegen bedeutsamer. Der Übergang vom passiv/assistiven ins aktive Bewegen sollte möglichst fließend sein.

Sicherlich ist es auch geboten, Angehörige und Pflegekräfte mit leicht erlernbaren Maßnahmen vertraut zu machen und in die Zielsetzung und Behandlung einzubeziehen.

Die Wahl der Ausgangsstellung ist abhängig vom Allgemeinzustand sowie von Nebenerkrankungen des Patienten und den äußeren Gegebenheiten (z. B. beim Hausbesuch). Wenn möglich, sollten die Ausgangsstellungen variiert werden.

9.1 EXTERO- UND PROPRIOZEPTIVE STIMULATIONSTECHNIKEN

Zur Bewegungserleichterung und -bahnung ist der Einsatz von extero- und propriozeptiver Stimulation wichtig und sinnvoll. Je vielseitiger das Angebot adäquater Reize ist, umso vielseitiger fallen die gebahnten Reaktionen aus. Adäquate Reize erleichtern die Mobilisation, und individuell an die Symptomatik angepasste Wiederholungen helfen, die Bewegungen zu beschleunigen.

Exterozeptive Stimulation

- taktil-kinästhetisch: manueller Kontakt, Hautwischen, tiefes Streichen, Tapping
- visuell: Auslösen von Zuwendereaktionen durch Zielangabe, Vorschalten der Augen-Kopfbewegung vor Bewegungen der Extremitäten und des Rumpfes, optische Strukturierung des Raumes
- auditiv: knappes Beschreiben der Bewegungsabläufe, Kommando, Rhythmus, Musik.

Propriozeptive Stimulation

- Approximation
- Traktion
- Vordehnung oder Stretch (kurzer Dehnreiz)
- angepasster Führungswiderstand

- Druck-Stauch-Impulse an den Füßen oder Händen.

  Beispiel: Druck-Stauch-Impuls am oberen Sprunggelenk (Brunkow, 1987): Um eine bessere Stellung des Fußes zu erreichen, setzt man mit zwei Fingern gleichzeitig am oberen Sprunggelenk direkt neben den Sehnen des M. tibialis ant. und des M. extensor digitorum lg. Druck- und Stauchimpulse in Richtung Ferse. Entsprechend wird zur besseren Stellung der Hand der Impuls gleichzeitig ulnar und radial direkt neben die Fingerstrecksehnen auf der Dorsalseite des Handgelenkes zur Handwurzel gerichtet (Abb. 9.1).

- Detonisierende oder tonisierende Streichungen (Brunkow, 1987): Muskelgruppen, die die Aufrichtung verhindern, können durch weiches, großflächiges Streichen von proximal nach distal detonisiert werden. Muskelgruppen, die die Aufrichtung fördern, werden durch schnelleres, tiefes Streichen von distal nach proximal tonisiert.

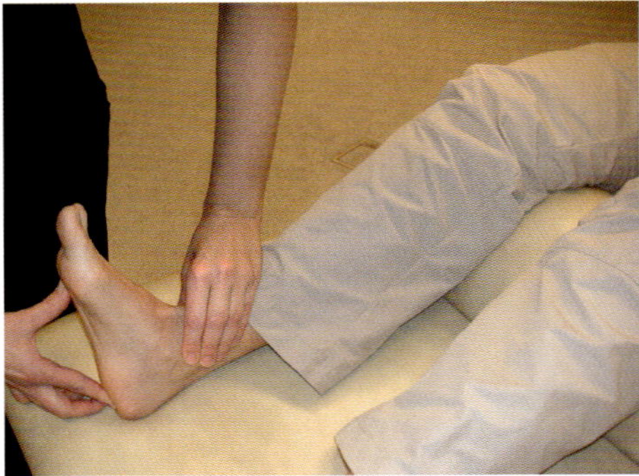

Abb. 9.1

Weitere Beispiele für Stimulationsmöglichkeiten s. a. Kap. 12.2.2

9.2 BEHANDLUNGSBEISPIELE

Haltung, Bewegungsmuster und Gang zeigen bei Parkinsonbetroffenen deutlich, dass neben der allgemeinen Mobilisation besonders auf die Verbesserung der Wirbelsäulenextension und -rotation geachtet werden muss. Beides ist Voraussetzung für das Anbahnen funktioneller Bewegungsabläufe. Die typische Protrusionsstellung der Schultern ist meist kombiniert mit einer Neigung der HWS zur Hyperextension und Translation nach ventral, wodurch die Kopfkontrolle zusätzlich erschwert wird. Die eingeschränkte Extension im BWS-Bereich hemmt oder verhindert die physiologische Rotation der Wirbelsäule.

Mobilisation der Scapula

Passive und aktive Mobilisation in alle Bewegungsrichtungen mit Kontakt der Fingerspitzen am medialen Scapularand des Patienten (Abb. 9.2).

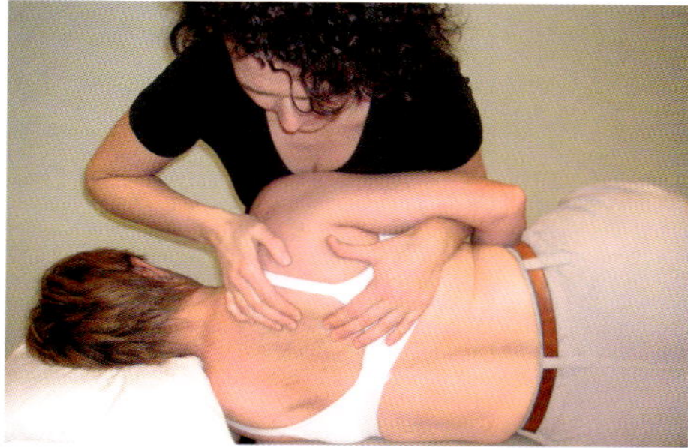

Abb. 9.2

Traktion und Translation der HWS nach dorsal

Die kraniale Hand liegt am Occiput, Zeigefinger an den Processus spinosi der HWS/ die kaudale Hand umfasst mit Daumen und Zeigefinger das Kinn des Patienten. Zunächst mittels angepasster Traktion der Retroversion der HWS entgegenwirken und anschließend durch Druck auf das Kinn unter Beibehaltung der Traktion die HWS nach dorsal translatieren (Abb. 9.3).

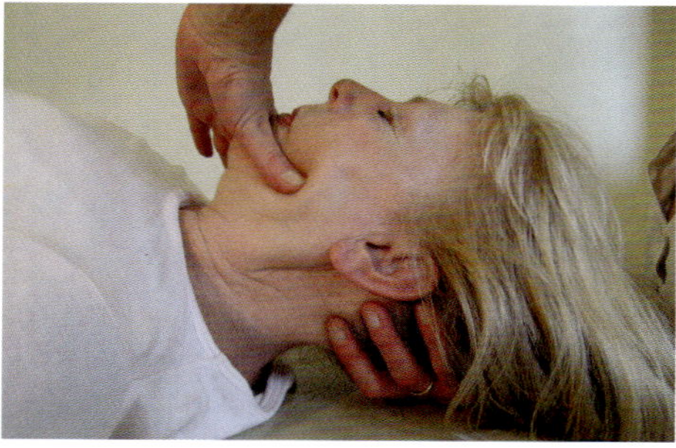

Abb. 9.3

Diagonale Dehntechnik

Beine des Patienten in Extension und Abduktion, ein flaches Ballkissen unter dem Becken (und/oder Schultergürtel). Dehnen der ventralen diagonalen Muskelkette durch gleichzeitigen sanften Druck an Schulter und gegenüberliegendem Becken (Abb. 9.4, auch Abb. 8.5, Kap. 8.2).

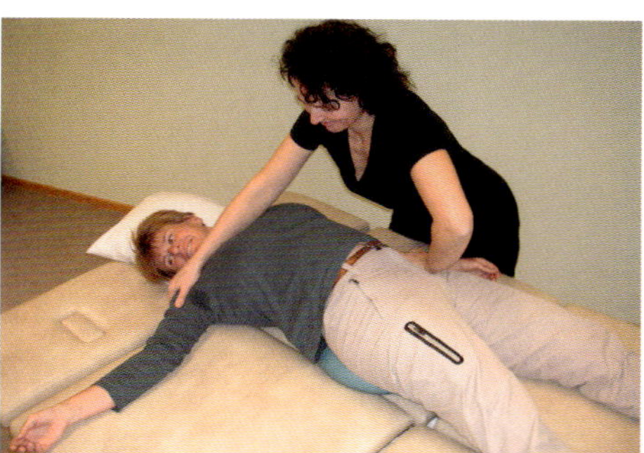

Abb. 9.4

Rumpfstabilisation durch aktive Widerlagerung

Hände gefaltet und in ca. 90 Grad Elevation, Ballkissen unter dem Schultergürtel (und/oder Becken). Approximation nach dorsal und dosierter Widerstand an der oberen Extremität nach rechts/links mit aktiver Widerlagerung der unteren Extremität (Irradiation). Der Druck sollte so dosiert sein, dass der Patient das Becken mittig halten kann. Hilfreich ist für den Patienten die Vorstellung, ein Tablett mit Gläsern auf dem Bauch zu haben (Abb. 9.5).

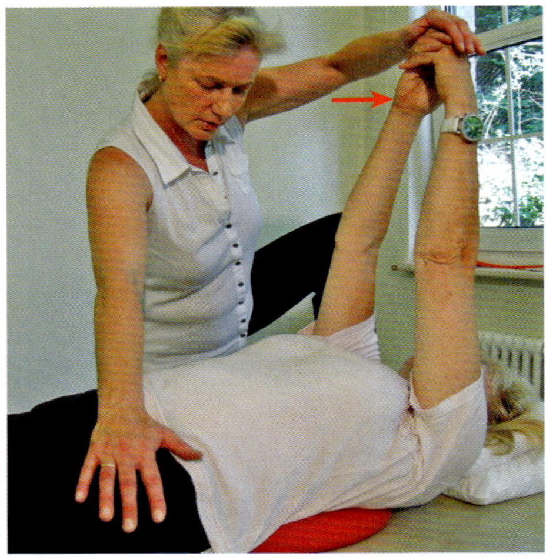

Abb. 9.5

Rumpfmobilisation

Rumpfmobilisation eingeleitet über bilaterales Bewegen der Arme zur Seite. Erleichterung der Gewichtsverlagerung durch Lagerung auf dem Ballkissen (Abb. 9.6).

Variante: Initiierung der Bewegung unilateral mittels Stützaktivität der linken (rechten) Hand gegen die Schulter des Therapeuten.

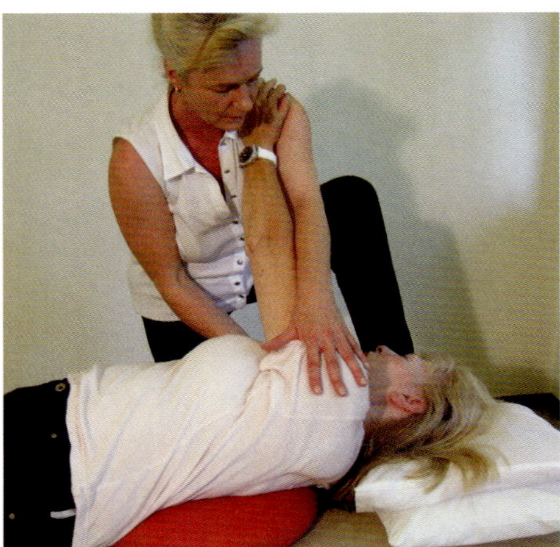

Abb. 9.6

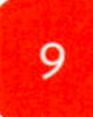

Rumpfmobilisation durch aktive Widerlagerung

Das Ballkissen liegt unter dem Becken (und/oder Schultergürtel). Die Hände sind gefaltet und in ca. 90 Grad Elevation. Durch Approximation nach dorsal und dosierten Widerstand des Therapeuten an den Händen des Patienten nach rechts/links kommt es automatisch zu einer weiterlaufenden Rumpfrotation zur gegenüberliegenden Seite (Arme bleiben mittig!). Durch Verkleinerung der Unterstützungsfläche an der unteren Extremität bis zur Adduktionsstellung der Beine weiterlaufend mehr Mobilisation (Abb. 9.7).

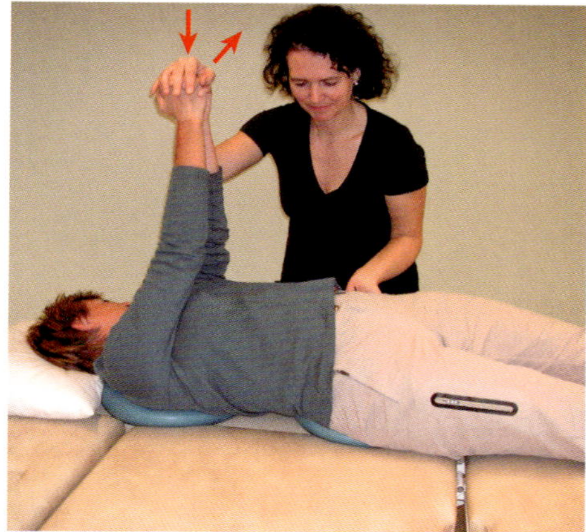

Abb. 9.7: Approximation nach dorsal kombiniert mit Druck nach rechts lateral.

Gewichtsverlagerung und Rotation eingeleitet vom Becken

Die Hände des Therapeuten liegen rechts und links flächig auf den Beckenkämmen und geben einen wechselseitigen angepassten Druck auf die jeweilige Beckenseite. Durch die Lagerung auf dem Ballkissen Erleichterung der rotatorischen Bewegung (Abb. 9.8).

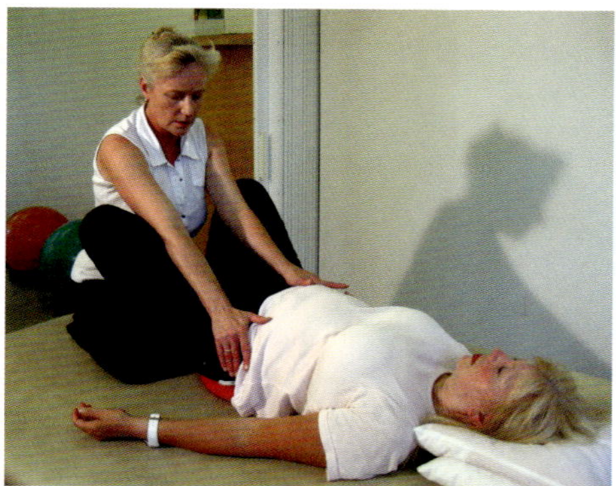

Abb. 9.8

Erleichterung des Bridging

Beine des Patienten angestellt und leicht abduziert. Arme liegen neben dem Körper. Vordehnung in Beckenkippung nach ventral (Abb. 9.9). Anheben des Beckens (Abb. 9.10).

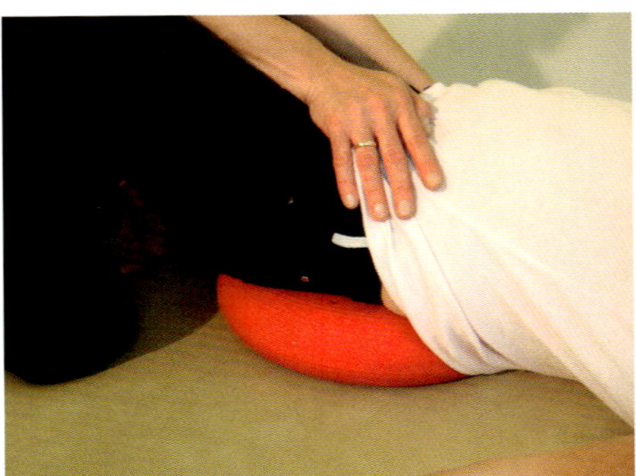

Abb. 9.9

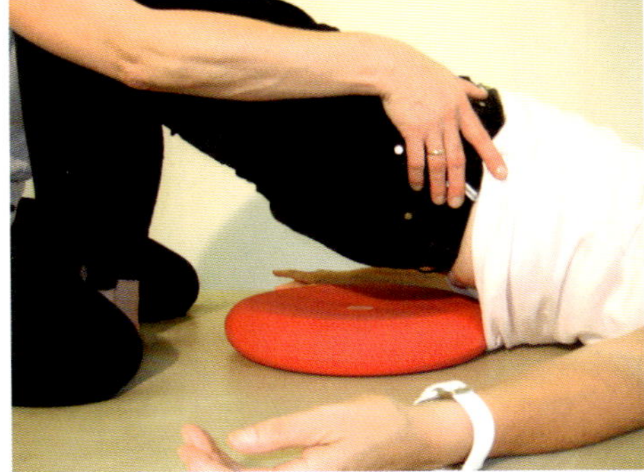

Abb. 9.10

Die folgenden Übungsbeispiele werden in ASTE: Sitz an der Bankkante ausgeführt. Der Therapeut sitzt hinter dem Patienten auf einem Pezziball. Dadurch ergibt sich eine Erleichterung der Aufrichtung und eine räumliche Absicherung durch die Arme des Patienten auf den Oberschenkeln des Therapeuten.

Schultergürtelmobilisation

Der Therapeut hebt wechselseitig eine Ferse leicht an (Abb. 9.11).

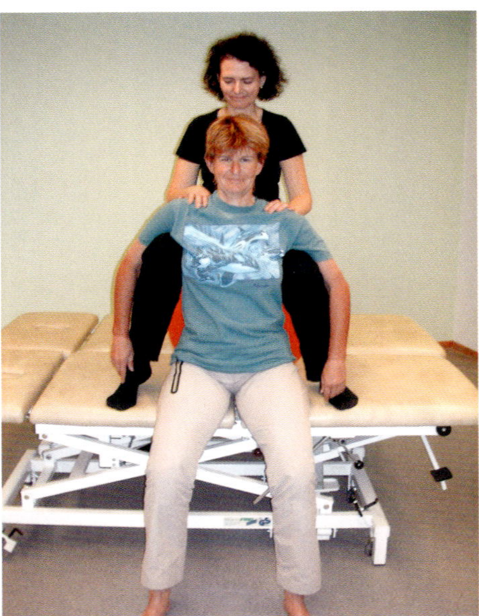

Abb. 9.11

Rumpfextension/-flexion eingeleitet von der BWS

Zur Erleichterung der Extension gleichzeitiger Druck am Sternum nach schräg kranial und zwischen den Scapulae nach schräg kaudal, die Hände liegen flächig (Abb. 9.12).

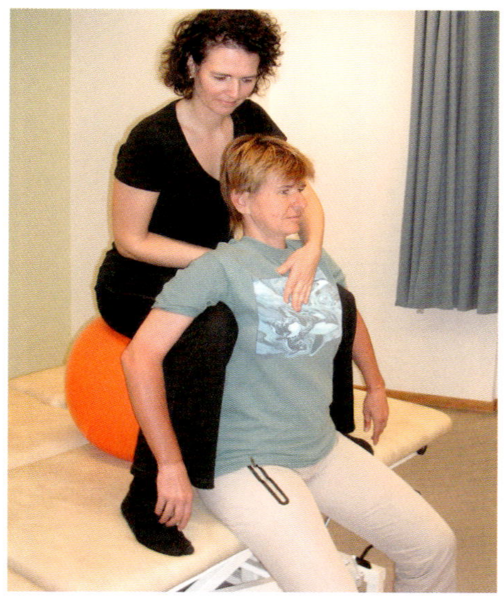

Abb. 9.12

Rumpfextension/flexion eingeleitet vom Becken

Beckenkippung nach ventral und dorsal (Abb. 9.13–14).

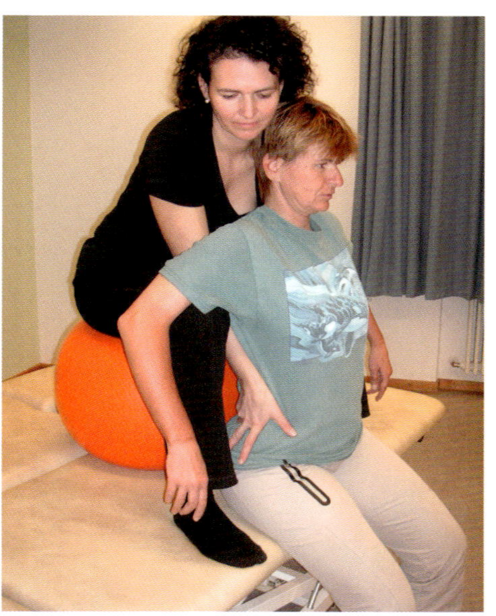

Abb. 9.13

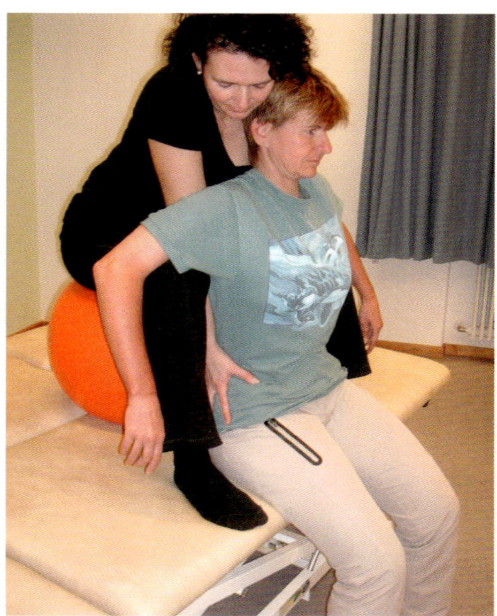

Abb. 9.14

Rumpfrotation

Initiierung durch Reiz am Angulus inferior der Scapula links (rechts) in Richtung posteriore Depression der Scapula mit weiterlaufender Rumpfrotation (Abb. 9.15). Rumpfrotation über unilaterales Armpatter aus EXT/ADD/IR in FLEX/ABD/AR (Abb. 9.16).

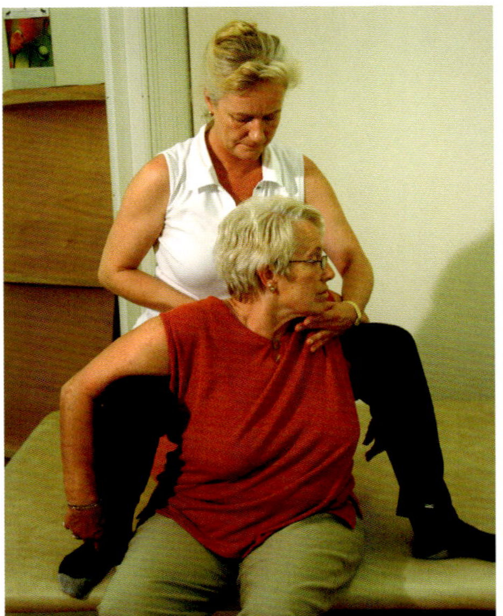

Abb. 9.15

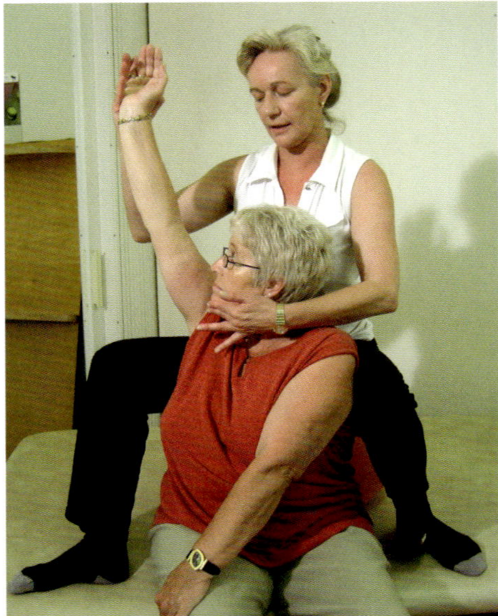

Abb. 9.16

Lateralflexion der Wirbelsäule

Gewichtsverlagerung zur Seite initiiert vom Becken (Abb. 9.17).

Variante: Initiierung der Bewegung durch Druckimpuls am Handballen (rechts/links) der extendierten Arme (Abb. 9.18).

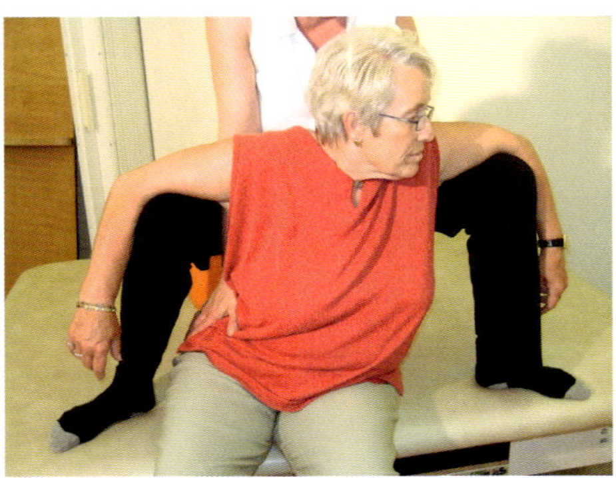

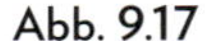

Abb. 9.17

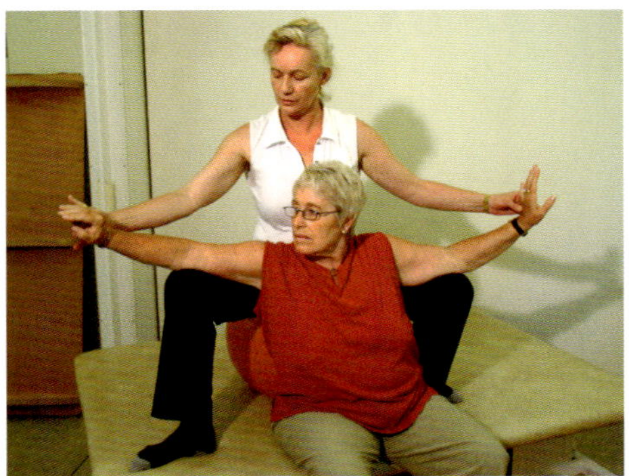

Abb. 9.18

Weitere Behandlungsmöglichkeiten

- PNF-Scapula-Muster anteriore Elevation/posteriore Depression
- Pelvis-Muster anteriore Elevation/posteriore Depression
- Bilaterale Scapula- und Pelvispattern
- Zur Verbesserung des physiologischen Aufrichtemechanismus Stemmführung nach Brunkow von unterer und/oder oberer Extremität eingeleitet
- Schlingentischbehandlung in Ganz- oder Teilaufhängungen
- Mobilisation mit Hilfe von Kleingeräten wie Tücher, Reifen etc.
- PNF-Armpattern unilateral aus Extension/Adduktion/Innenrotation in Flexion/ Abduktion/Außenrotation (Rumpfrotation!)
- PNF-Armpattern bilateral aus Extension/Adduktion/Innenrotation in Flexion/ Abduktion/Außenrotation (BWS-Extension!)
- Die verschiedenen PNF-Techniken sollten je nach Behandlungsziel genutzt werden. Zum Beispiel bieten sich an: die rhythmische Bewegungseinleitung zur Initiierung der Bewegungen, Pivoting bei Betonung eines Drehpunktes oder die dynamische Umkehr zur Wiederherstellung des muskulären Gleichgewichtes und zur Vergrößerung und Harmonisierung der Bewegungen. Zur Unterstützung des Kraft- und Ausdauertrainings bieten sich Techniken wie Wiederholte Kontraktionen oder Halten-Entspannen an.
- Dehntechniken und Dehnlagerungen für die nicht ausreichend dekontraktionsfähigen Muskelgruppen. Anleitung zu Eigendehnungen für den Patienten (z. B. Hüftflexoren).
- Muskuläres Dekontraktionstraining z. B. mittels Theraband (Kap. 9.2.3).
- Haltungs- und Symmetrieschulung in Kombination mit Wahrnehmung und Eigenkontrolle (z. B. Spiegel)
- Bei vorhandenen Nervenadhäsionen sind Nervenmobilisationen sinnvoll, da die pathologische Körperhaltung und die geringere Mobilität sich begrenzend auf die Dehnfähigkeit der neuro-meningealen Strukturen auswirken und zu Schmerzen und Bewegungseinschränkungen führen können.
- Mobilisationstechniken aus der Manuellen Therapie, Cyriax und dem Maitland-Konzept.
- Übungen aus der funktionellen Bewegungslehre nach Klein-Vogelbach.
- Das Behandlungskonzept „BIG-Training" leitet sich von der Lee Silverman Voice Treatment Sprechtherapie (s Kap. 14) ab. Schwerpunkt ist das gezielte Üben von Bewegungen mit großer Amplitude zur Verbesserung von Geschwindigkeit und Bewegungsausmaß. Standard für den Bewegungsablauf ist das regelmäßige Wiederholen von verschiedenen Ganzkörper „BIG-Bewegungen". Durch intensives Wiederholen der Übungen und kontinuierliche Rückmeldung über die gezielten

Ergebnisse werden ungenutzte Möglichkeiten des Übenden aktiviert und ausgebaut. Der Therapeut motiviert den Patienten, jede Bewegung mit möglichst großem Einsatz (mindestens 80 % der maximalen Energie) und spürbarer Anstrengung auszuführen. Durch ständige Rückmeldung des Therapeuten lernt der übende Patient, die Wahrnehmung seiner eigenen Übungen neu zu „kalibrieren". (Ebersbach G et al. 2010).

Wie bei dem sprechtherapeutischen Vorläufer LSVT wird BIG-Training intensiv (Einzeltherapie, 60 Minuten pro Trainingseinheit) und hochfrequent (4 x pro Woche über 4 Wochen) durchgeführt. In den ersten Trainingseinheiten werden einfache „BIG-Bewegungen" mit hoher Wiederholungszahl durchgeführt, im späteren Verlauf des Trainings werden dann zunehmend komplexere Bewegungsabläufe eingeübt. Bei der Auswahl der komplexeren Übungen werden die individuellen Bedürfnisse und Fähigkeiten der Übenden berücksichtigt und Bewegungsabläufe mit möglichst hoher Alltagsrelevanz für den Betroffenen trainiert. Durch die Anwendung von BIG-Bewegungen im Alltag entsteht zunehmend eine Situation des permanenten Übens, so dass die verbesserten Bewegungsabläufe immer mehr verinnerlicht und selbstverständlich werden (Ebersbach A. 2011).

9.2.1 Übungen im Sitz

ASTE: Sitz auf dem Hocker, beide Beine leicht abduziert. Bei Lateralflexionsneigung des Rumpfes evtl. belastete Beckenseite zunächst unterlagern, zur Erleichterung der Aufrichtung Sitz auf einem Keilkissen.

- Schultern anheben und senken, Rumpf bleibt aufrecht.
- s. o., beim Senken der Schultern weiterlaufend die Arme in Extension und AR spannen, ohne den Rumpf zu flektieren.
- Schultern gleichzeitig von vorn nach hinten kreisen.
- Schultern wechselseitig von vorn nach hinten kreisen und gleichzeitig den Rumpf in die Drehbewegung einbeziehen.
- Arme extendiert neben dem Körper, im Wechsel nach innen und außen drehen.
- s. o., ein Arm dreht nach innen, der andere nach außen. Der Rumpf dreht zum außenrotierten Arm.
- Arme gestreckt in Seithalte (ca. 90 Grad ABD): Im Wechsel beide Handinnenflächen zur Decke (Rumpfextension) und nach innen (leichte Rumpf- und Kopfflexion) drehen.
- s. o., in der Seithalte gleichzeitig einen Arm nach innen und den anderen nach außen drehen, Kopf und Rumpf drehen zum außenrotierten Arm (weiterlaufende Schulterelevation bzw. -depression).
- s. o., unter Beibehaltung der ABD abwechselnd den rechten (linken) Arm zur Seite führen (Lateralflexion des Rumpfes, Abb. 9.19).

- Arme in ca. 90 Grad ABD, Handinnenflächen zeigen nach vorn, wechselseitig mit Rumpfdrehung in eine Hand klatschen (jeweils ein Arm bleibt in Seithalte!).
- Beide Arme in Vorhalte, im Wechsel rechte Hand zur Faust schließen und die linke Hand öffnen. Den Arm der geöffneten Hand weit nach vorn schieben und die Rumpfhälfte drehen.
- Beide Arme in Vorhalte, im Wechsel rechte Hand zur Faust schließen und die linke Hand öffnen. Den Arm der geöffneten Hand weit nach vorn schieben, gleichzeitig die geschlossene Hand Richtung gleichseitige Schulter führen und Rumpf und Kopf nach hinten drehen („Bogenspannen"). Abb. 9.20).

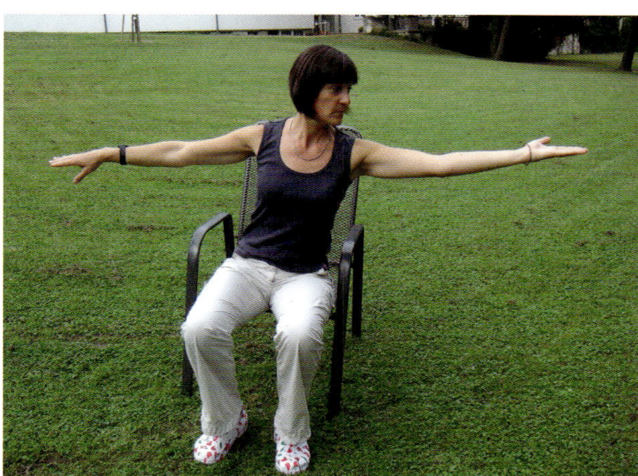

Abb. 9.19

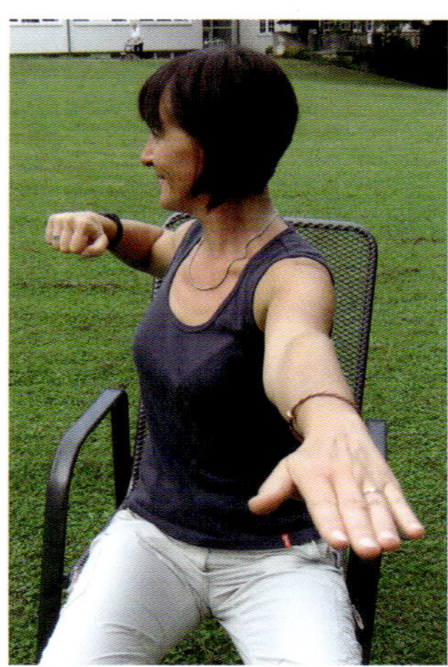

Abb. 9.20

9.2.2 Übungen mit dem Gymnastiktuch

ASTE: Aufrechter Sitz, beide Beine leicht abduziert.

- Das Tuch zwischen den Händen spannen und die gestreckten Arme anheben.
- s. o., anschließend Arme beugen, das Tuch hinter den Kopf führen und die Arme wieder strecken (dabei Rumpfextension beibehalten!).
- Die Arme bis zur Horizontalen nach vorn gestreckt anheben, anschließend Drehbewegung des Rumpfes und der Arme nach rechts/links (Kopf leitet die Bewegung ein), Arme bleiben in der Horizontalen.

- s. o., mit Überschlagen des linken (rechten) Beines und Drehbewegung nach links/rechts (Abb. 9.21).

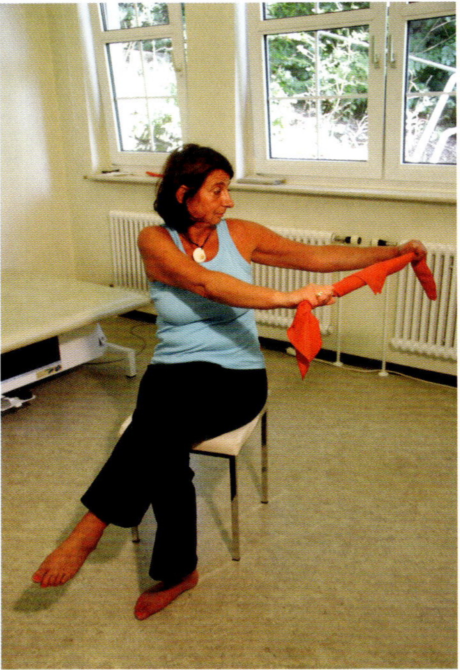

Abb. 9.21

- Beine leicht abduziert, das Tuch senkrecht hinter dem Körper halten und wechselseitig einen Arm strecken („Rücken schrubben"). Handwechsel.
- Das Tuch in der rechten (linken) Hand halten und neben dem Körper vor und zurück schwingen.
- s. o., dabei vor dem Körper das Tuch im wechselnden Rhythmus in die andere Hand übergeben.
- Weiterlaufend aus dem Vor- und Rückschwingen mit dem rechten (linken) Arm einen Kreis vorwärts/rückwärts durchführen.
- Das Tuch nach rechts und links schwingen und dabei eine Acht formen (auf großzügige Bewegung und Gewichtsverlagerung achten!).
- Das Tuch über dem Kopf halten und unter Einbezug des Rumpfes „Lassoschwingen".
- Das Tuch zusammenknüllen, hochwerfen und auffangen.
- Das Tuch in verschiedenen Formen zusammenlegen.
- Das Tuch zu einem Dreieck formen und ein Kopftuch binden.
- Das Tuch locker vor den Knien halten, mit einem Bein im Wechsel darübersteigen und wieder zurück. Dabei besonders auf die Rumpfflexion und -extension achten.

9.2.3 Übungen mit dem Theraband

Ein Vorteil des Therabandes ist es, die Mobilisation mit der exzentrischen Anspannung der zu dekontrahierenden Muskulatur verbinden zu können. Um die Aufrichtung des Rumpfes zu gewährleisten, sollte man beachten, dass die Stärke des Therabandes dem Patienten angemessen ist. Alternativ zur Wickeltechnik gibt es auch im Handel Therabänder mit Handschlaufe.

ASTE: Aufrechter Sitz

- Das leicht vorgespannte Theraband zwischen den Händen halten und etwas auseinanderziehen. Die Ellenbogen aufgestützt lassen und leicht auf die Unterlage drücken, die Hände öffnen. Als Steigerung ohne Aufstützen der Ellenbogen (Abb. 9.22).

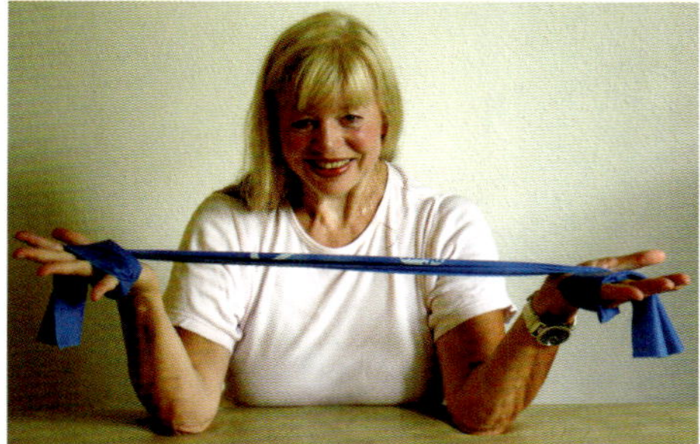

Abb. 9.22

- Grätschsitz parallel zur Tür, das Theraband so in der geschlossenen Tür befestigen, dass eine Schlaufe entsteht. Das Band unter Einleitung der Bewegung von Kopf und Rumpf mit einem Arm bis zum gegenüberliegenden Knie führen (Abb. 9.23).

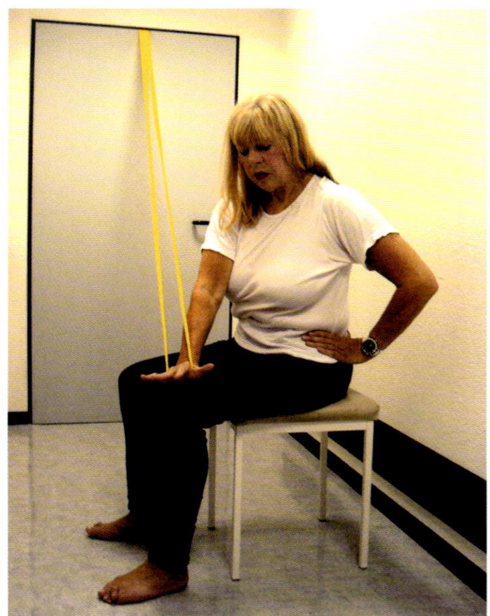

Abb. 9.23

- Das Band mit den Fersen fixieren, über die Oberschenkel legen und über Kreuz mit geöffneten Händen halten (jeweils das Ende des Bandes um die Handinnenfläche legen). Die gebeugten Arme von der Mitte nach oben außen bis zur Horizontalen oder Hochhalte bewegen (bilateral oder unilateral mit Rumpfdrehung möglich). Komplexes Training für die Aufrichtemuskulatur durch gleichzeitige Spannung von Rumpf, Armen und Beinen (Abb. 9.24).

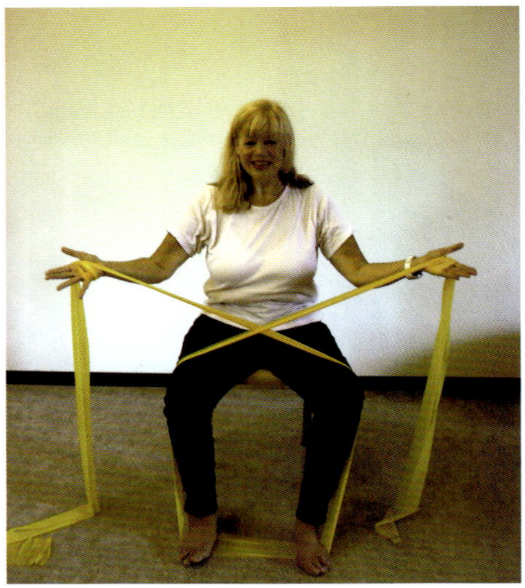

Abb. 9.24

ASTE: Stand

- Stand mit einem Fuß auf dem Band. Den gegenüberliegenden Arm diagonal von rechts unten nach links oben bewegen, Rumpf und Kopf folgen der Rotationsbewegung (Abb. 9.25).

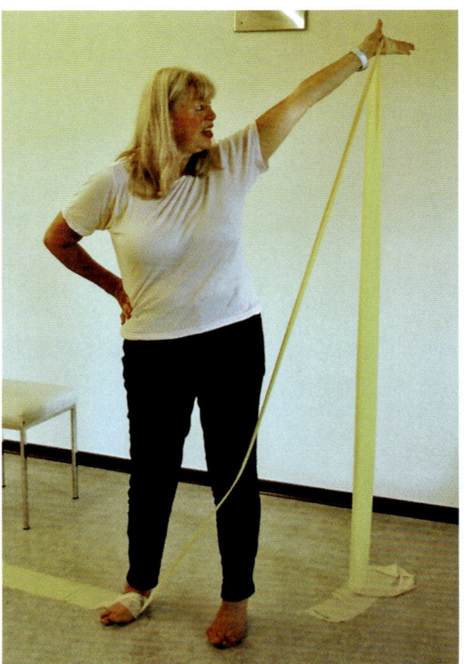

Abb. 9.25

- Stand mit beiden Füßen auf dem Band, über Kreuz greifen und die leicht gebeugten Arme von der Mitte nach oben außen bewegen (Abb. 9.26).

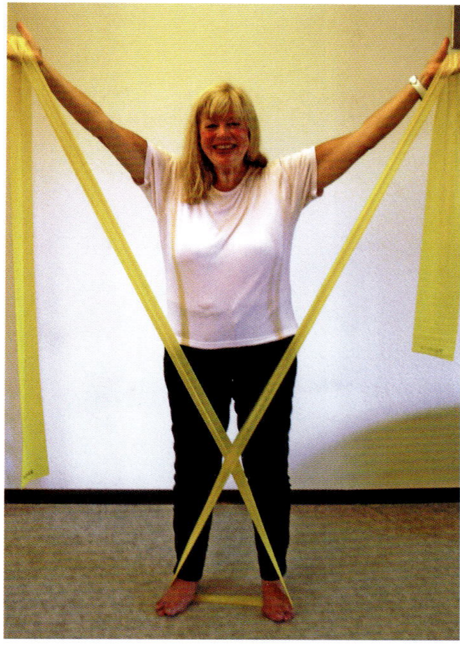

Abb. 9.26

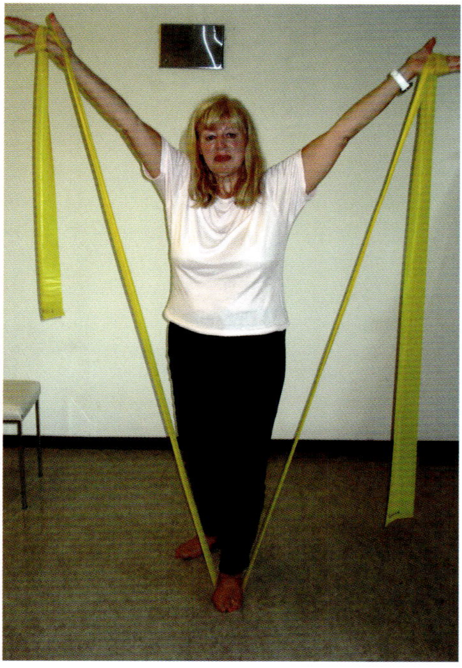

- In Schrittstellung das Band mit dem vorderen Fuß fixieren, Arme bis zur U-Halte der Ellenbogen oder gestreckt unter Beibehaltung einer leichten Ellenbogenflexion nach oben führen. Mit Gewichtsverlagerung auf das vordere Bein verbinden (Abb. 9.27).

Abb. 9.27

- In Schrittstellung mit Gewichtsverlagerung auf das hintere Bein und Rumpfrotation das Band nach hinten unten spannen (Abb. 9.28).

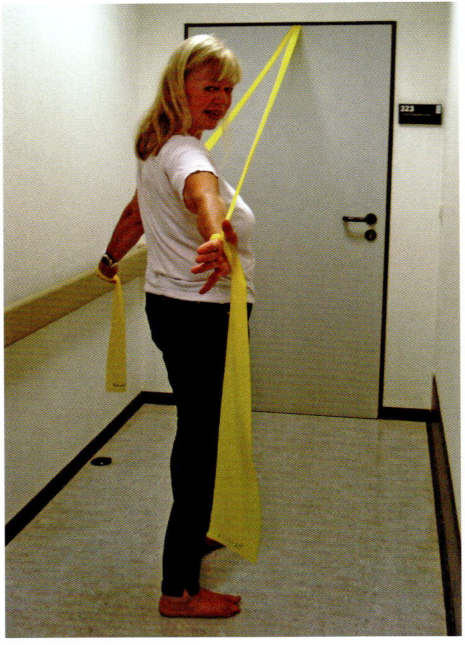

Abb. 9.28

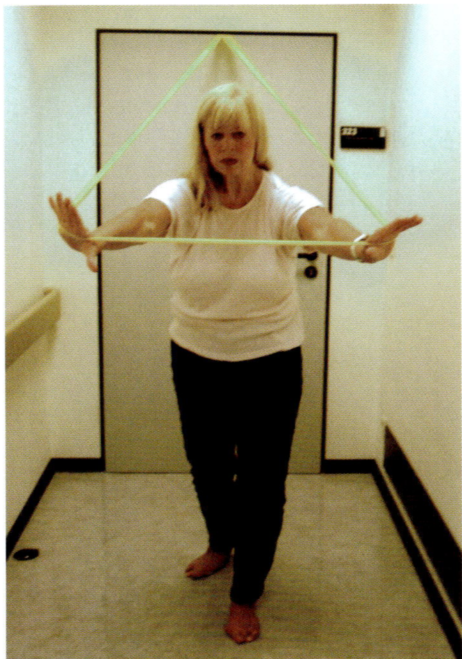

- Das Theraband so in der geschlossenen Tür befestigen, dass eine Schlaufe entsteht. Aus der Anteversionsstellung der gestreckten Arme (Rumpfaufrichtung) das Gewicht auf das vordere leicht gebeugte Bein verlagern und gleichzeitig beide Arme bis zur Horizontalen nach vorne unten führen, langsam zurück in die ASTE (Abb. 9.29).

Abb. 9.29

- Mit Gewichtsverlagerung auf das vordere Bein einen Arm aus der Anteversion nach vorn führen und über Rumpfrotation zurück in die ASTE (Abb. 9.30).

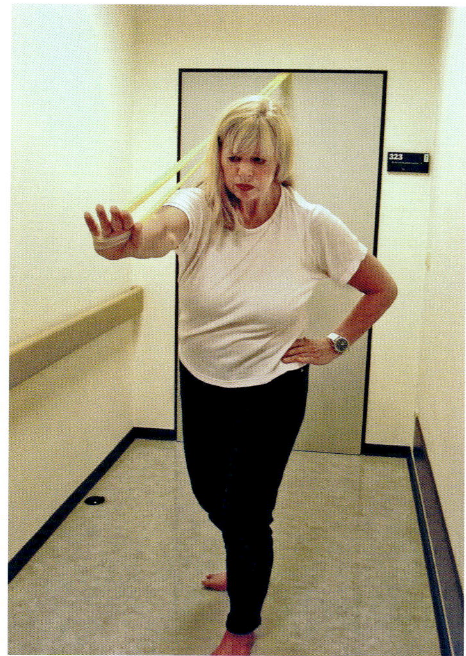

Abb. 9.30

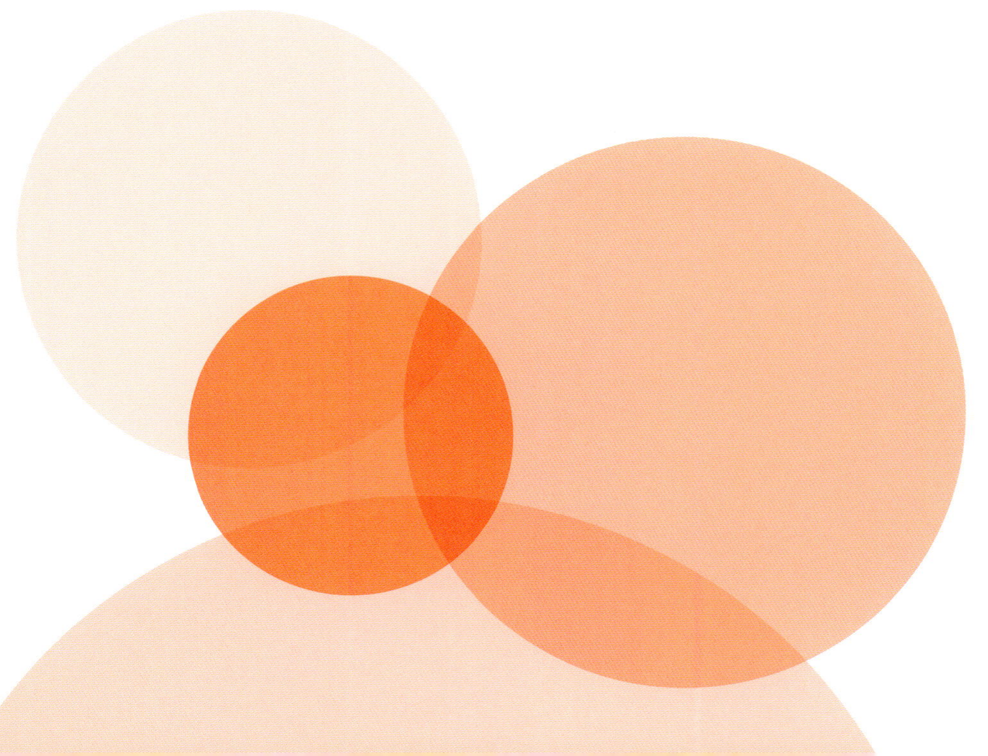

Physiotherapie zur Beeinflussung der Bradykinese

Reinhild Vaitiekunas

10

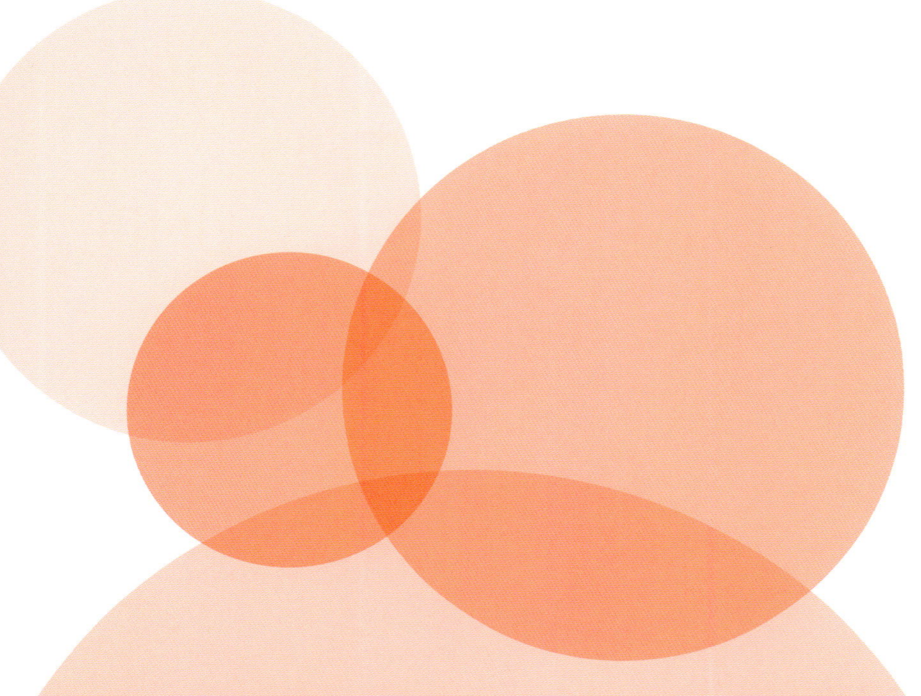

10.1 GESICHTSPUNKTE ZUR BRADYKINESE UND ZUM BEWEGUNGS- UND HALTUNGSMUSTER

Die Bradykinese kann als das Kernsymptom beim idiopathischen Parkinsonsyndrom (IPS) angesehen werden und verändert das Bewegungsmuster des Patienten in typischer Weise. Alle Grade von einer leichten Hypokinese bis zur völligen Bewegungslosigkeit – Akinese – kommen vor. Die Bradykinese ist das Symptom, welches den Patienten in seinem funktionellen Bewegen sicher am deutlichsten hindert. Bradykinese und Rigor führen gemeinsam zu einer Vielfalt von Problemen, dennoch sind sie nicht als Einheit zu verstehen und müssen in Befund sowie Behandlung separat Beachtung finden.

Die automatischen Haltungs- und Bewegungsmuster, die im Verlauf der motorischen Entwicklung erworben wurden und die den Hintergrund für jeden willkürlichen Bewegungsablauf bilden, bereiten dem Parkinsonkranken Schwierigkeiten. Routinebewegungen, die normalerweise hoch automatisiert sind, können nicht mehr korrekt ausgeführt werden. Die Ausführung der motorischen Pläne erfolgt nicht mehr selbstverständlich, weil die dazu benötigten Programme nicht mehr zum richtigen Zeitpunkt und in der korrekten Abfolge abgerufen werden können; d. h. schon der mentale Entwurf der Bewegung, wie auch die Koordination der Bewegungselemente sind gestört. Dies verdeutlicht erneut, warum Parkinsonbetroffene unterstützende Strategien für komplexe Bewegungsabläufe z. B. in Form von Hinweisreizen („Cues") benötigen. Gleichzeitig sind die willkürlichen Bewegungen verlangsamt, erschwert oder gar unmöglich. Die Initiierung einer Bewegung, ebenso wie Bewegungsunterbrechungen und -umkehr treten zeitlich verzögert ein. Mit Fortschreiten der Erkrankung wird das Erlernen neuer Strategien immer schwieriger. Kognitive Defizite wie Nachlassen der Merkfähigkeit, der Konzentration und der mentalen Flexibilität sind weitere limitierende Faktoren. Ein einmal eingeschlagener Lösungsweg wird ungern verändert, so dass Patienten und Therapeuten viel Geduld aufbringen müssen. Ein ruhiges Gespräch in einer spannungsfreien Übungssituation kann Ängste lindern und zur größeren Selbstsicherheit des Patienten beitragen.

Differenzierung der Bewegungsmuster

Die **Bradykinese** (s. Kap. 4.2.1) ist gekennzeichnet durch eine Verzögerung der motorischen Reaktionen auf einen sensorischen Reiz und ein verlangsamtes Ausführen der Bewegungen.

Die **Hypokinese** führt dazu, dass zielgerichtete Bewegungen zu kurz ausgeführt werden und das Ziel verlangsamt oder gar nicht auf direktem Weg erreicht wird. Großzügige, endgradige Bewegungen fallen dem Patienten schwer oder werden gar nicht ausgeführt. Die Verminderung der Bewegungsamplituden wird z. B. sichtbar in Form einer zunehmenden Verkleinerung der Spontanbewegungen, der Schrift (Mikrographie, s. Kap. 4.2.1 und 17.4.), der Gestik und der Mimik (Hypomimie, s. Kap. 16).

Die **Akinese** ist gekennzeichnet durch eine Hemmung der Bewegungsinitiierung. Um die Zielmotorik zu verbessern, ist es sinnvoll, einen weiter dimensionierten Bewegungsablauf als erforderlich zu planen und ein repetitives Training von Bewegungen mit großer Amplitude durchzuführen.

Die **gestörten Simultanbewegungen** führen dazu, dass es den Patienten im Laufe der Erkrankung immer schwerer fällt, zwei Bewegungen gleichzeitig auszuführen („Dual-tasking"), wobei einzelne Bewegungskomponenten in isolierter Ausführung weitgehend möglich sind. Für die Behandlung bedeutet dies, dass komplexe Bewegungsmuster zunächst in sinnvolle Komponenten aufgeteilt und nacheinander repetierend und bewusst ausgeführt werden sollten.

Die **Störung repetitiver Bewegungsautomatismen** hat zur Folge, dass automatisch ablaufende Bewegungsmuster, die sich in gleicher Form wiederholen, rasch „versanden" und immer wieder von Neuem bewusst und gezielt aktiviert werden müssen. Davon betroffen sind vor allem automatische Bewegungen wie Ankleiden, Drehen und Gehen, so dass den Betroffenen insbesondere bei der Ausführung der Alltagsaktivitäten die Defizite bewusst werden. Selbstverständlich muss in der physiotherapeutischen Behandlung der Bezug zum Alltag gegeben sein. Um erlernte Bewegungsabläufe zu erhalten und zu verbessern ist, neben der erforderlichen Wiederholung, der Einsatz von akustischen, visuellen und taktilen Stimuli sinnvoll (s. Kap. 9.1 und Kap. 12.2.2).

Eng damit verbunden ist die **Störung rhythmischer Bewegungen** („innere Taktgebung"). Dem Patienten fällt es schwer, zeitlich periodisch wiederkehrende Bewegungen in ihrer Rhythmik beizubehalten. Mit einem äußeren Taktgeber z. B. Musik oder Metronom („Rhythmisch Auditive Stimulation"), kann das rhythmische Bewegungsmuster bei vielen Patienten sofort wieder aufgenommen werden.

Die Unfähigkeit, eine koordinierte, flüssige Rumpfmotorik auszuführen, wird auch als **„axiale Apraxie"** bezeichnet. Die fehlende Gegendrehung zwischen Schulter- und Beckengürtel und die mangelhafte, zeitliche dissoziierte Bewegungsfolge führt beim Gehen oder Lagewechsel zu „En-Bloc"-Bewegungen des Rumpfes. Die Stellreaktionen sind in ihrer zeitlichen und räumlichen Koordination nicht ausreichend und zuverlässig abrufbar, dies wirkt sich wiederum erheblich auf die Stütz- und Gleichgewichtsreaktionsfähigkeit aus. Der Patient versucht daraufhin, das Problem der Schwerpunktverlagerung unökonomisch über verstärkten Kraftaufwand zu kompensieren, was wiederum zu einer Steigerung des Muskeltonus führt. Die Verbesserung der Rumpfmotorik und eine aktive Korrektur der Fehlhaltungen ist also Voraussetzung, um physiologisches Bewegen mit nur so viel Kraftaufwand wie nötig zu erreichen und Transfers für den Patienten zu verbessern bzw. überhaupt erst zu ermöglichen. Hypo- und bradykinetische Symptome können ebenso wie motorische Blockaden durch zusätzlichen Einsatz von proprio und -exterozeptiven Reizen beeinflusst werden (s. Kap. 9.1 und Kap. 12.2.2).

Haltungsveränderungen

Je nach Dauer und Schwere der Erkrankung zeigen sich folgende Veränderungen (s. Kap. 4.2.4 und Kap. 9):

- Typischerweise ist der Rumpf nach vorn geneigt (Propulsion) mit Entlordosierung der LWS. Möglich ist auch eine Lateralflexion des Rumpfes. Eine Retropulsionsneigung des Rumpfes ist eher ein Hinweis auf ein atypisches Parkinson-Syndrom (s. Kap. 5.1.3 und Kap. 22). Im Anfangsstadium können die Betroffenen die axiale Fehlhaltung willentlich beeinflussen. Sobald sie sich jedoch nicht mehr darauf konzentrieren, sinken sie langsam in ihr pathologisches Muster zurück. Die beeinträchtigte Rumpfkontrolle erhöht die Sturzgefahr, verkürzt die Gehstrecke und erschwert die Alltagsaktivitäten.
- Der Kopf ist häufig nach vorn geneigt, oft kombiniert mit Translation der Halswirbelsäule nach ventral und einer Extension in den oberen Kopfgelenken (forward head posture). Das seltenere Dropped-Head-Syndrom/Antecollis tritt typischerweise bei der MSA auf (s. Kap. 5.1.3 und Kap. 22.1).
- Der Schultergürtel ist in Protraktionsstellung.
- In den Schulter- und Hüftgelenken überwiegen Innenrotation und Adduktion.
- Hüft-, Knie- und Ellenbogengelenke werden in Beugung gehalten.
- Die Hand- und Fingergrundgelenke sind flektiert, in den Mittel- und Endgelenken extendiert.
- Das Daumensattelgelenk ist in Adduktionsstellung.
- Das obere Sprunggelenk neigt zur Plantarflexionsstellung.

In ausgeprägter Form auftretende axiale Fehlhaltungen bei Parkinson-Syndromen werden als Kamptokormie (extreme Vorneigung des Rumpfes) und Pisa-Syndrom (starke Seitneigung des Rumpfes) bezeichnet. Beide Formen treten erst nach längerer Krankheitsdauer auf und sind physiotherapeutisch relevant. Die Betroffenen sind, bei extremer Ausprägung, in der Regel nicht mehr in der Lage die Fehlhaltung eigenständig auszugleichen. Frühzeitig sollte über den Einsatz eines hohen Rollators (s. Kap. 12.2.6, Abb. 12.10) oder anderer Hilfsmittel nachgedacht werden. Die Pathophysiologie ist nicht eindeutig geklärt.

Die Kamptokormie (Kap. 4.3.2) kann als eigenständiges Krankheitsbild oder sekundär im Rahmen einer anderen Erkrankung (IPS, MSA) auftreten. Charakteristisch ist eine ausgeprägte Anteflexion des Rumpfes (> 45 Grad nach vorn gebeugt) in stehender Position, wobei es in liegender Stellung zu einer spontanen Entspannung und Rückbildung kommt (Abb. 10.1). Zusätzliche spondylarthrotische Veränderungen der Wirbelsäule sind häufig. Die Kamptokormie tritt teilweise in Kombination mit einem Dropped-head-Syndrom (Kap. 22.1).

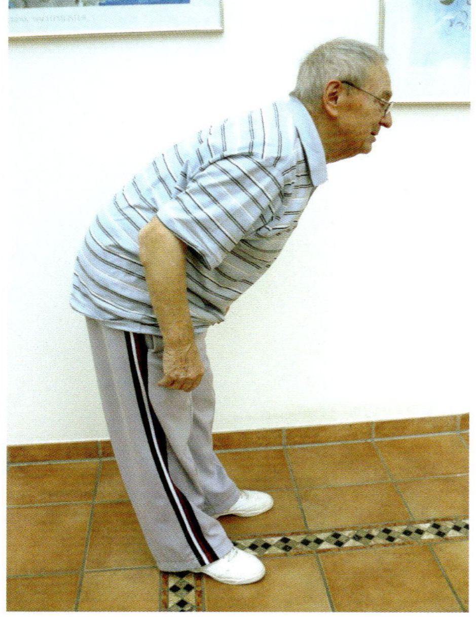

Abb. 10.1: Unwillkürliche Beugung des Rumpfes nach vorn im Stehen bei einem Patienten mit idiopathischem Parkinson-Syndrom (Kamptokormie).

Das Pisa-Syndrom wurde erstmals bei Patienten unter oder nach Neuroleptika-Einnahme beschrieben, wobei die Neuroleptika-Einnahme z. T. lange Zeiträume zurückliegen konnte (Ekbom et al. 1972). Zusätzlich kann dieses Phänomen auch bei neurodegenerativen Erkrankungen wie Multisystematrophie oder Morbus Parkinson auftreten. Charakteristisch ist eine tonische Seitneigung des Rumpfes (> 10–15 Grad Lateralflexion der BWS/LWS), oft kombiniert mit einer Rotationsstellung und einer mäßigen Vorwärtsbeugung der Wirbelsäule. Typisch für diese Fehhaltung ist ein insgesamt dystoner Charakter.

Zusätzliche therapeutische Hinweise zur Verbesserung der Körperhaltung finden sich in Kap. 9 und Kap. 12.2.1 .

10.2 LAGEWECHSEL/ SCHULUNG VON KÖRPER-STELLREAKTIONEN

Die Schulung der Transfers im Hinblick auf größtmögliche Selbstständigkeit und Sicherheit (Sturzprävention) des Patienten müssen in die alltagbezogene Therapie integriert werden. Die zunehmende Unfähigkeit, eine flüssige, koordinierte Rumpfmotorik auszuführen, hat zur Folge, dass Stell-, Schutz- und Gleichgewichtsreaktionen verzögert ausgelöst werden oder sogar fehlen. Diese Probleme können bei allen Transfers und Bewegungen im alltäglichen Leben beobachtet werden, erschweren die Alltagsaktivitäten und erhöhen das Sturzrisiko des Betroffenen erheblich. Ein wichtiges therapeutisches Ziel ist es, durch die Erleichterung und Betonung des dissoziierten Drehens von Schulter- und Beckengürtel dem Patienten den Umgang mit der Schwerpunktverlagerung zu erleichtern. Die Verbesserung der Rumpfmotorik kann zur Harmonisierung der Bewegungsabläufe und zum ökonomischen Krafteinsatz führen.

Die vielseitigen Möglichkeiten zur Schulung physiologischer Haltungs- und Bewegungsmuster und die Verbesserung von Gleichgewichtsreaktionen gehen fließend ineinander über. Die Reihenfolge der Übungen lässt sich deshalb nicht schematisch vorschreiben und muss von dem Therapeuten auf den Patienten abgestimmt werden. Im Vordergrund steht hierbei, neben der Verbesserung der Rumpfbeweglichkeit, der posturalen Kontrolle, dem Kraftaufbau der Knie- und Hüftextensoren, insbesondere die Schulung von Bewegungsansätzen und -übergängen. Schon das Aufstehen vom Stuhl bereitet vielen Patienten Schwierigkeiten, weil der zündende Bewegungsimpuls sowie die Schwerpunktverlagerung fehlen und Kraftdefizite (besonders Rumpf- und Hüftextensoren) den Transfer erschweren. Die posturale Instabilität beim Übergang vom Sitz zum Stand schränkt den Patienten in seiner Selbstständigkeit ein und erhöht das Sturzrisiko. Besonders deutlich werden diese Probleme auch beim Drehen von der Rückenlage in die Seitenlage; sie sind mitverantwortlich für Schlafstörungen. Bei allen Transfers muss zudem berücksichtigt werden, ob zusätzlich eine Störung der Körperwahrnehmung und der räumlichen Orientierung vorliegt, die beim Betroffenen Angst auslösen kann. In diesem Fall sollten vom Therapeuten räumliche Begrenzungshilfen geschaffen werden.

Konsequente Wiederholung der Bewegungsabläufe sowie der aufgabenorientierten Übungen zur Verbesserung der Rumpfbeweglichkeit und die Vermittlung eines besseren Körpergefühls können zur Sicherheit und Selbstständigkeit des Patienten erheblich beitragen.

Bewegungstherapeutische Ansätze

- Ansage klarer Bewegungsaufträge und Antizipation (mentale Vorstellung) einzelner oder komplexer Bewegungsmuster schaffen (z. B. Bilder, Demonstration, Videoaufnahmen)
- komplexe, automatisierte Bewegungen wie die Transfers zunächst in Einzelsequenzen zerlegen und diese in einer festgelegten Reihenfolge bewusst üben
- Vorschalten der Augen-Kopf-Bewegungen (Zuwendereaktion) vor die Bewegungen von Rumpf und Extremitäten
- Betonen der Rumpfrotation und Bewegen mit großer Amplitude
- Initiierung der Bewegungen durch Willkürmotorik
- Fazilitation durch propriozeptive Stimulationen z. B. Vordehnung der zu kontrahierenden Muskelkette
- Einsatz von akustischen oder optischen Signalen („Cues", Kap. 12.2.2)
- Bewegungen wiederholen in zeitlicher Modulation unterschiedlich initiiert mit kontinuierlicher Rückmeldung des Therapeuten
- Schaffen räumlicher Absicherung und Bewegungshilfen (Angstminimierung).

10.3 ÜBUNGEN IN DER RÜCKENLAGE

- ASTE: Das gegenüberliegende Bein des Patienten auf dem Oberschenkel des Therapeuten.

  Passive oder aktiv/assistive Rumpfrotation eingeleitet vom Becken durch Gewichtsverlagerung des Therapeuten (Abb. 10.2).

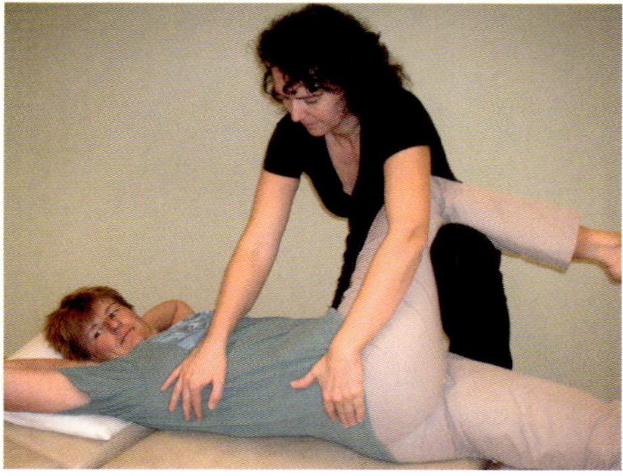

Abb. 10.2

- ASTE: Beide Beine des Patienten auf dem Oberschenkel des Therapeuten.

  Rotationsbewegung des Rumpfes eingeleitet vom Becken; die rechte Hand des Therapeuten verhindert die weiterlaufende Bewegung in die Lateralflexion (Abb. 10.3).

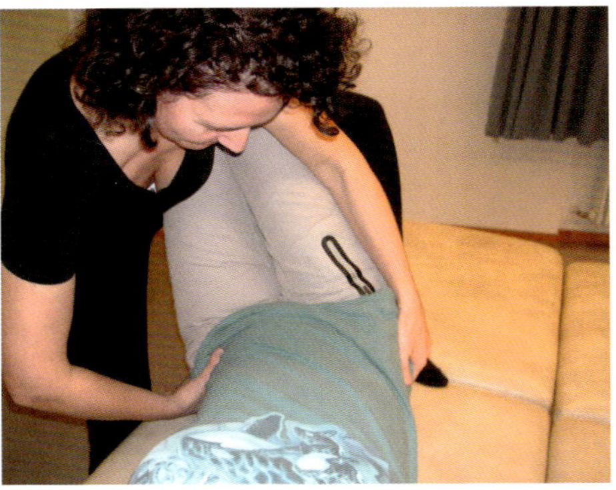

Abb. 10.3

- ASTE: s. Abb. 10.3.

  Lateralbewegung des Rumpfes eingeleitet durch Drehbewegung des Therapeuten. Zur Einleitung des Rückweges Vordehnung der konvexen Körperseite durch Zug am Becken (Hinweg: Abb. 10.4, Rückweg: Abb. 10.5).

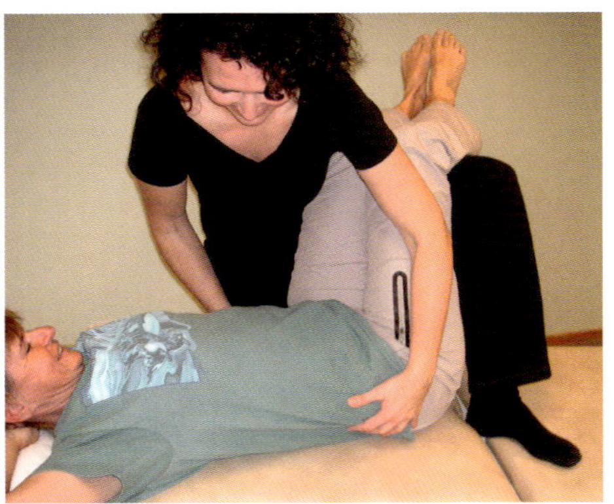

Abb. 10.4

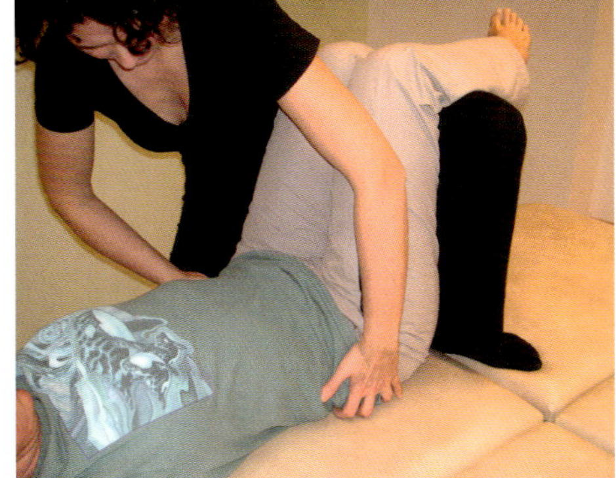

Abb. 10.5

- ASTE: Beide Beine sind angestellt, Arme des Patienten in leichter Abduktion und Außenrotation oder unter dem Kopf. Der Kopf mittig oder zur entgegengesetzten Seite gedreht. Der aufgestellte Unterschenkel des Therapeuten (mit Kontakt zum Unterschenkel des Patienten) dient zunächst als räumliche Absicherung. Die kraniale Hand des Therapeuten an der entgegengesetzten Schulter des Patienten verhindert die weiterlaufende Bewegung des Schultergürtels, die kaudale Hand initiiert proximal am Becken die Rotationsbewegung. Beide Beine zur Seite bewegen, der Rückweg zur Mitte kann durch Vordehnung am proximalen Oberschenkel erleichtert werden (Abb. 10.6).

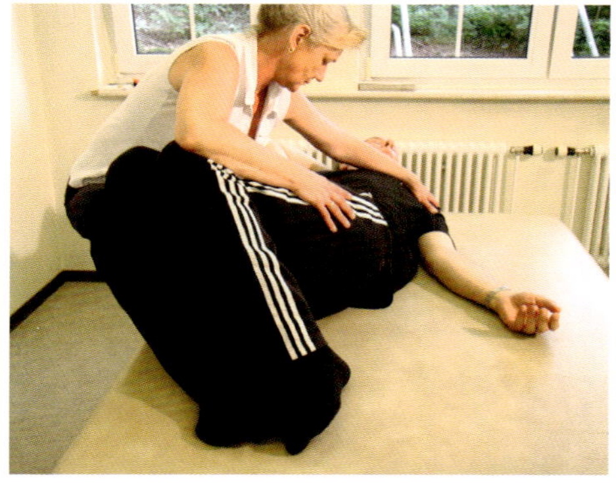

Abb. 10.6: Bewegungsinitiierung von proximal.

- ASTE: s. Abb. 10.6, der Kopf bleibt in der Mitte oder wird zur entgegengesetzten Seite gedreht. Einleitung der Rotationsbewegung mit beiden Händen des Therapeuten distal an der rechten und linken Lateralseite der Oberschenkel. Erleichterung des Rückweges zunächst nur bis zur Körpermitte durch Vordehnung in Längsrichtung des Oberschenkels (Abb. 10.7).

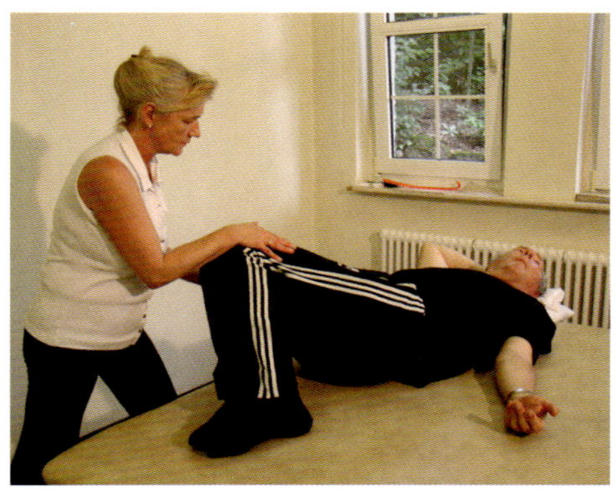

Abb. 10.7: Bewegungsinitiierung von distal

- Variante: Weiterlaufende Bewegung mit Übergang zur rechten und linken Seite mit Umgreifen der Hände (Abb. 10.8).

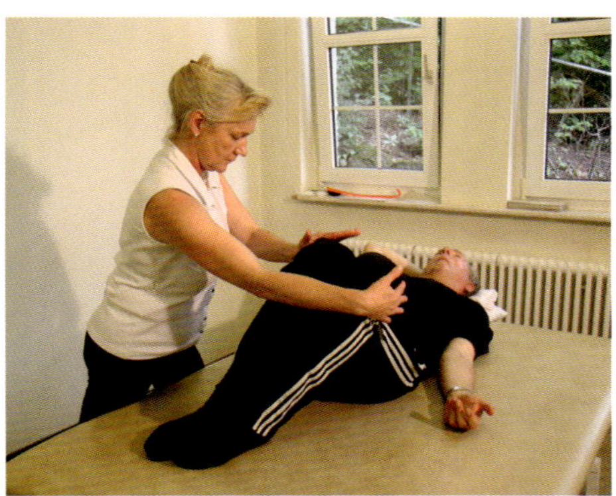

Abb. 10.8

- ASTE: Armvarianten wie beschrieben. Ein Bein angestellt, das andere Bein über den Oberschenkel legen, der Kopf mittig oder zur entgegengesetzten Seite gedreht. Eine zusätzliche Vordehnung ist nicht mehr notwendig, da durch die ASTE die Rotationsbewegung nach rechts (linkes Bein oben) erleichtert wird. Beim Rückweg nur bis zur ASTE zurück! Anfangs ist es auch hierbei günstig, dass der Unterschenkel des Therapeuten auf der Bank stehend den Patienten räumlich absichert (Abb. 10.9, Ausführung s. Abb. 10.6).

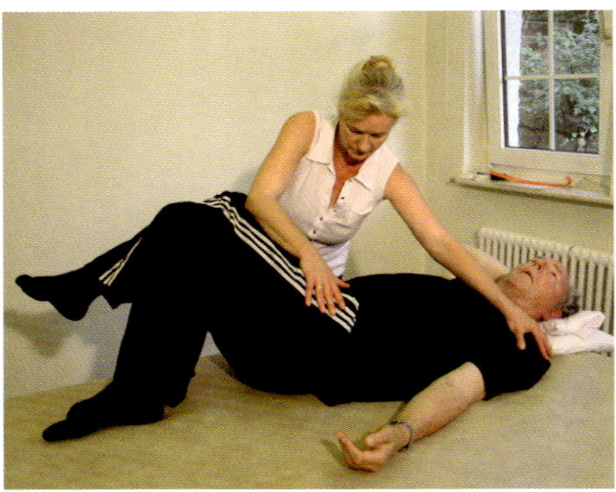

Abb. 10.9

- ASTE: Beine extendiert und abduziert, beide Arme in 90 Grad Abduktion und Außenrotation. Die rechte/linke Hand klatscht auf die unten liegende Hand initiiert durch aktive Verlagerung mittels Fersendruck, Kopf und Rumpf drehen aktiv mit. Fazilitation durch Stauchimpuls am oberen Sprunggelenk (Abb. 10.10).

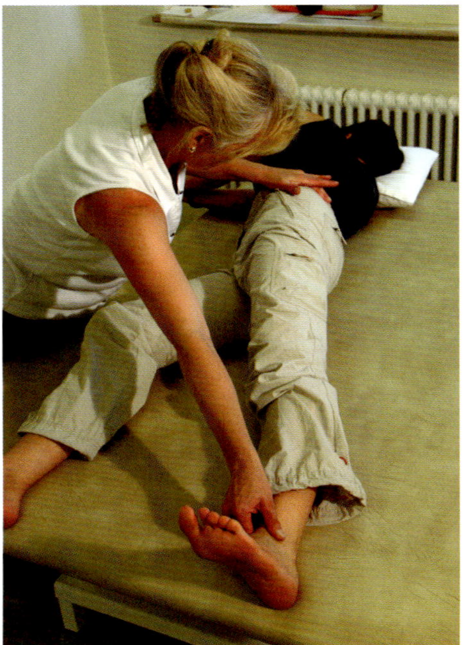

Abb. 10.10

- Variante mit Ballkissen unter dem Becken zur Erleichterung der Gewichtsverlagerung und Rumpfrotation (Abb. 10.11):

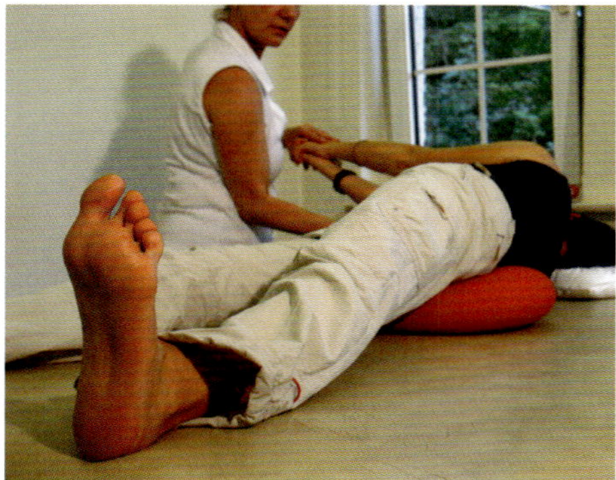

Abb. 10.11

- ASTE: Die geöffnete Hand des Patienten stützt sich an der Schulter des Therapeuten ab, der Kopf leitet die Bewegung durch Drehung ein. Anschließend Initiierung der Gewichtsverlagerung und Rumpfrotation durch Druck von der entgegengesetzten Ferse und zusätzlicher Fazilitation am Becken. Zur Steigerung repetitive Gegenrotation durch wechselndes Zurücklegen des Beckens (unter Beibehaltung des Handkontakts an der Schulter des Therapeuten) und erneutem Fersendruck. Zur Bewegungserleichterung evtl. Ballkissen unter dem Becken (Abb. 10.12).

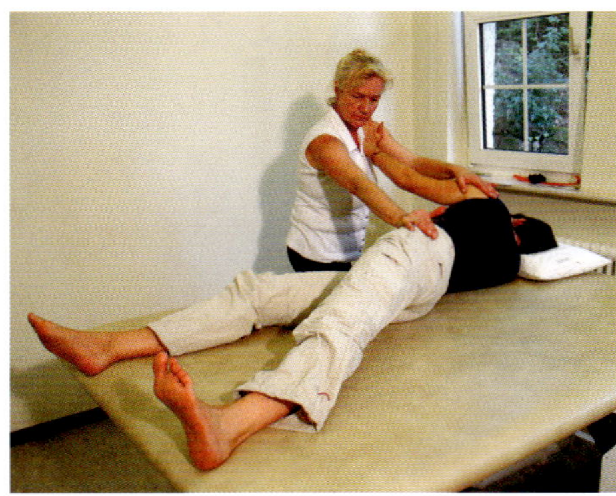

Abb. 10.12

- Variante: Die Bewegungsinitiierung der Rumpfrotation kann auch mittels unilateralem Armpatter oder PNF-Rumpfmuster Lifting (aus Extension/Adduktion/Innenrotation in Flexion/Abduktion/Außenrotation) in Kombination mit aktiver Verlagerung von der entgegengesetzten Ferse erfolgen. In der Endstellung die Rumpfrotation betonen und darauf achten, dass der gestreckte Arm nah am Kopf bleibt!

- ASTE: Beide Beine aufgestellt, Hände gefaltet und Arme in 90 Grad Anteversion. Der Patient führt beide Beine zur rechten (linken) Seite. Durch Approximation in Längsrichtung der Arme und gleichzeitigen Druck an den Händen nach links (rechts) Erleichterung des Zurückführens der Beine zur Körpermitte, die Arme bleiben in der Mitte! (ASTE: Abb. 10.13, ESTE: Abb. 10.14).

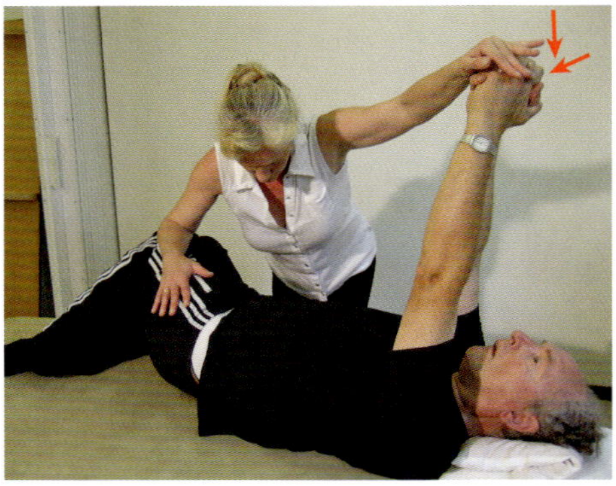

Abb. 10.13

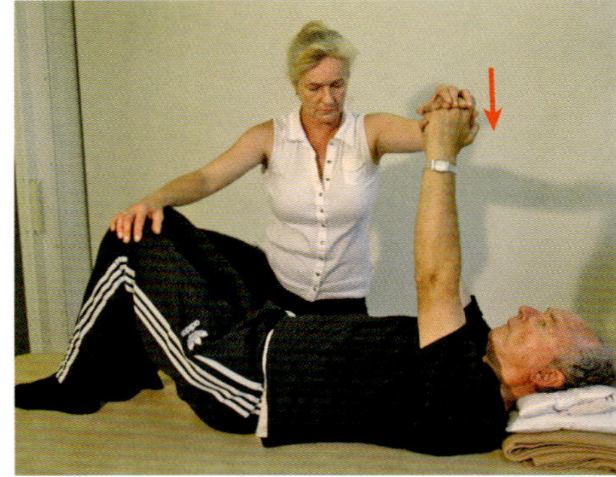

Abb. 10.14

- ASTE: Beide gebeugten Beine nach rechts (links) führen. Hände gefaltet und Arme gestreckt in der Diagonalen nach links (rechts) unten bewegen.

  Vordehnung an unterer und oberer Extremität, gleichzeitig mit Gegenrotation die Beine bis zur Körpermitte und die Arme bis zur Vorhalte bewegen (ASTE: Abb. 10.15, ESTE s. Abb. 10.14).

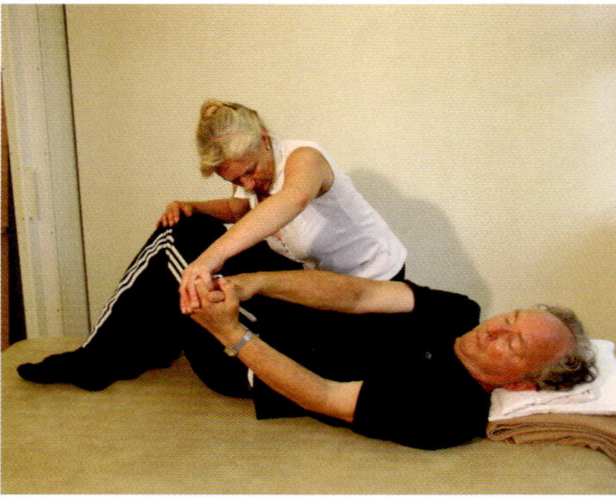

Abb. 10.15

- ASTE: Beide Beine angestellt und zur Seite gedreht, Arm der Gegenseite in Extension/Adduktion/Innenrotation. Diagonale Armbewegung unilateral in Flexion/Abduktion/Außenrotation mit Gegenrotation der gebeugten Beine bis zur Mitte. Der Therapeut erleichtert die Bewegungen durch Vordehnung an der oberen und unteren Extremität. Der Kopf folgt der Bewegung des Armes bis zur Hochhalte (ASTE: Abb. 10.16, ESTE: Abb. 10.17).

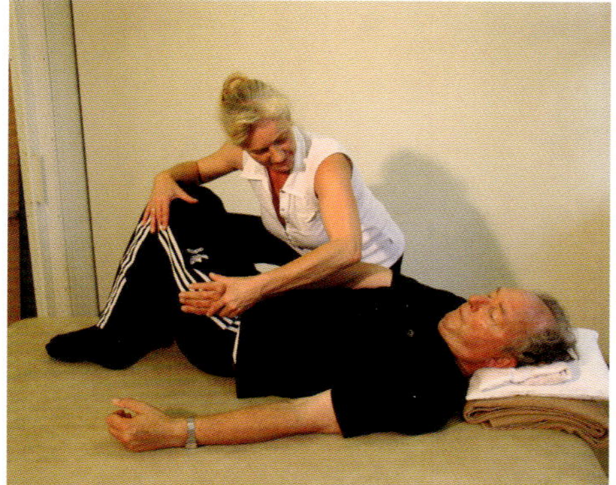

Abb. 10.16

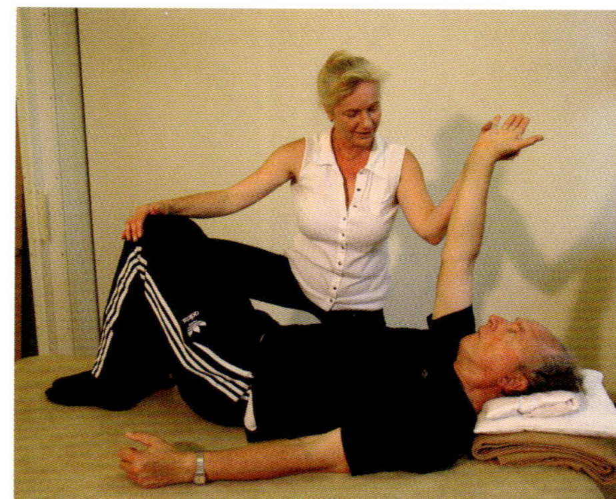

Abb. 10.17

10.4 ÜBUNGSBEISPIELE MIT PEZZIBALL

- ASTE: Beide Beine des Patienten liegen auf dem Pezziball. Traktion und Schüttellungen mittels beidseitigem Zug an den Fersen (Abb. 10.18).

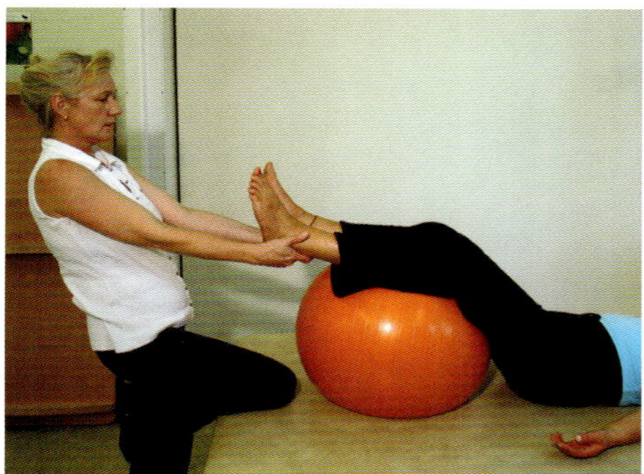

Abb. 10.18

- Rotation eingeleitet von der unteren Extremität. Durch Übereinanderlegen der Unterschenkel (bei Rotation nach rechts liegt der linke über dem rechten) Erleichterung der Drehbewegung, Rückweg nur bis zur Mitte (Abb. 10.19).

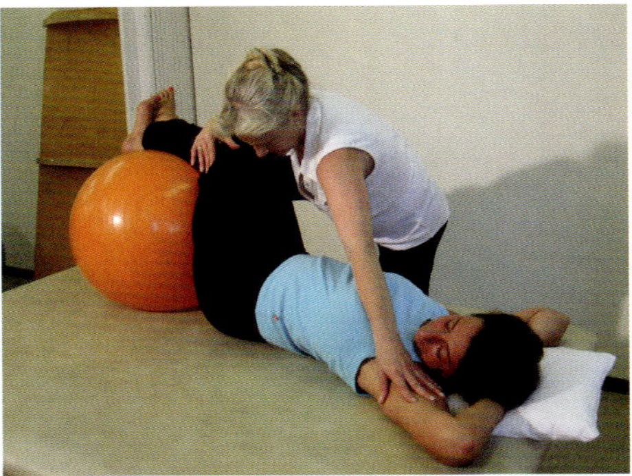

Abb. 10.19

- Initiierung der Rotation von der unteren Extremität mit aktiver Widerlagerung von den Armen (Abb. 10.20, Ausführung s. Abb. 10.13–14).

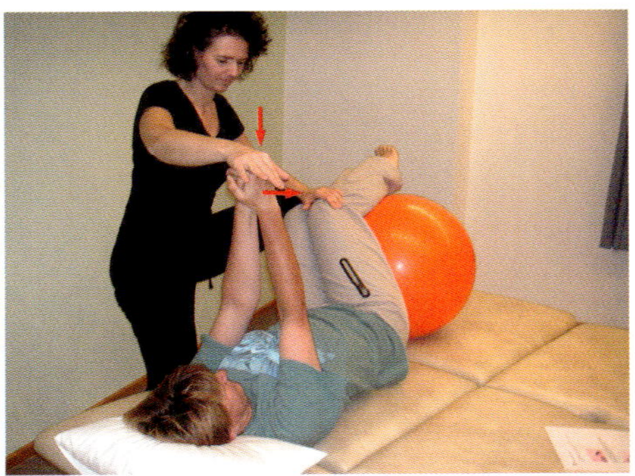

Abb. 10.20

- Gegenrotation von unterer und oberer Extremität mit Armvariante bilateral (ASTE: Abb. 10.21, ESTE: Abb. 10.22, Ausführung s. Abb. 10.14 bis 10.15)

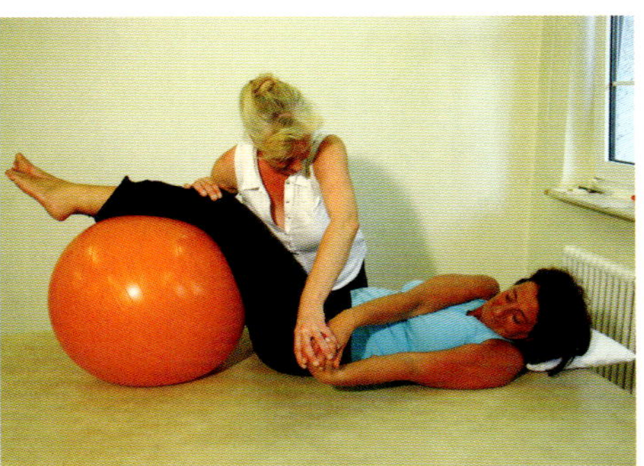

Abb. 10.21

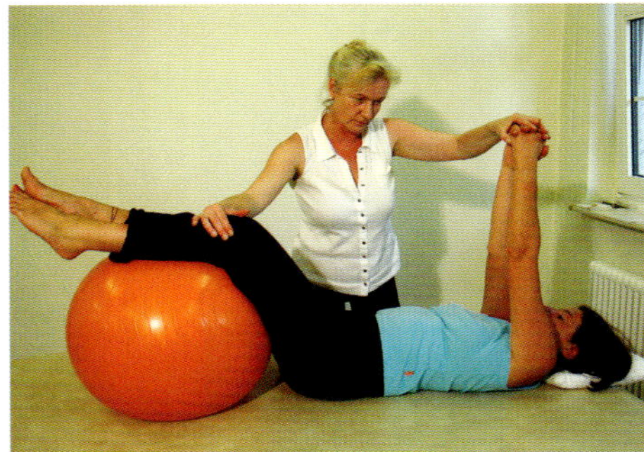

Abb. 10.22

- unilaterale Variante: ASTE: Abb. 10.23, ESTE: Abb. 10.24 (Ausführung s. Abb. 10.16 bis 10.17)

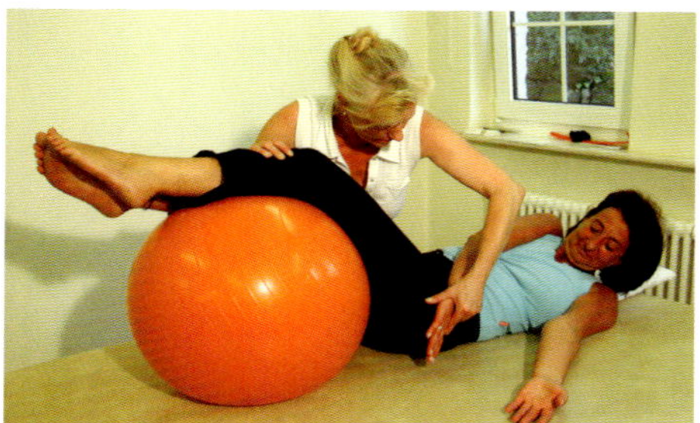

Abb. 10.23

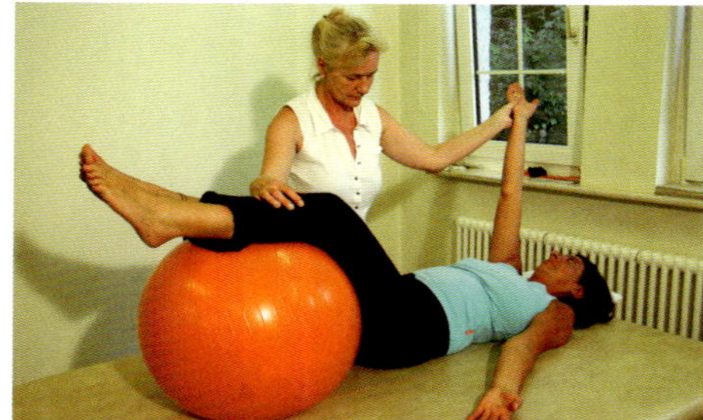

Abb. 10.24

- ASTE: Therapeut sitzt auf dem Pezziball, beide Unterschenkel des Patienten auf den Oberschenkeln des Therapeuten. Rotationsbewegung eingeleitet von proximal. Die Abduktionsstellung der Beine ist von Vorteil, wenn gleichzeitig ein Hypertonus in den Adduktoren, Hyperkinesen oder Tremor der Beine beeinflusst werden müssen (Abb.10.25)

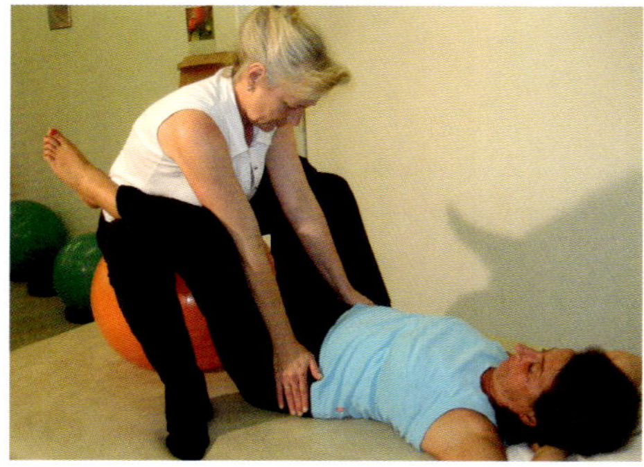

Abb. 10.25

- ASTE: Therapeut sitzt auf dem Pezziball, beide Unterschenkel des Patienten auf einem Oberschenkel des Therapeuten.

  Rotation eingeleitet vom Becken mit und ohne Vordehnung (Abb. 10.26)

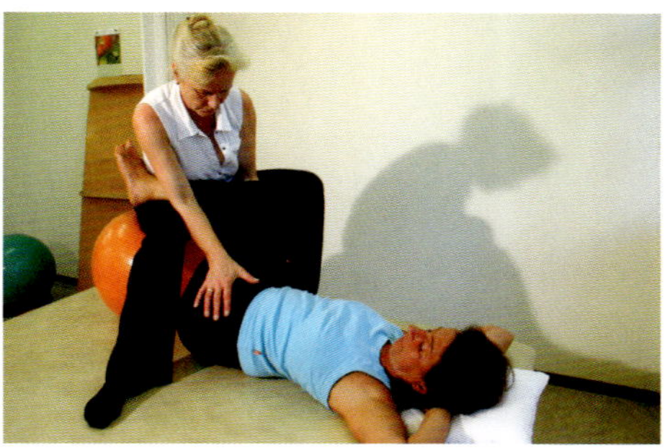

Abb. 10.26: Initiierung der Rotation von proximal.

- Rotationsbewegung eingeleitet von distal nach links/rechts (Abb. 10.27), als Variante auch kreisende oder spiralförmige Bewegungen möglich.

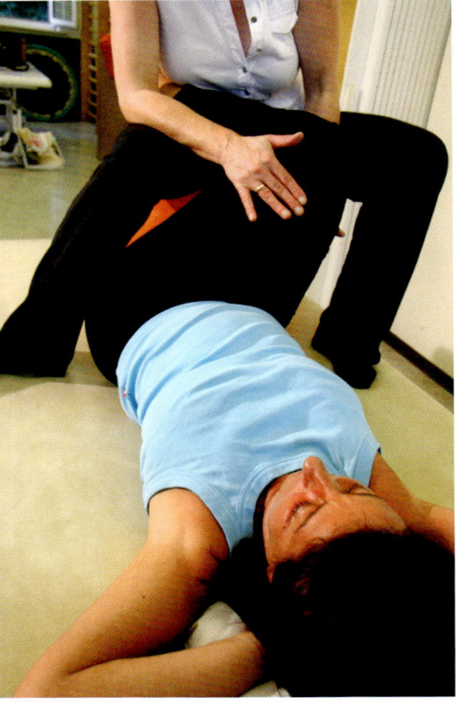

Abb. 10.27: Initiierung der Rotation von distal nach links mit Vordehnung in die Gegenrichtung.

- Diagonale Beinbewegungen (beide Knie nach rechts oben/links unten), für die andere Diagonale muss der Therapeut den Oberschenkel wechseln (Abb. 10.28–29).

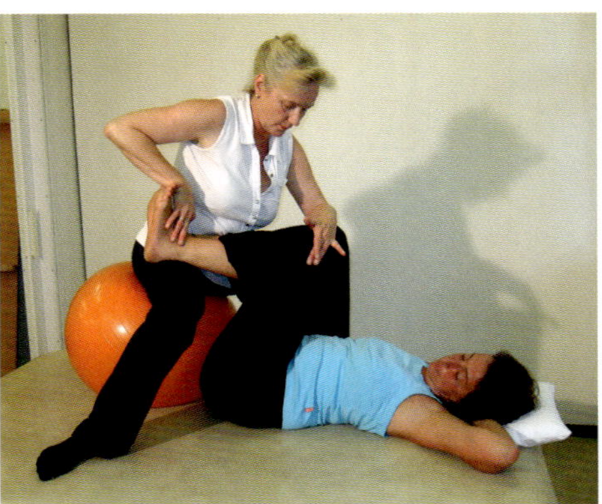

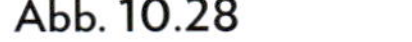

Abb. 10.28

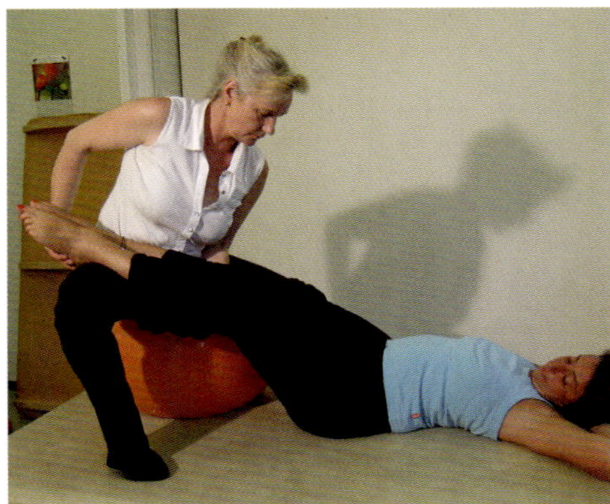

Abb. 10.29

- Beide Unterschenkel in der Horizontalebene zur Seite führen, weiterlaufend folgt eine Lateralflexion des Rumpfes. Anschließend durch Druck der Unterschenkel gegen den Rumpf des Therapeuten die Beine zur Mitte zurückführen (Abb. 10.30–31).

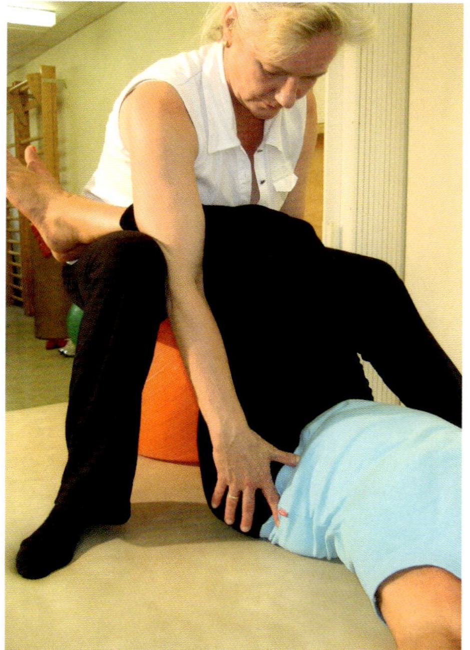

Abb. 10.30

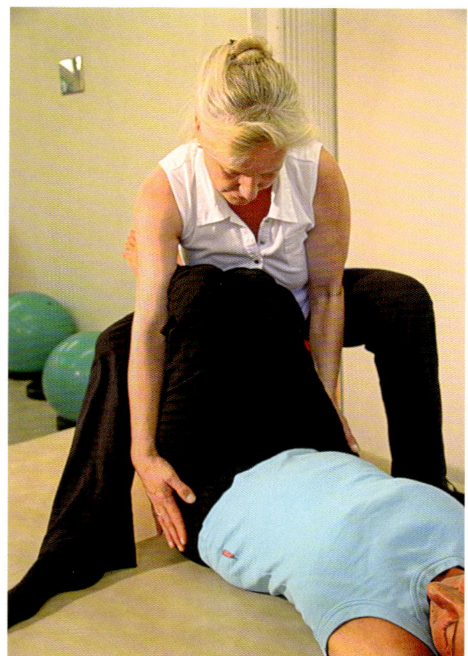

Abb. 10.31

10.5 BEWEGUNGSÜBERGANG RÜCKENLAGE/SEITEN-LAGE, SEITENLAGE/SITZ

Bewegungsübergang Rückenlage-Seitenlage

Bevor der Patient auf die Seite dreht, ist darauf zu achten, dass genügend Platz vorhanden ist. Beide Beine anstellen, das Becken anheben (Bridging) und zur entgegengesetzten Seite verlagern, anschließend den rechten (linken) Arm abduzieren. Den Kopf nach rechts (links) drehen und soweit dies möglich ist, die Beine zur rechten (linken) Seite führen. Etwas zeitversetzt folgt der linke (rechte) Arm zur Seite, die linke (rechte) Hand vor dem Körper aufstützen (Abb. 10.32–10.33).

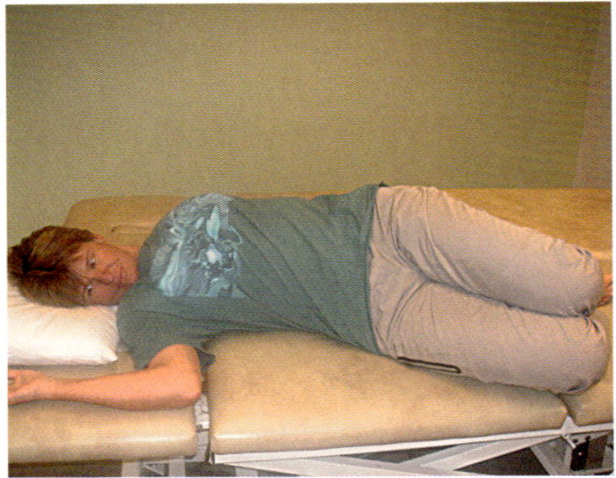

Abb. 10.32

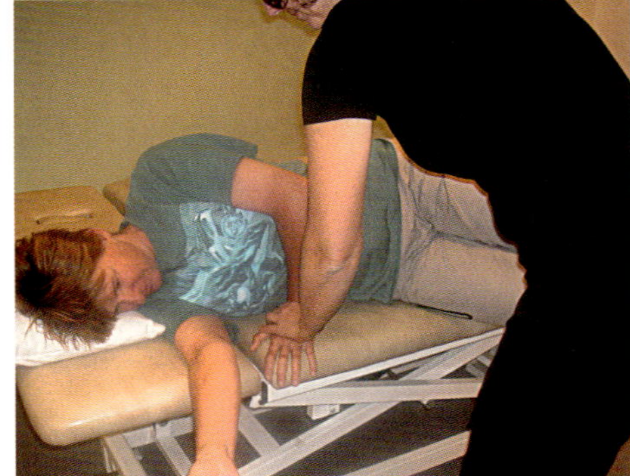

Abb. 10.33

Bewegungsübergang Seitenlage-Rückenlage

Der Kopf dreht nach links (rechts); den Arm nach hinten führen und hinter dem Rücken durch Wischen mit der Hand den Patienten fühlen lassen, ob genügend Platz zum Drehen ist (Angstabbau!). Zeitversetzt folgen dann die Beine durch leichte Druckverstärkung auf die Fersen. Möglich ist ein zusätzlicher Stauchimpuls an den oberen Sprunggelenken (Abb. 10.34–35).

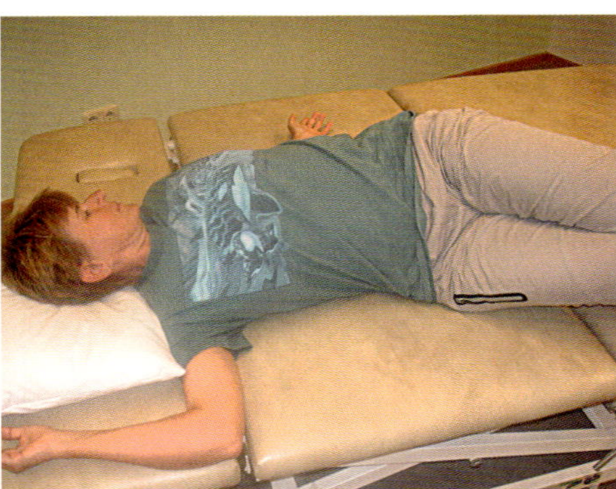

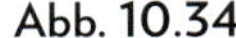

Abb. 10.34

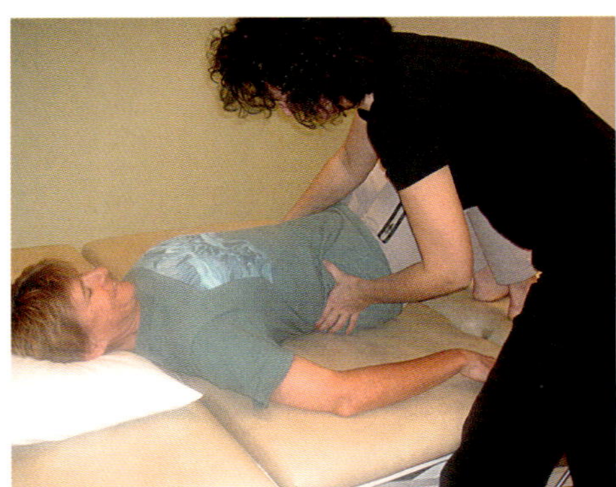

Abb. 10.35

Bewegungsübergang Seitenlage-Sitz

Um die Gewichtsverlagerung auf den linken Arm zu erleichtern, ist es wichtig, zunächst die Unterschenkel über die Bankkante zu führen. Das Aufrichten in den Sitz erfolgt über wechselndes Stützen auf die linke und rechte Hand und gleichzeitigem Heranrücken an den Körper (Abb. 10.36–10.38).

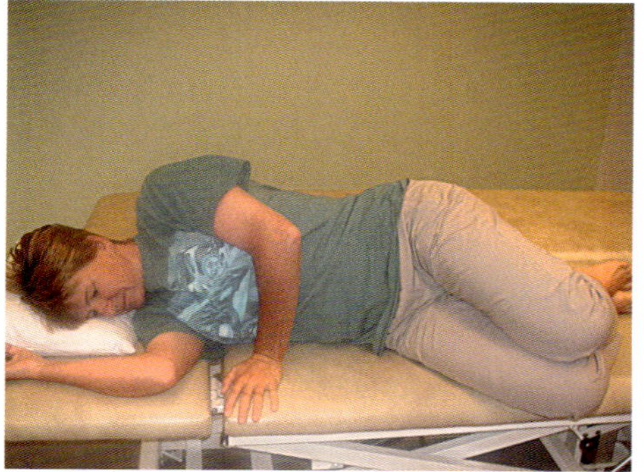

Abb. 10.36

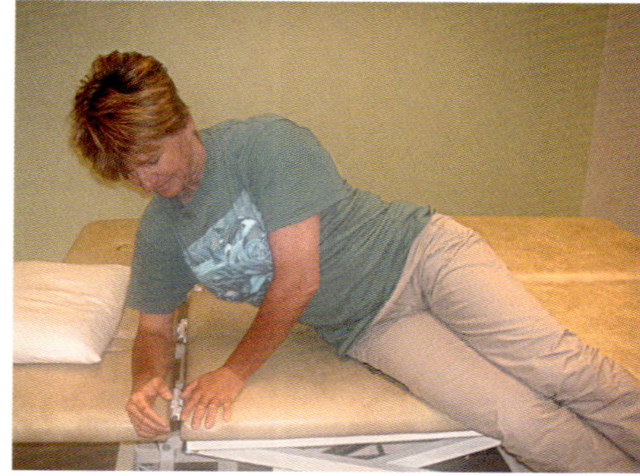

Abb. 10.37

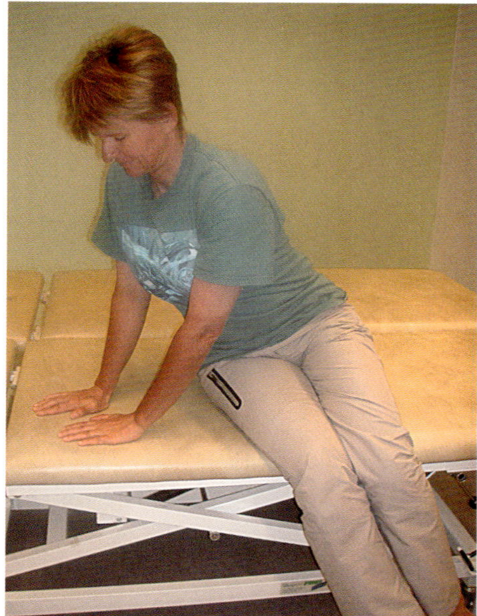

Abb. 10.38

Weitere Übungsbeispiele in der ASTE Sitz finden sich in Kap. 9 und Kap. 11.2.

10.6 ÜBUNGEN IN DER SEITENLAGE, BEWEGUNGSÜBERGANG SEITENLAGE-BAUCHLAGE

- ASTE: Der untere Arm liegt unter dem Kopf, der obere stützt mit etwas Abstand zum Rumpf vor dem Körper mit geöffneter Hand. Rumpf und beide Beine sind extendiert (Abb. 10.39).

  Das Becken und die Beine in Richtung Bauchlage drehen (Abb. 10.40) und durch verstärktes Stützen auf die Hand wieder zurück in die ASTE.

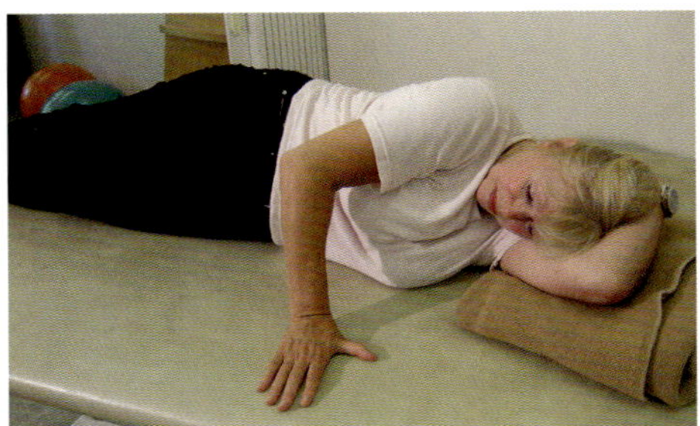

Abb. 10.39

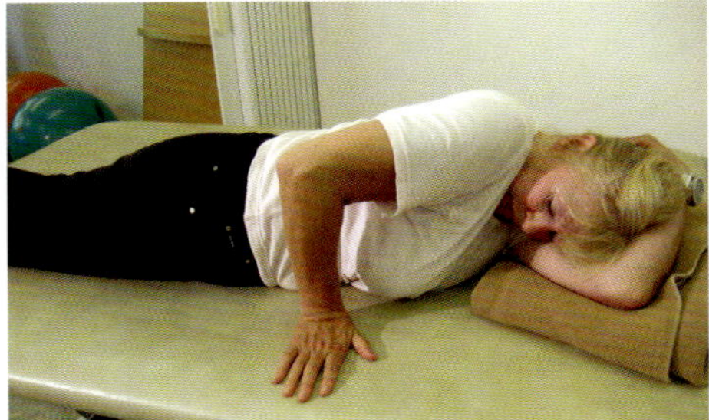

Abb. 10.40

- ASTE: Beide Beine flektiert.

  Aktives Gegendrehen von der unteren Extremität gegen den Schultergürtel durch Anheben der Kniegelenke Richtung Zimmerdecke und Zurückführen in die ASTE. Dabei den Druck auf die stützende Hand und die unten liegenden Ferse verstärken (Abb. 10.41–42).

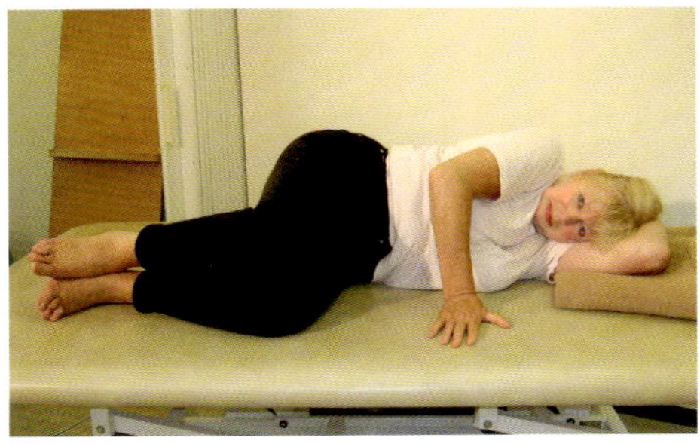

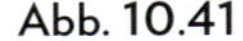

Abb. 10.41

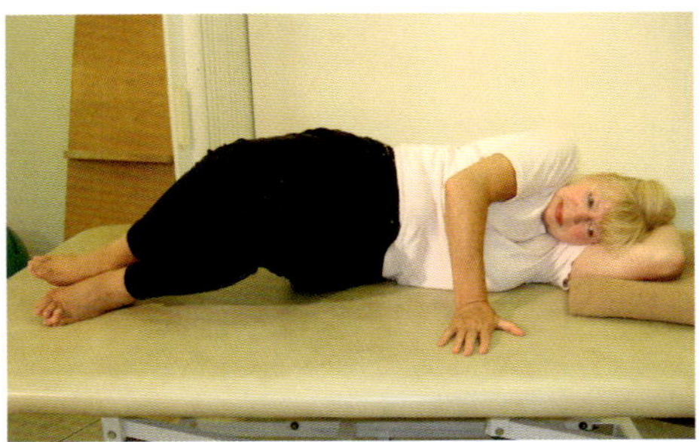

Abb. 10.42

- ASTE: s. Abb. 10.41

  Im Wechsel das oben liegende Bein leicht anheben, mit der Ferse vor dem Körper auf die Unterlage tippen und das Bein gestreckt soweit wie möglich nach hinten führen (Abb. 10.43–10.44).

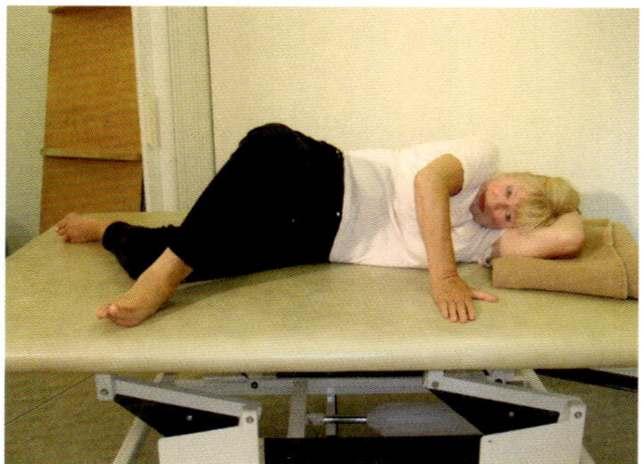

Abb. 10.43

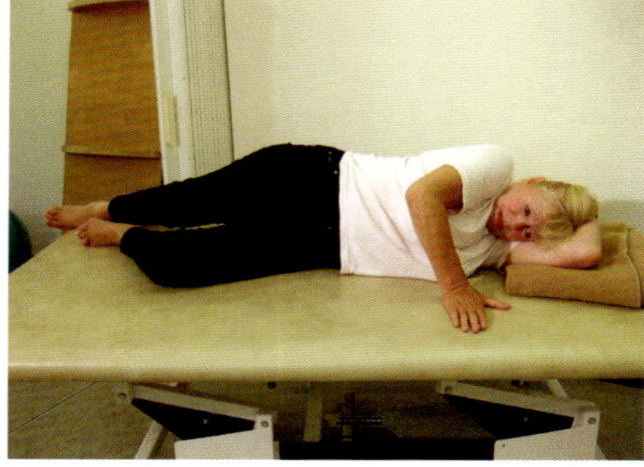

Abb. 10.44

Bewegungsübergang Seitenlage-Bauchlage

Den unten liegenden Arm neben dem Ohr ausstrecken, beide Beine extendieren. Mit Hilfe der vor dem Körper stützenden Hand erfolgt das Drehen auf den Bauch und zurück in die Seitenlage. Bei Bewegungseinschränkungen des unten liegenden Armes den Arm gestreckt eng an den Rumpf legen und über den Arm in die Bauchlage drehen (Abb. 10.45).

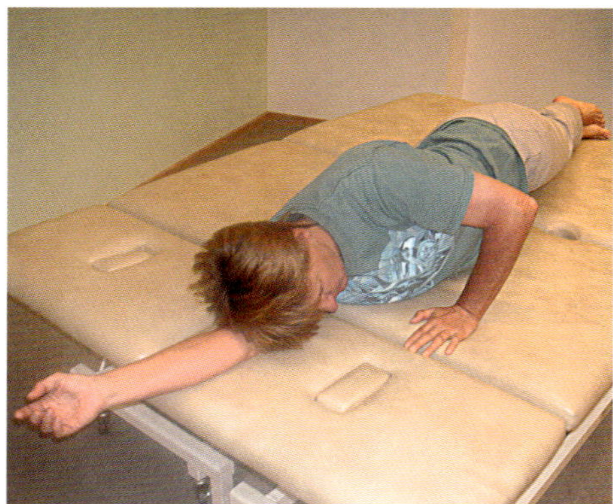

Abb. 10.45

10.7 ÜBUNGEN IN DER BAUCHLAGE

Die Bauchlage kommt als ASTE bei Patienten nicht in Betracht, bei denen Atemnot auftritt, kardiale Probleme bekannt sind oder durch Einschränkungen der Wirbelsäule- und Extremitätenbeweglichkeit (trotz entsprechender Lagerung) Schmerzen ausgelöst werden.

- Heiße Rolle oder klassische Massagetechniken
- Sanfte Druckmassage mit einem weichen Igelball
- Funktionsmassagen, z. B. M. triceps surae (Abb. 8.23–25, Kap. 8.2), M. biceps brachii (Abb. 8.19–20, Kap. 8.2), M. biceps femoris, M. piriformis
- Funktionelles Dehnen und weitere Weichteiltechniken für verkürzte und hypertone Muskulatur
- Quermassage der Glutealmuskulatur
- Muskulärer Spannungsaufbau dorsale Muskelketten
- ASTE: Bauchlage mit beidseitigem Unterarmstütz: Das rechte/linke Bein wird in Hüft- und Kniegelenk abwechselnd seitlich hochgezogen und wieder extendiert. Dabei dreht der Kopf zum gebeugten Bein. Auch als Vorbereitung für den Übergang zum Vierfüßlerstand (Abb. 10.46, s. a. Abb. 11.29–30, Kap. 11).

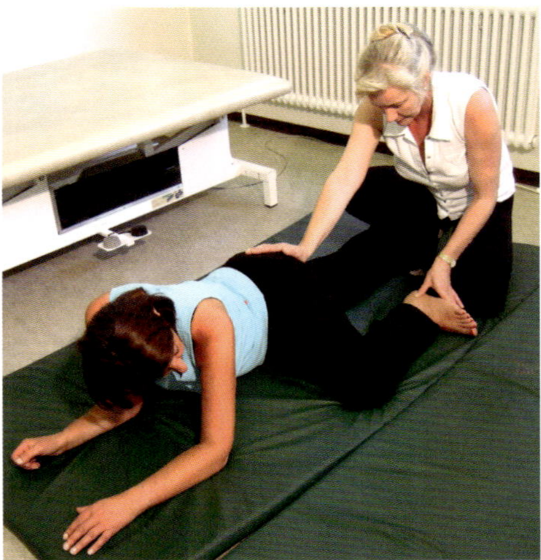

Abb. 10.46: Grifftechnik zur Einleitung der Extension des Beines.

10.8 BEWEGUNGSÜBERGANG RÜCKENLAGE-LANGSITZ

- Rotatorische Gewichtsverlagerung auf den rechten Arm mit Bewegungseinleitung über den linken Arm. (Die Bewegung muss in der Diagonalen erfolgen!) Zur Erleichterung können die Beine vorweg leicht gebeugt und zur rechten Seite gedreht werden. Der Druck an der linken Schulter des Patienten erleichtert das Anheben des Kopfes und die rotatorische Bewegung nach rechts (Abb. 10.47–48).

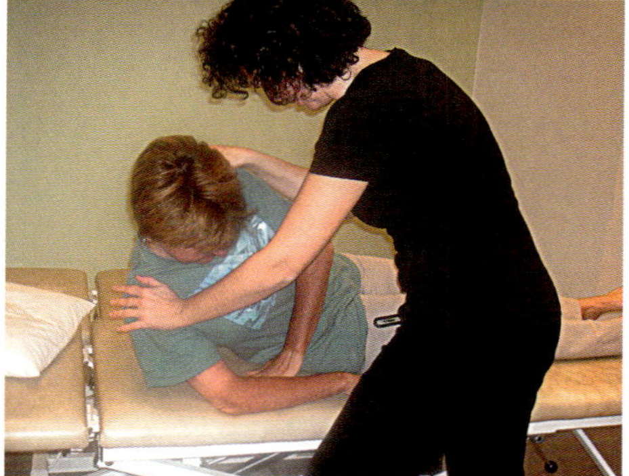

Abb. 10.47: Fazilitation am Schultergürtel.

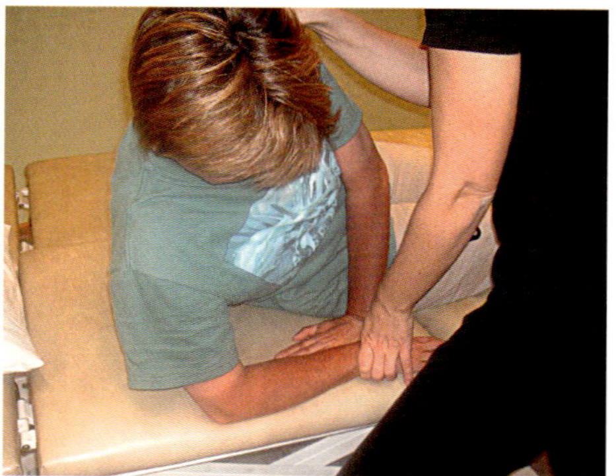

Abb. 10.48: Fazilitation am Schultergürtel und Stauchimpuls an der rechten Hand.

- Bewegungsübergang über Chopping: bilateral asymmetrisches Muster aus Flexion/Adduktion/Außenrotation in Extension/Abduktion/Innenrotation zur Intensivierung der Diagonalbewegung (Abb. 10.49–50).

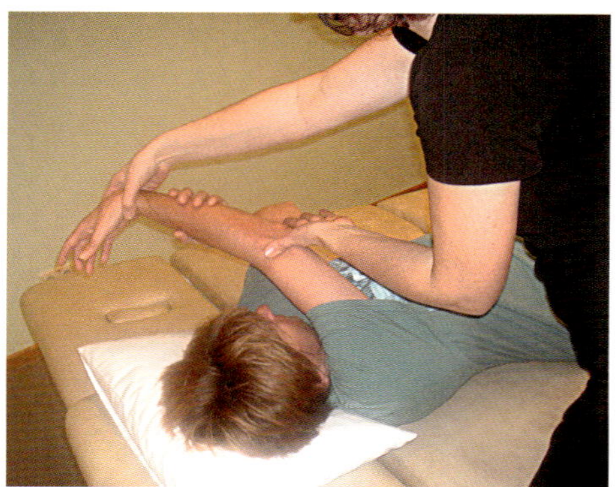

Abb. 10.49

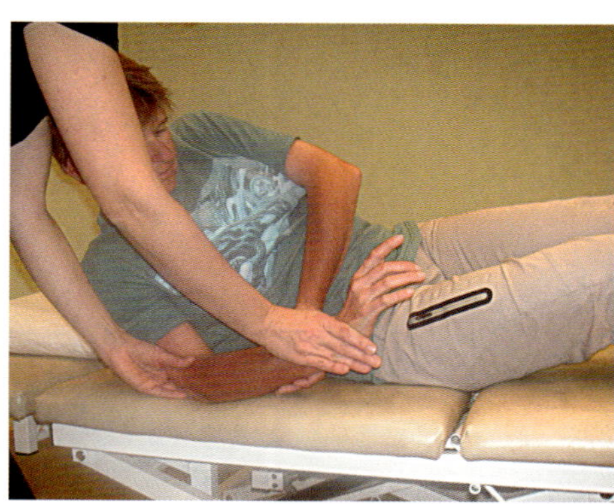

Abb. 10.50

10.9 ÜBUNGEN IM LANGSITZ, BEWEGUNGSÜBERGANG LANGSITZ-VIERFÜSSLER-STAND

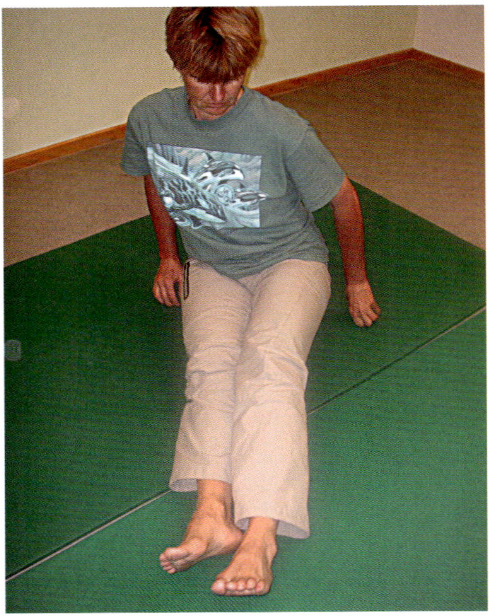

- Schinkengang mit wechselnder Gewichtsverlagerung rechte/linke Körperseite (Abb. 10.51).

Abb. 10.51

- Gewichtsverlagerung nach rechts/links durch Rumpfdrehung. Zur Orientierungshilfe Punkte auf den Boden kleben (evtl. zur Erleichterung der Aufrichtung mit Keilkissen unter dem Becken). Auch als vorbereitende Übung zum Übergang in den Vierfüßlerstand geeignet (Abb. 10.52).

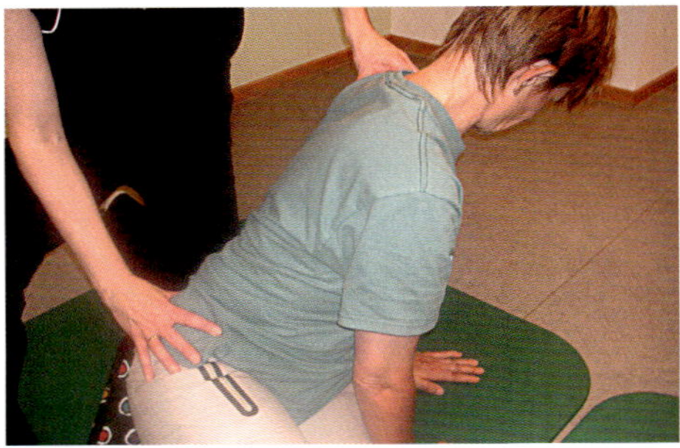

Abb. 10.52

Bewegungsübergang Langsitz-Vierfüßlerstand

Vorbereitung s. Abb. 10.52. Den Abstand der stützenden Hände vom Körper vergrößern (stärkere Rumpfrotation), so dass die entlastete Beckenseite angehoben werden kann. Anschließend weiterlaufende Rumpfrotationsbewegung mit Übergang in den Vierfüßlerstand durch Gewichtsverlagerung auf die stützenden Hände, Anheben und Zurückverlagern des Beckens (Abb. 10.53–54).

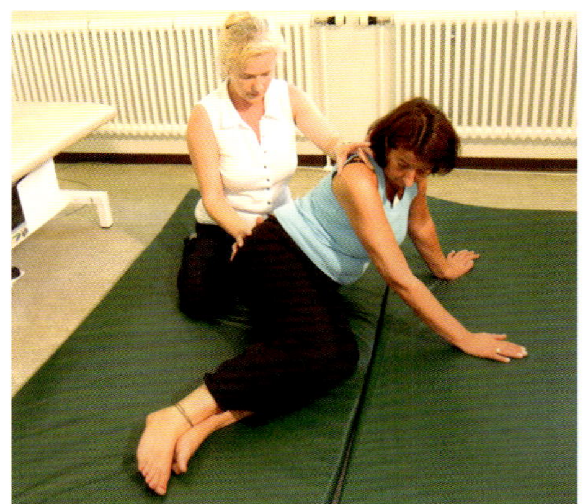

Abb. 10.53

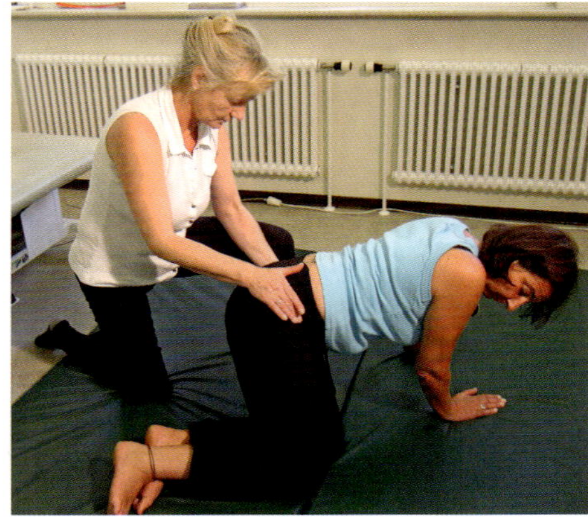

Abb. 10.54

Übungsbeispiele aus dem Vierfüßlerstand finden sich in Kap. 11.4.

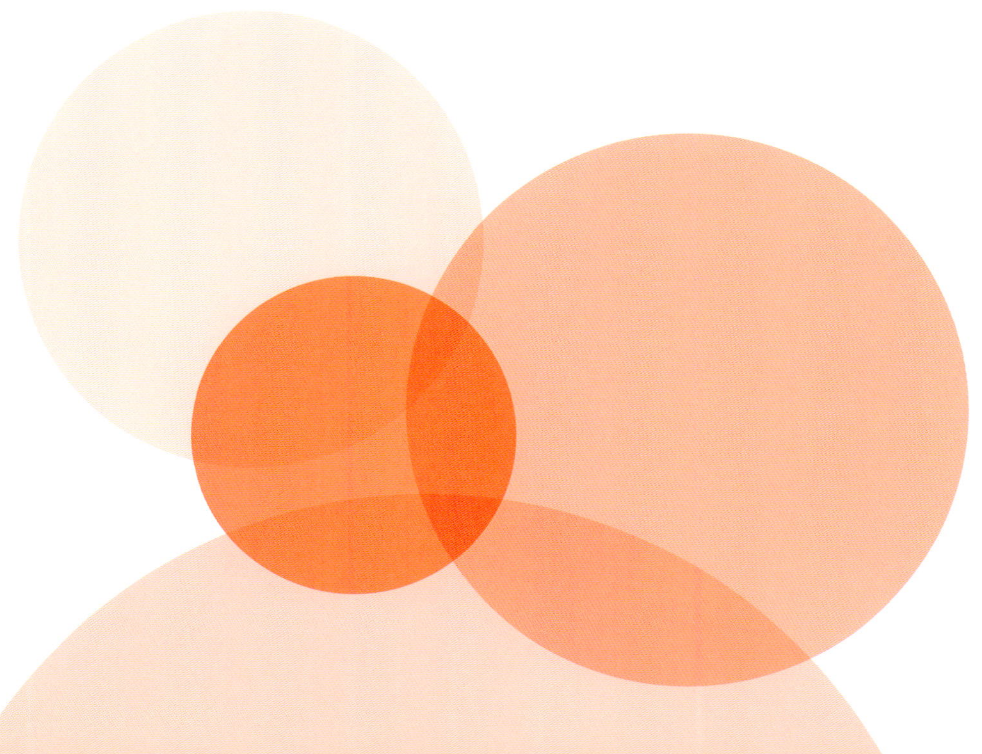

Schulung der Schutz- und Gleichgewichtsreaktionen/ Sturzprävention

11

11.1 SYMPTOME UND GESICHTSPUNKTE

Die meisten Stürze bei Parkinson sind durch die primäre zugrundeliegende Gleichgewichtsstörung verursacht (Bloem et al. 2001). Während beim idiopathischen Parkinson-Syndrom (IPS) reduzierte Gleichgewichtsleistungen erst nach längerer Krankheitsdauer auftreten, sind bei atypischen Parkinson-Syndromen die posturalen Reflexe häufig schon bei Krankheitsbeginn gestört (Gutknecht 2003). Dies gilt insbesondere für die Multisystematrophie (Kap. 5.1.3 und Kap. 22.1) und die Progressive supranukleäre Blickparese (Kap. 5.1.3 und Kap. 22.2).

Neben den reduzierten Gleichgewichtsleistungen und den verminderten posturalen Reflexen erhöhen motorische Blockaden, Fluktuationen in der Beweglichkeit, Hyperkinesen, Nachlassen der kognitive Leistungsfähigkeit, die eigene problematische Risikoeinschätzung, muskuläre Defizite oder erhebliche Rumpffehlhaltungen das Sturzrisiko zusätzlich. Zur komplexeren Risikoeinschätzung müssen eine Sturzanamnese und verschiedene Tests durchgeführt werden, wie z. B. Berg Balance-Scale, Timped Up and Go, Functional Gait Assessment, Zugtest/UPDRS oder der Push-Release-Test (Kap. 7.2).

Sich nicht im Gleichgewicht zu befinden, hat je nach Schwere und Ausprägung neben den motorischen Defiziten auch Auswirkungen auf die Psyche des Patienten. Zunehmende Unsicherheit und Angst wirken sich auf die Selbstständigkeit der Betroffenen aus und führen vermehrt zu Isolation. Die Körperwahrnehmung, die Augen-Kopfkontrolle (Blickbewegungen), die räumliche Orientierung und Koordinierung können verändert sein und die Gleichgewichtsprobleme bedingen und/oder erschweren. Schwierigkeiten die visuelle Aufmerksamkeit gleichmäßig im Raum zu verteilen kann dazu führen, dass Hindernisse übersehen werden, wodurch das Sturzrisiko erhöht wird.

In diesem Fall ist es sinnvoll, in der zu übenden Ausgangsstellung räumliche Begrenzungshilfen zu schaffen, die dazu dienen, das Gefühl für die Körpermitte wiederzuerlangen, sowie Angst und Unsicherheit zu reduzieren.

Bradykinese und das Nachlassen stabilisierender Reflexe haben zur Folge, dass Stell-, Stütz- und Gleichgewichtsreaktionen verzögert ausgelöst werden oder sogar fehlen. Die beeinträchtigte Rumpfkontrolle und die reduzierten Gleichgewichtsleistungen erschweren Alltagsaktivitäten (wie Gehen, Stehen, Transfers) und erhöhen die Sturzgefahr der Patienten. Bei Patienten mit Fallneigung kann es zu einem plötzlichen Verlust des Gleichgewichts kommen, der evtl. nicht willentlich korrigiert werden kann. IPS-Patienten stürzen meist nach vorne oder vorne-seitlich, Patienten mit Progressiver supranukleärer Blickparese sind dagegen vermehrt retropulsorischen Tendenzen ausgesetzt.

Erschwerend kommt hinzu, dass die pathologische Tonuserhöhung in bestimmten Muskelgruppen schnelle adäquate Muskelkontraktionen bremst, die ebenso Voraussetzung für Gleichgewichtsreaktionen sind. Eine vermehrte Inaktivität des Patienten erhöht die Gefahr von Muskelatrophien, so dass ein Training von Ausdauer und Kraft der sturzverhindernden Muskulatur in die Behandlung integriert sein muss. Die Kraftdefizite (insbesondere der Rumpf- und Hüftextensoren) sowie Haltungsveränderungen schränken die Fähigkeit der Rumpfaufrichtung ein (s. Kap. 9 und 10.1). Dies führt zu Instabilitäten beim Stehen, Gehen und den Bewegungsübergängen.

Das bewusste Erlernen von Verhaltensstrategien beim Gehen (Kap. 12.2.2) und bei Transfers (Kap. 10.2), durch funktionelles, alltagsrelevantes Training, wirkt sich sturzreduzierend aus. Gerade das Aufstehen vom Stuhl ist eine für Parkinson-Patienten sehr anspruchsvolle funktionelle Aufgabe, die im Alltag bewältigt werden muss. Die verminderten oder fehlenden Körperstellreaktionen äußern sich in der Schwierigkeit, das Körpergewicht ausreichend zu verlagern. Beim Aufstehen und Hinsetzen wird typischerweise der Oberkörper nicht genügend nach vorne geneigt, was den Bewegungsübergang erheblich erschwert oder verhindert. Nachweislich sind insbesondere schwächere Hüftextensoren mitverantwortlich für die Probleme (Inkster et al. 2003).

Das wiederholte Einüben und Auslösen von kompensatorischen Schutzschritten und Stützreaktionen ist selbstverständlich ein wichtiger Gesichtspunkt der Gleichgewichtsschulung, da diese typischerweise verlangsamt sind oder nicht initiiert werden können und somit die Sturz- und Verletzungsgefahr erhöht ist. Durch repetitives Training kompensatorischer Schutzschritte (z. B. Pulsions-Therapie nach Jöbges), bzw. „Schubs-Training“, kann die Reaktion auf destabilisierende Reize verbessert werden. Jöbges et al. konnten zeigen, dass sich die Reaktionszeit wie auch die Länge des ersten protektiven Schrittes sowie der Gangparameter durch die Therapie bessert (Jöbges et al. 2004). Diese Methode beruht auf der Einübung von Ausfallschritten, die dazu dienen, den Körperschwerpunkt nach Gleichgewichtsverlust wieder zu stabilisieren.

Neben der Schulung der Schutz- und Gleichgewichtsreaktionen sind weitere Maßnahmen zur Sturzprävention:

- Überprüfen der Sehhilfen
- Sturzanamnese und Sturzanalyse
- Einsatz sinnvoller Gehhilfe und Hilfsmittel (Kap. 25)
- geeignete Schuhe
- eine ausreichende Beleuchtung (auch nachts)
- häusliche Anpassung der Wohnumstände, wie z. B. das Entfernen von Stolperfallen
- keine Ablenkung beim Gehen oder während der Alltagsverrichtungen etc.
- Einsatz von sensorischen Reizen zur Überwindung von Bewegungsblockaden (Kap. 12.2.2).

Sind Stürze unvermeidbar, ist es sinnvoll, den Patienten mit Helm, Hüft-Knie- und/ oder Ellenbogenprotektoren zu versorgen und den Betroffenen bei der Bewältigung der Gehstrecken zu begleiten. Geeignete Hilfsmittel und Gehhilfe, wie z. B. Rollatoren sollten mit der richtigen Anleitung effektiv zur Reduzierung der Sturzgefahr eingesetzt werden.

Ursächlich verantwortlich für die Sturzgefahr sind neben den Störungen der Gleichgewichtsregulation und der Motorik auch Veränderungen der Gedächtnis-und Aufmerksamkeitsleistungen. Defizite in der Aufmerksamkeit können ebenso zur Verminderung der Fähigkeit für Dual- und Multitasking führen und so erheblich zum Gleichgewichtsverlust und Sturzrisiko beitragen.

Erschwerend können Schwierigkeiten bei der Planung und Durchführung von Handlungen (exekutive Defizite) und Verhaltensänderungen hinzukommen. Die Ermittlung der Umstände und Ursachen der Stürze (Sturzanamnese) und die daraus folgenden Interventionen von Seiten des Therapeuten lassen sich leichter analysieren, wenn man den Patienten bittet, ein Sturztagebuch zu führen. Gegebenenfalls ist dabei die Unterstützung der Angehörigen notwendig.

Eine Korrektur der Fehlhaltung in Kombination mit einer dynamischen Aktivierung der Anti-Gravitationsmuskulatur, um Kraft und Ausdauer zu verbessern, kann die posturale Stabilität verbessern, denn um unseren Körper im Gleichgewicht zu halten und uns koordiniert zu bewegen, brauchen wir die posturale Kontrolle mit folgenden sensomotorischen Fähigkeiten:

- Reaktives Halten des Körpers im Gleichgewicht
- Reaktive Stabilisierung des Körpers gegen die Schwerkraft
- Aktivierung der entsprechenden Muskelgruppen durch vorausschauende antizipierende Reaktion auf neue Gleichgewichtsituationen als wesentliche Voraussetzung für jede zielgerichtete Bewegung.

Voraussetzungen für eine intakte posturale Kontrolle sind:

- Eine funktionierende Reizaufnahme und Wahrnehmung durch Auge, Innenohr und sensomotorische Rezeptoren (Oberflächen- und Tiefensensibilität) und die entsprechende Weiterleitung zur reagierenden Muskulatur
- Einen anpassungsfähigen Tonus (reziproke Innervation) und muskuläre Kraft. Ein Hypertonus hemmt die erforderlichen Reaktionen, ein Hypotonus erschwert oder verhindert das Entgegenwirken der Schwerkraft
- Normotone Reaktionen besonders bei höheren Anforderungen
- Ausreichend frei bewegliche Gelenke zur Herstellung günstiger Hebelverhältnisse bei der Ausführung von Stell-, Stütz- und Gleichgewichtsreaktionen.

Die Anforderungen steigen bei Verkleinerung und Mobilität der Unterstützungsfläche, bei zunehmender Körperaufrichtung und Größe der einwirkenden Kraft.

Normale automatische Haltungsreaktionen geben uns die Möglichkeit, das Gleichgewicht zu halten und/oder wieder zu erlangen. Es gibt keine Abgrenzung zwischen Haltung und Bewegung, nur einen fließenden Übergang von einem zum anderen. Haltung ist Teil jeder Bewegung. Stoppt eine Bewegung an einer Stelle, wird sie automatisch zur Haltung.

Stellreaktionen sind automatische Reaktionen, die dazu dienen, die Stellung des Kopfes im Raum zu erhalten und wiederherzustellen und die Ausrichtung von Rumpf und Gliedmaßen zu gewährleisten. Ungehinderte Stellreaktionen des Kopfes sind von grundlegender Bedeutung für die Erhaltung des Gleichgewichtes.

Schutzreaktionen dienen bei motorischen Tätigkeiten der Stabilisierung des Gleichgewichtes über Gegenbewegungen, Ausgleichsschritten oder Abstützen der Arme (schützende Extension der Arme bei Sturz oder Abwehren eines Gegenstandes).

Gleichgewichtsreaktionen werden ausgelöst durch Verlagerung des Körperschwerpunktes und sind als eine Kette von automatischen Reaktionen anzusehen, bei denen vielfältige Anpassungsvorgänge an Haltung und Bewegung ablaufen. Sie sind bei Parkinsonpatienten trainierbar und können in verschiedenen Ausgangsstellungen, beim Gehen und auf mobiler Unterstützungsfläche provoziert und geschult werden. Bei korrektivem Gleichgewichtstraining bleibt die Unterstützungsfläche gleich, bei protektivem Training bzw. Üben der kompensatorischen Schutzreaktionen variiert diese. Zur Initiierung der Bewegungen ist der Einsatz von proprio- und exterozeptiver Stimulation sinnvoll.

Gerade im frühen und mittleren Krankheitsverlauf ist eine Kombination von Gleichgewichtstraining mit zusätzlichen Angeboten, wie zum Beispiel Laufbandtraining, Rebounding (Trampolin-Training), Propriozeptives- oder Vibrations-Training, Nordic-Walking, Tai-Chi oder Tanzen (z. B. Tango, Gesellschaftstänze, Volkstanz oder Salsa) sinnvoll.

Das Auslösen von Gleichgewichtsreaktionen (Abb. 11.1–4) kann im Sitz oder Stand erfolgen und dient der Befunderhebung und der Therapie. Der Therapeut ist Auslöser der Schwerpunktverlagerung (nach Ankündigung und/oder unerwartet) und kann Reaktionen der einzelnen Körperabschnitte beobachten. Beim Auslösen von Gleichgewichtsreaktionen ist es sehr wichtig, dass der Therapeut klare Instruktionen gibt und der Patient den Bewegungsimpuls zulassen kann. Eine ausreichende Sicherung des Patienten ist Voraussetzung. Die Verlagerungen sollten wiederholt bis zum Auslösen von Schutzreaktionen/Ausfallschritten gesteigert werden, die dazu dienen, den Körper nach Gleichgewichtsverlust wieder zu stabilisieren. Der Therapeut erhält, besonders bei bestehender Fallneigung, wichtige Erkenntnisse über die Verletzungsgefahr des Patienten.

Die Gleichgewichtsschulung beinhaltet stets auch die Verbesserung der Stellreaktionen, mobilisierende und den Tonus beeinflussende Aspekte. Dies gilt insbesondere, wenn auf kleinerer oder mobiler Unterstützungsfläche geübt wird.

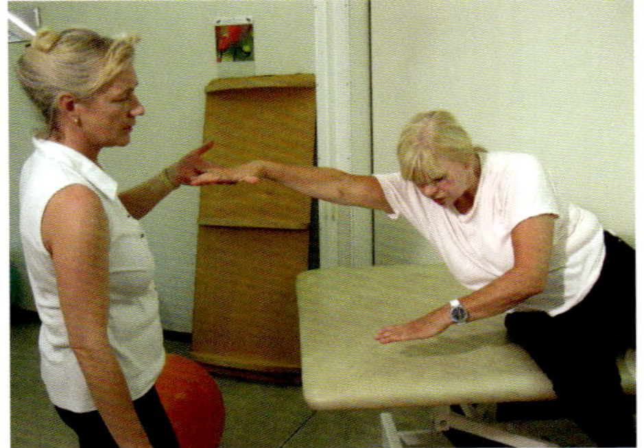

Abb. 11.1: Verlagerung zur Seite bis zum Auslösen von Stützreaktionen.

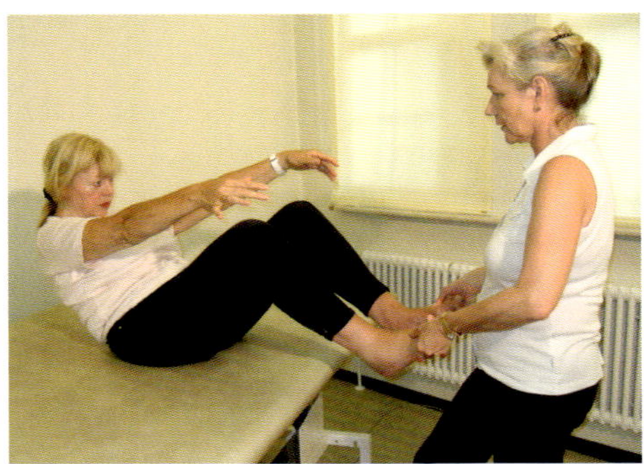

Abb. 11.2: Verlagerung nach hinten, Auslösen von Ausgleichsbewegungen der Arme

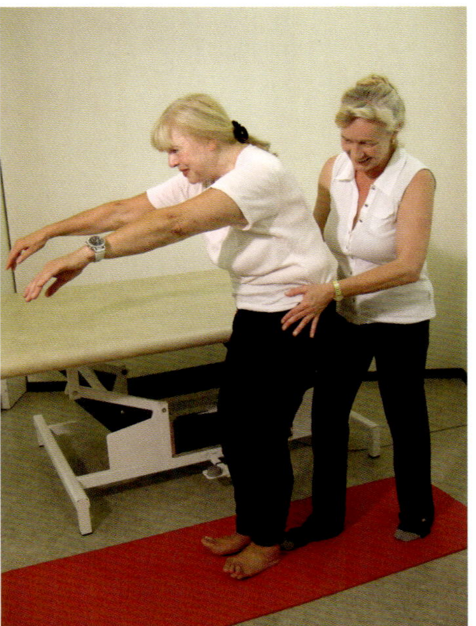

Abb. 11.3: Verlagerung nach dorsal bis zum Ausfallschritt nach hinten, desgleichen mit Verlagerung nach ventral und Schritt nach vorn.

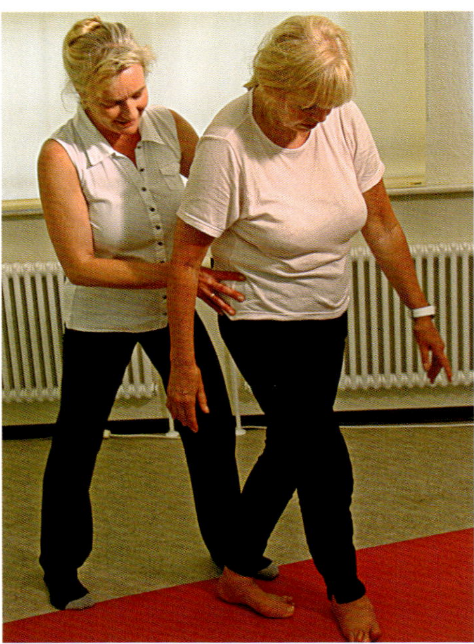

Abb. 11.4: Verlagerung nach lateral bis zum Ausgleichsschritt zur Seite.

11.2 ÜBUNGEN IM SITZ

ASTE: Sitz an der Bankkante, anfangs mit Bodenkontakt der Füße. Therapeut sitzt hinter dem Patienten auf einem Pezziball und bietet eine räumliche Absicherung dorsal und lateral (Abb. 9.11, Kap. 9.2).

- Gewichtsverlagerung nach lateral, initiiert über Approximation am Handballen. Beachtet werden muss, dass bei Aufliegen des anderen Armes auf dem Oberschenkel des Therapeuten die Seitwärtsverlagerung weiterlaufend zu mehr Abduktion in der Schulter führt. Bei Gewichtsverlagerung nach lateral/dorsal weiterlaufend stärkere Rumpfrotation (Abb. 11.5).
- Gewichtsverlagerung nach lateral in Kombination mit Stützaktivität, fazilitiert durch einen Druck-Stauch-Impuls (Abb. 11.6, s. auch Kap. 9.1).

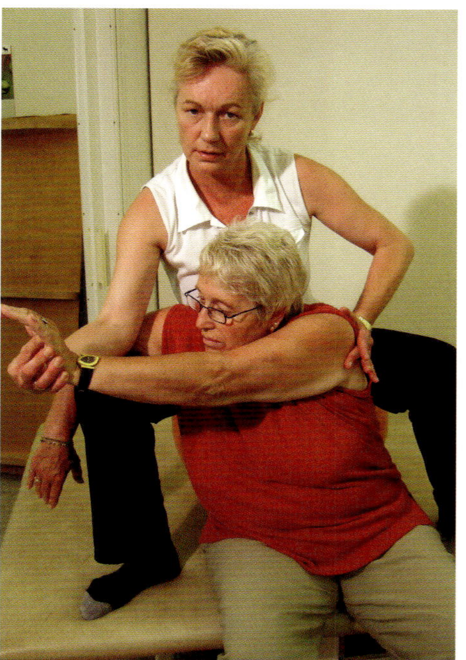

Abb. 11.5

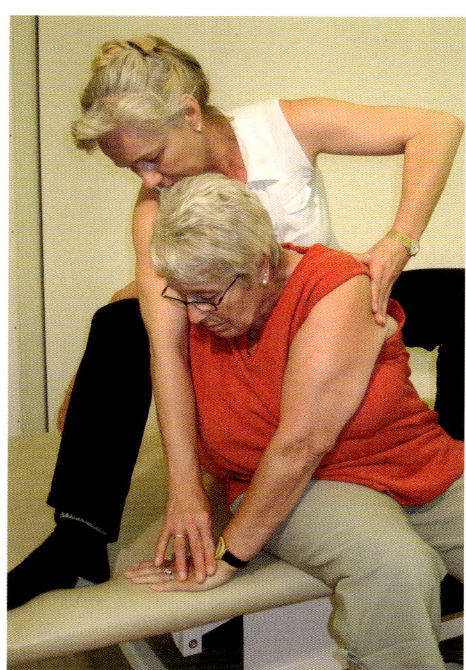

Abb. 11.6

- Variante: Beide Hände stützen an der gleichen Seite. Im Wechsel in Kombination mit leichter Rumpfrotation den Druck auf der rechten/linken Hand verstärken.

- Erleichterung der Gewichtsverlagerung nach lateral mit übereinandergeschlagenen Beinen. Diese ASTE ist besonders gut geeignet, um einer pathologischen Lateralflexion des Rumpfes entgegenzuwirken (Abb. 11.7–11.8).

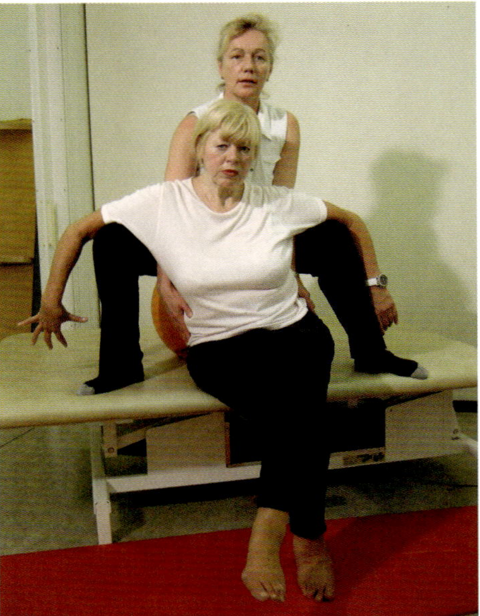

Abb. 11.7: Gewichtsverlagerung nach rechts.

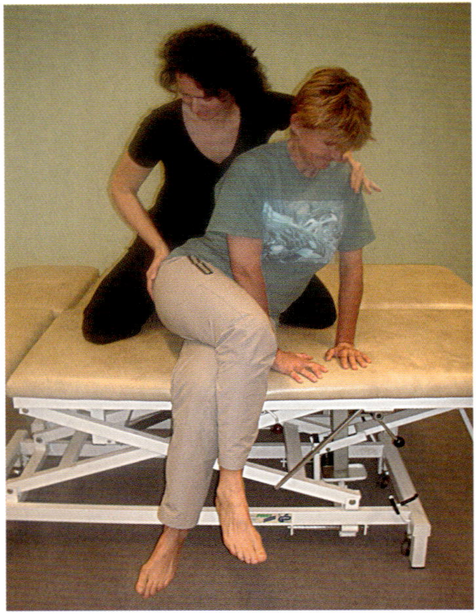

Abb. 11.8: Kombination kurze Seite/ lange Seite mit Stützaktivität der Arme.

- ASTE: Gewichtsverlagerung nach ventral und lateral mit den gefalteten Händen des Patienten auf der Schulter des Therapeuten. Wechsel zwischen geschlossener und offener kinetischer Kette, z. B. „Arme kurz von der Schulter lösen!" oder „Arme über den Kopf des Therapeuten auf die andere Schulter legen!" (Abb. 11.9).

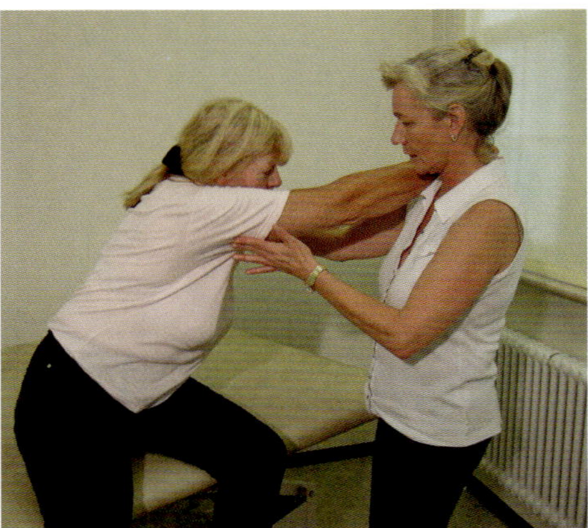

Abb. 11.9

- Gewichtsverlagerung in Kombination mit Stützaktivität auf der Bank bzw. an der Schulter des Therapeuten (Bewegungsauftrag: „Schieben Sie mich weg!", Abb. 11.10–11).

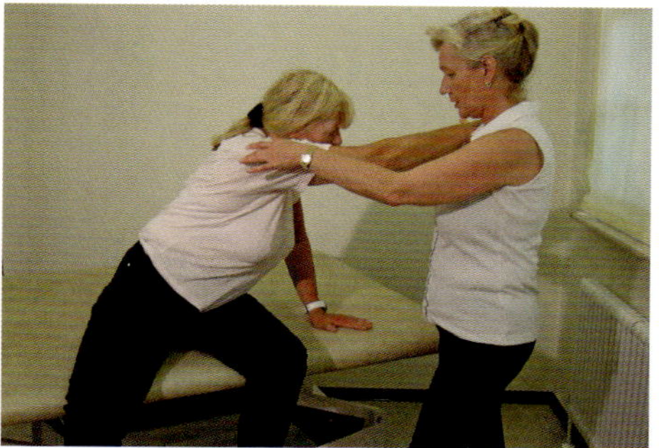

Abb. 11.10

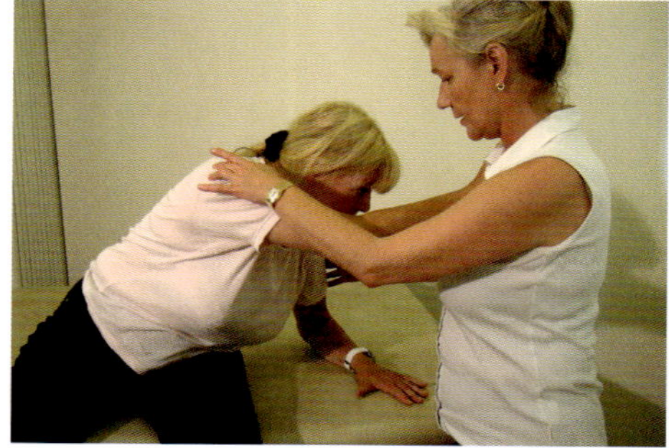

Abb. 11.11: Übergang in den Unterarmstütz.

- Gewichtsverlagerung initiiert über einen Pezziball. Mit gefalteten Händen den Ball zur Seite rollen (Abb. 11.12). Stützaktivität beider Hände oder wechselseitiger Druck gegen den Ball in Kombination mit leichter Rumpfrotation (Abb. 11.13). Eine Hand stützt auf der Bank, die andere schiebt den Ball mit Druck vom Handballen nach lateral. Der Führungswiderstand vom Therapeuten kann durch Gegendruck am Ball variiert werden Durch Rollen des Balles in Richtung stützender Hand folgt weiterlaufend mehr Rumpfrotation. (Abb. 11.14).

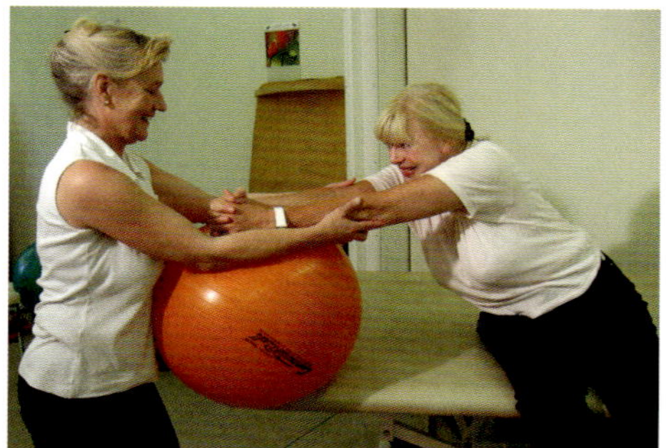

Abb. 11.12

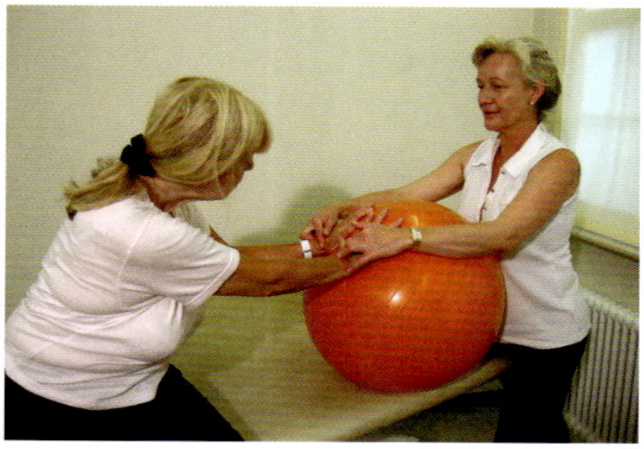

Abb. 11.13

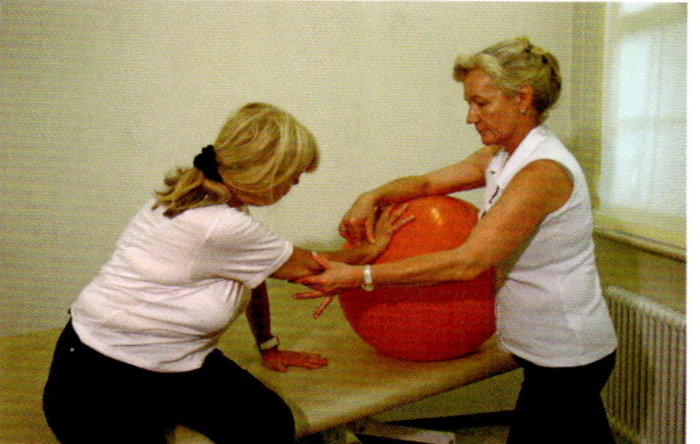

Abb. 11.14

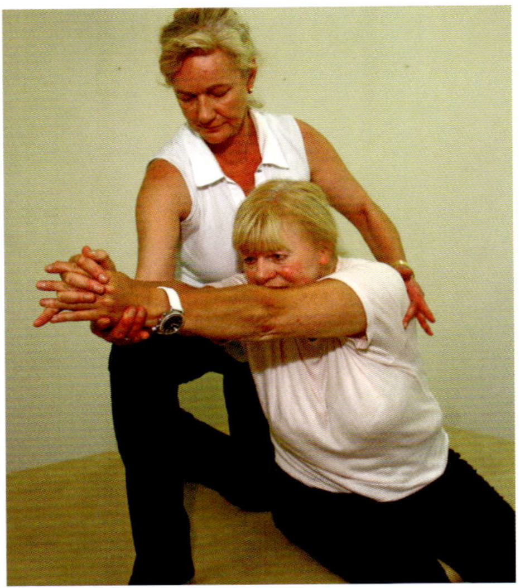

Abb. 11.15

- ASTE des Therapeuten auf der Bank hinter dem Patienten zur dorsalen Absicherung. Initiierung der Gewichtsverlagerung über bilaterales Armmuster (Abb. 11.15).

- Variante über unilaterales Armmuster mit Stützen der rechten (linken) Hand auf der Bank.

Übungen zur Verbesserung des Schinkengangs

- ASTE: Sitz auf einem Ballkissen. Gewichtsverlagerung nach lateral auch zur Vorbereitung des Schinkengangs (Abb. 11.16).

  Beckenkippung nach ventral und dorsal zur Bewegungserleichterung mit Sitz auf dem Ballkissen (Abb. 11.17).

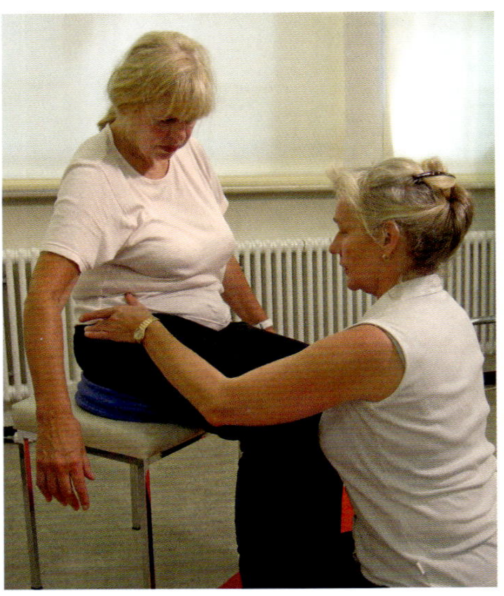

Abb. 11.16

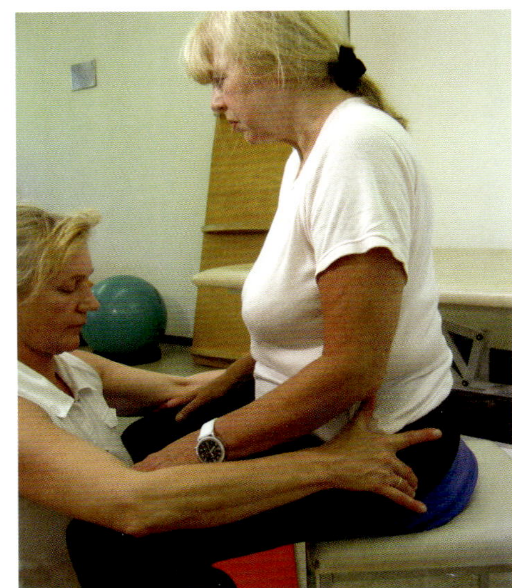

Abb. 11.17

- ASTE: Sitz auf einem Kreisel, Gewichtsverlagerung nach lateral (Abb. 11.18).

  Verlagerung nach lateral und Vorschieben der entlasteten Beckenseite (Abb. 11.19)

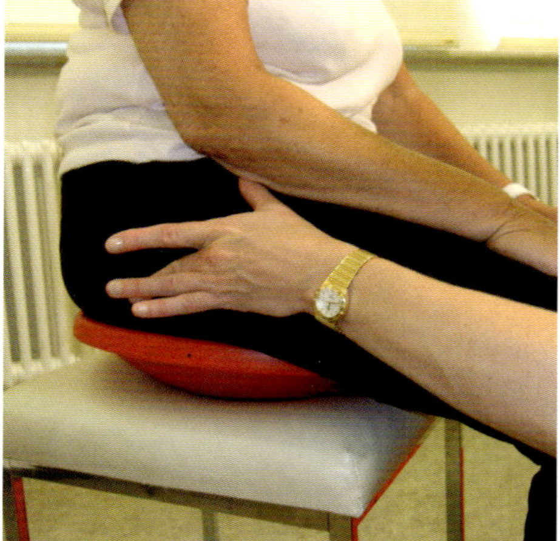

Abb. 11.18

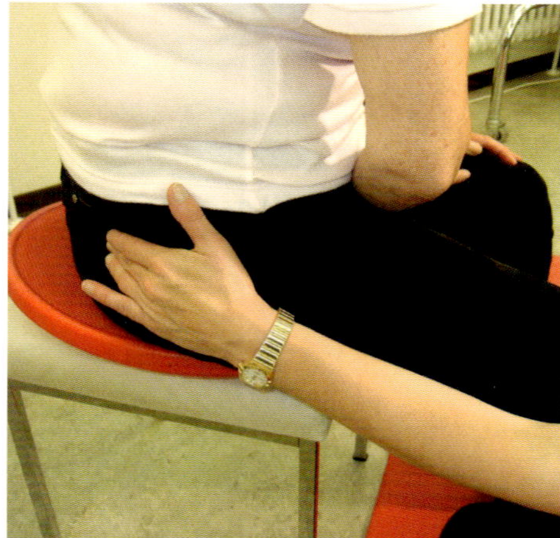

Abb. 11.19

- ASTE: Aufrechter Sitz auf einem Stuhl. Ein gefaltetes Tuch liegt unter dem Becken, die Hände halten das Tuch rechts und links.

  Wechselseitig durch Gewichtsverlagerung und Zug am Tuch eine Beckenseite leicht anheben, der Kopf leitet die Bewegung ein (Abb. 11.20).

- ASTE: s. Abb. 11.20. Das Becken so weit anheben, dass das Tuch nach hinten und vorne durchgezogen werden kann (Abb. 11.21).

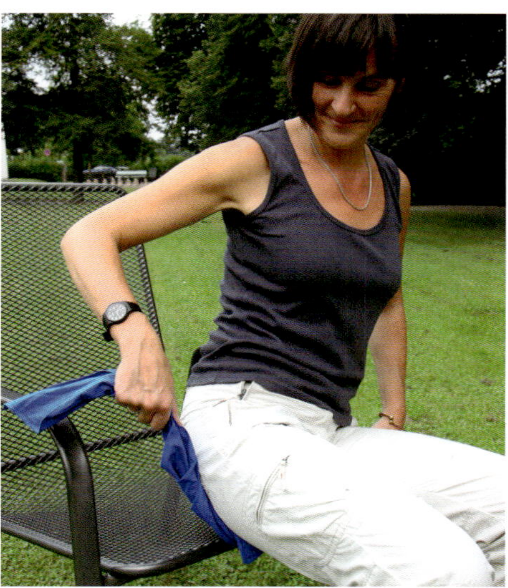

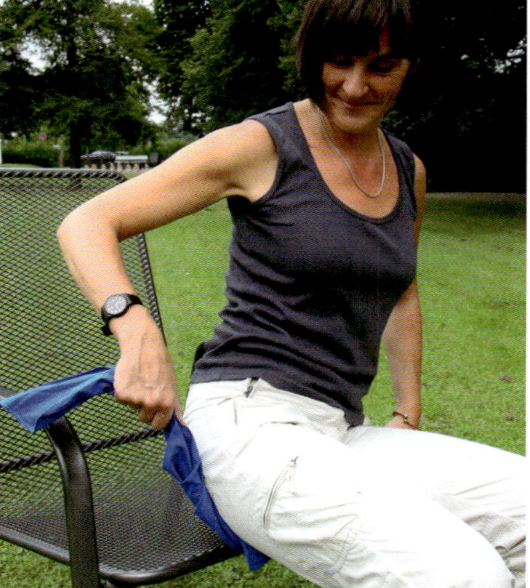

Abb. 11.20

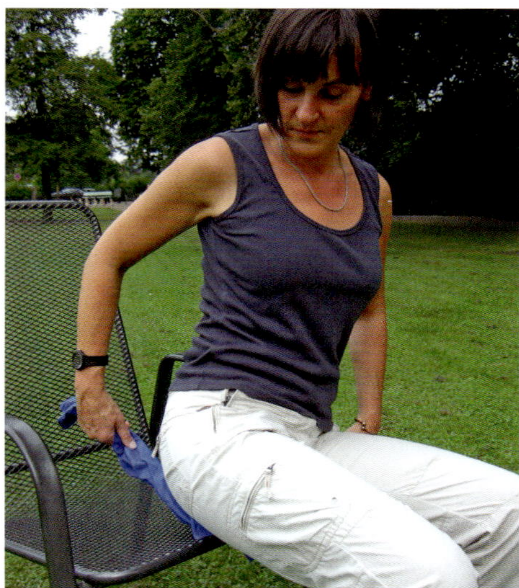

Abb. 11.21

11.3 BEWEGUNGSÜBERGANG SITZ-STAND, ÜBUNGEN IM STAND

Vor dem Aufstehen erfolgt möglichst über den Schinkengang eine Verlagerung nach vorne an die Stuhlkante. Bei Pro- oder Retropulsionsneigung sind die Beine des Patienten in Schrittstellung, bei Lateralflexionsneigung ist der Parallelstand (etwa beckenbreit) günstiger. Bei der richtigen Fußposition ist darauf zu achten, dass die Füße etwas hinter den Knien stehen. Der Bewegungsübergang zum Stand, bzw. zurück in die ASTE, muss über Rumpfflexion (Verlagerung des Körperschwerpunktes zur Unterstützungsfläche) und anschließendes Anheben des Beckens initiiert werden. Je niedriger die Sitzfläche, desto mehr Schwerpunktverlagerung nach vorn ist erforderlich. Dies reguliert die Gleichmäßigkeit der Bewegung und erleichtert sie (Abb. 11.22–23).

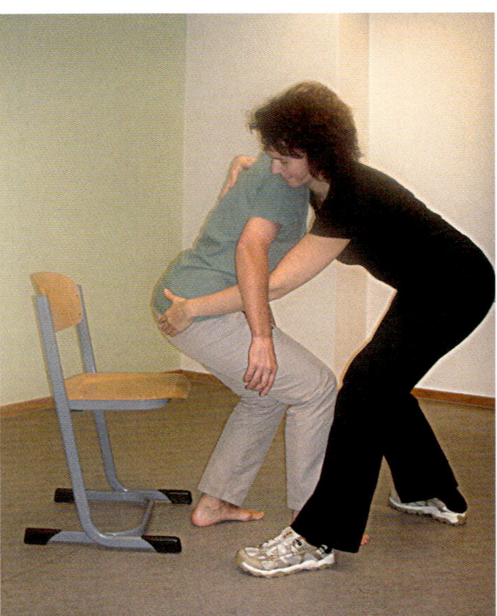

Abb. 11.22: Mit viel Unterstützung an Becken und Scapula.

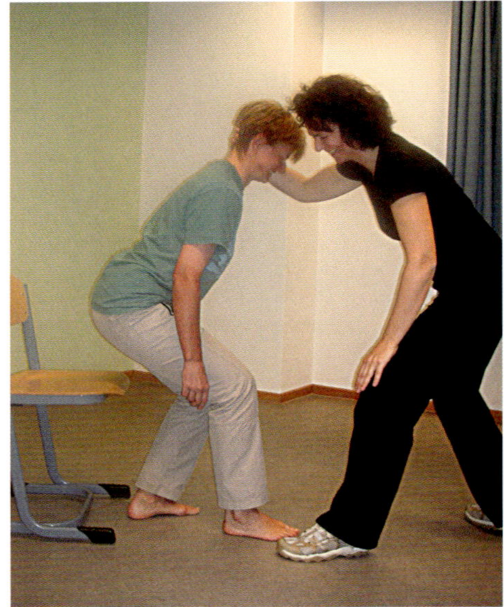

Abb. 11.23: Gewichtsverlagerung nach ventral über Kopfflexion initiiert.

Übungen im Stand

Besteht die Gefahr, dass der Patient infolge Fallneigung oder Haltungsveränderungen stürzen könnte, so bietet sich zunächst das Stehen (frontal oder seitlich) in Schritt- oder Grätschstellung der Beine an einer höhenverstellbaren Bank an. In Abhängigkeit von der Symptomatik wird durch langsame Verkleinerung der Unterstützungsfläche der freie Stand angestrebt (Abb. 11.24–25).

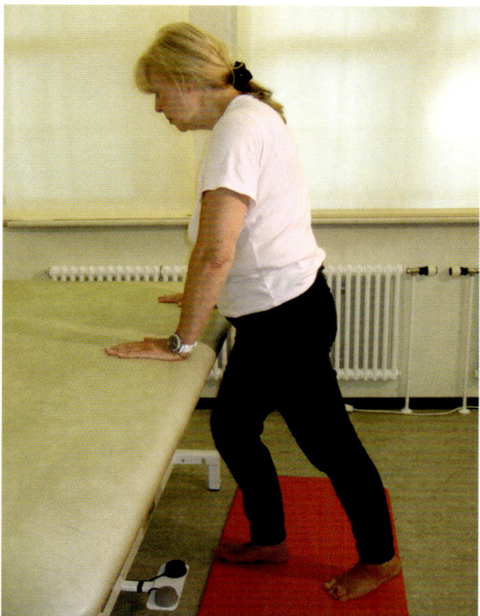

Abb. 11.24: Gewichtsverlagerung in Kombination mit Stützaktivität.

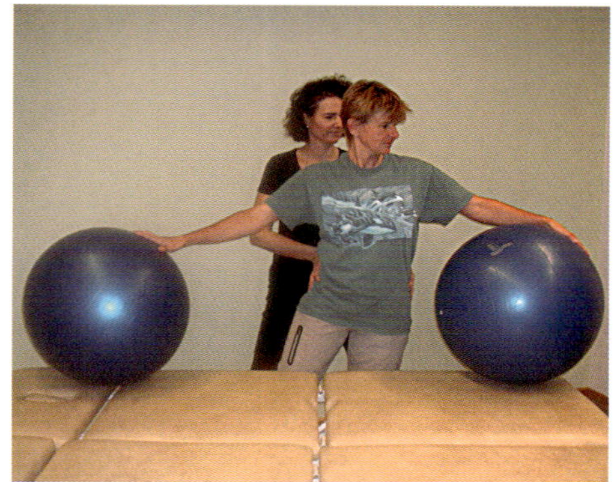

Abb. 11.25: Gewichtsverlagerung initiiert über Rollen der Bälle nach rechts/links.

Übungsbeispiele im freien Stand:

- Schrittfolgen auf der Stelle und in der Vorwärtsbewegung auch kombiniert mit Drehbewegungen.
- Schutzschritttraining nach vorn und zur Seite (Abb. 11.3 und Abb. 11.4).
- Tandem- und Einbeinstand mit und ohne Unterstützung.
- Stand auf einer weichen Unterlage (z. B. Schaumstoffmatte).
- Vom Stuhl aufstehen, eine vorgegebene Strecke vorwärts gehen, Drehen, zum Stuhl zurückgehen und nach Drehung wieder hinsetzen.
- Einen Luftballon mit der Handinnenfläche, dem Handrücken oder verschiedener Finger in Bewegung halten.
- Einen Luftballon mit Hilfe eines Federballschlägers einem Partner zuwerfen oder in der Luft halten.
- Einen Ball (Zeitlupen- oder Gymnastikball) prellen und auffangen.
- Einen Holzbalken (ca. 10 cm breit, 40 cm lang, 5 cm hoch) vorwärts/seitwärts übersteigen. Mit beiden parallel stehenden Beinen (Fersen- oder Vorfußbelastung), in Schrittstellung oder auf einem Bein auf dem Holzbalken balancieren.

11.4 BEWEGUNGSÜBERGANG STAND-VIERFÜSSLER, ÜBUNGEN UND BEWEGUNGSÜBERGÄNGE IM VIERFÜSSLERSTAND

Der Bewegungsübergang vom Stand in den Vierfüßlerstand auf den Boden (bzw. umgekehrt) kann über Halbkniestand-Kniestand eingeleitet werden. Günstig ist es, einen Hocker seitlich oder vor den Patienten zu stellen, auf dem dieser sich abstützen kann.

Übungen und Bewegungsübergänge im Vierfüßlerstand

- Verkleinerung der Unterstützungsfläche durch Anheben eines Armes (Abb. 11.26). Rumpfrotation nach links (Abb. 11.27).

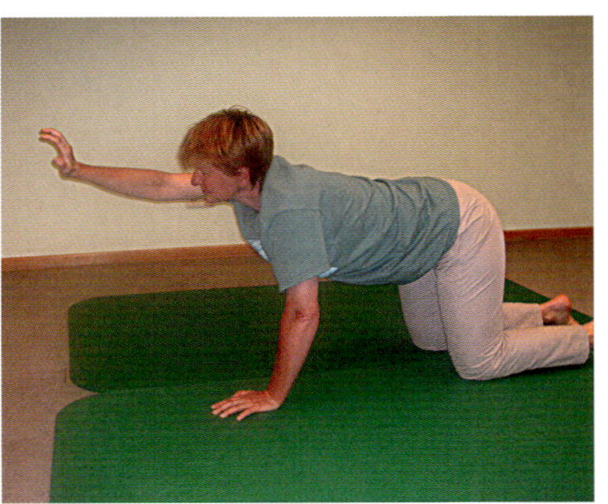

Abb.11.26

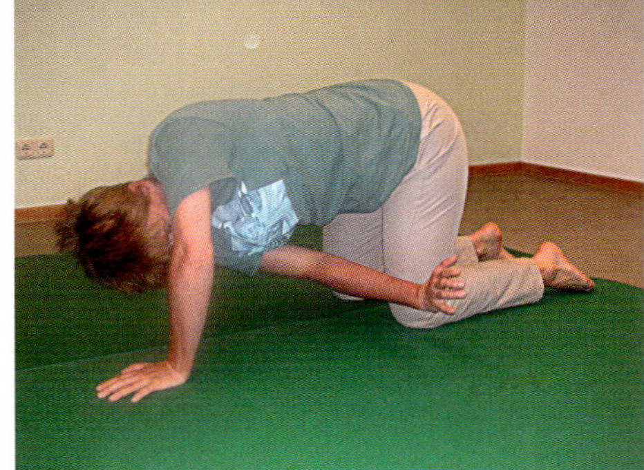

Abb. 11.27

- Beide Hände stützen gleichzeitig oder mit wechselndem Druck rechts/links auf dem Ballkissen. Als Steigerung den entlasteten Arm lösen bzw. anheben. Desgleichen mit unterer Extremität oder in Kombination mit Armvarianten zur Verkleinerung der Unterstützungsfläche (Abb. 11.28).

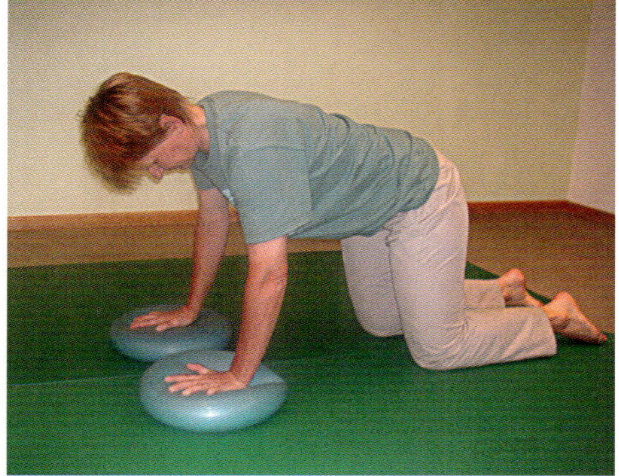

Abb. 11.28

Bewegungsübergang Bauchlage/Vierfüßlerstand

- ASTE: Bauchlage mit Unterarmstütz beidseits. Den Kopf nach links drehen und das linke Bein in Hüft- und Kniegelenk beugen und seitlich hochziehen Anschließend den Druck auf den rechten Unterarm verstärken, das Gewicht nach links verlagern und das rechte Bein heranziehen. Die Unterschenkel etwa beckenbreit aufstellen (Abb. 11.29–30).

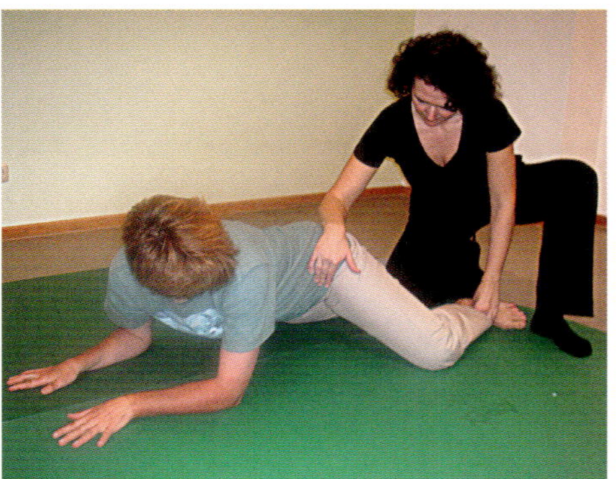

Abb. 11.29

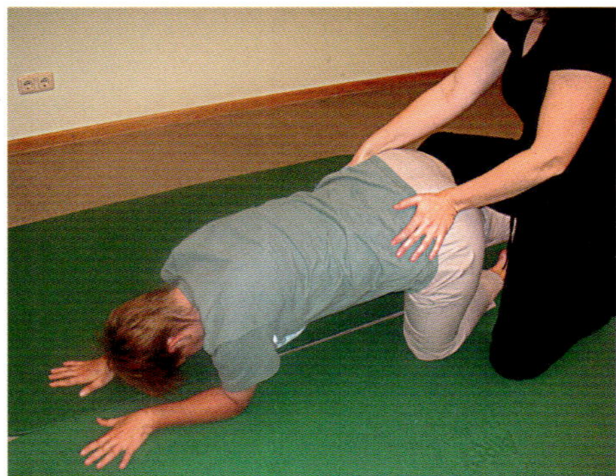

Abb. 11.30

Bewegungsübergang Seitenlage/Seitsitz/Vierfüßlerstand

- ASTE: Seitenlage links (rechts) beide Beine beugen, rechte (linke) Hand stützt vor dem Körper, unten liegender Arm in Extension und Abduktion.
- Das Gewicht so weit auf die vor dem Körper stützende rechte (linke) Hand verlagern, dass durch eine Drehung des Rumpfes in Richtung Boden der linke (rechte) Unterarm aufstützen kann (der Ellenbogen sollte unterhalb der Schulter stehen). Anschließend erneut das Gewicht auf die rechte (linke) Hand verlagern und den linken (rechten) Arm strecken (Seitsitz, Abb. 11.31). Fazilitation am Becken (Abb. 11.32), den Druck auf beide Hände verstärken und durch Anheben des Beckens in den Vierfüßlerstand kommen (Abb. 11.33).

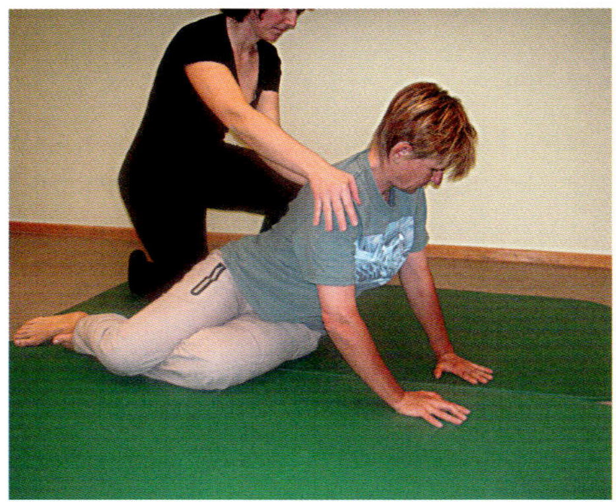

Abb. 11.31

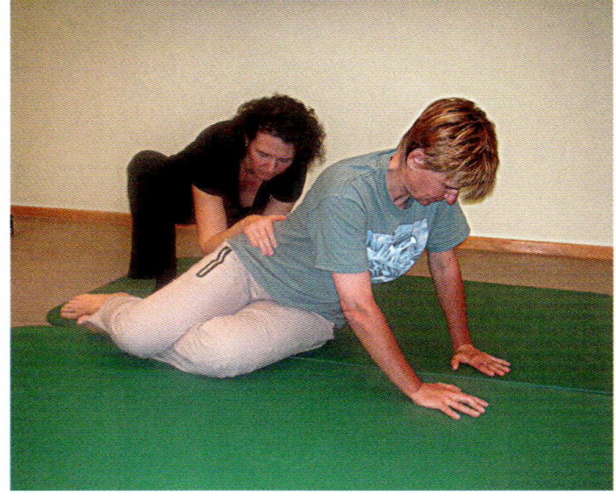

Abb. 11.32

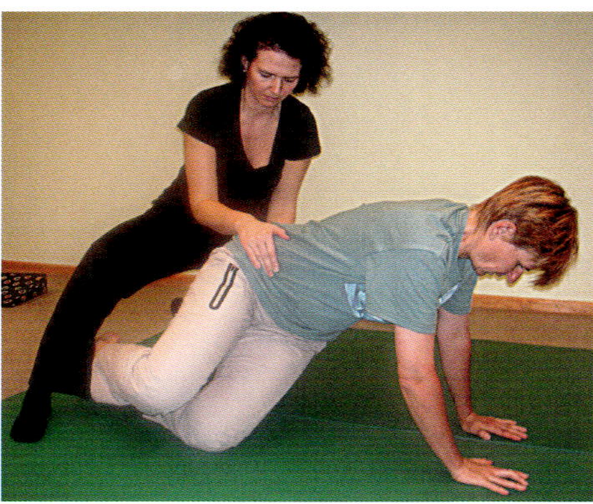

Abb. 11.33

Bewegungsübergang Langsitz/Vierfüßlerstand

- s. Abb. 10.53–54, Kap. 10.9.

11.5 GLEICHGEWICHTS-SCHULUNG AUF MOBILER UNTERLAGE

Die Gleichgewichtsschulung und das Schulen motorischer Reaktionsfähigkeit auf mobiler Unterlage bieten einen größeren propriozeptiven Reiz für den Patienten und stellen somit höhere Anforderungen an die Wahrnehmung. Ebenso beinhaltet diese stets auch eine Verbesserung der Stellreaktionen und mobilisierende Aspekte sowie eine Kombination von Kraft- und Gleichgewichtstraining. Bezüglich der Bewegungsdiagnostik macht es auch feine Bewegungsstörungen sichtbar. Das Üben auf mobiler Unterlage bietet die Möglichkeit, je nach Initiierung des Bewegungsablaufes durch den Therapeuten und Art des Bewegungsauftrages, dem Patienten die Bewegung zu erleichtern oder zu erschweren. Zum Beispiel verlangt eine Limitierung der Bewegung (z. B. „In der Körpermitte bleiben!“) intensivere muskuläre Haltearbeit vom Patienten.

Beispiele für Übungsgeräte

- Weiche Unterstützungsflächen wie z. B. Matten, Balance Pad oder Kissen verschiedener Stärke und Materialien.
- Schaukelbrett und Kippbrettchen bieten zwar eine feste, dennoch wackelige Unterstützungsfläche. Das Schaukelbrett hat aufgrund seiner Größe den Vorteil, dass es leichter in verschiedenen Ausgangsstellungen mit unterschiedlicher Zielsetzung eingesetzt werden kann (z. B.: Rückenlage, Seitenlage, Vierfüßler- und Kniestand, Stand).
- Das Besondere des Pezziballs sind die Elastizität und die Kugelform, wodurch die Balance permanent gefährdet ist, obwohl das Körpergewicht über einer relativ großen Unterstützungsfläche verteilt ist. Bei noch zu großer Instabilität kann auch eine zusätzliche Ballschale eingesetzt werden. Das Üben mit dem Ball bietet Lösungen für Bewegungsprobleme, die anderweitig nicht so erfolgreich, einfach und spielerisch der Therapie zugänglich gemacht werden können.
- Mit der Therapierolle kann der Therapeut Bewegungen durch eigene Gewichtsverlagerung initiieren, da Therapeut und Patient z. B. hintereinander auf der Rolle sitzen können. Weitere alternative ASTE sind z. B.: Bauchlage, Vierfüßlerstand, Kniestand oder Langsitz. Voraussetzung ist, dass der Therapeut den Patienten jederzeit ausreichend sichern kann!
- Der Kreisel bietet eine größere Mobilität bei kleinerer Unterstützungsfläche. Mögliche ASTE sind Stand, Sitzen auf dem Kreisel (Abb. 11.18–11.19, Kap. 11.2) mit Bodenkontakt der Füße, Vierfüßlerstand mit Abstützen der Hände auf einem oder zwei Kreisel, Einbeinkniestand mit Stand eines Fußes auf einem Kreisel.

- Das Ballkissen kann ähnlich wie der Kreisel eingesetzt werden. Durch sein weiches Material bietet sich auch eine Unterlagerung von Becken- und/oder Schultergürtel (Abb. 8.5–8.7 und Abb. 9.4–9.10) an, wodurch dann auch in der Rückenlage eine größere Mobilität gegeben ist.
- Das sanfte Auf- und Abfedern auf dem Trampolin erzeugt einen starken propriozeptiven Reiz, fördert somit die Balancefähigkeit und Wahrnehmung. Zusätzlich werden Kraft, Ausdauer, Mobilität geschult und das Lymphsystem stimuliert. Ebenso führt die Atemvertiefung zu positiven Effekten des Stoffwechsels und der Sauerstoffversorgung in den Zellen.

  Beim Stand auf dem Trampolin kann der Therapeut auf dem Rand stehend den Patienten über taktile Reize an Becken oder Sternum/Scapulae sichern und unterstützen. Weitere ASTE: Vierfüßlerstand oder Sitz bei Erhöhung des Trampolin (Teleskopbeine oder Trampolin auf eine höhenverstellbare Bank stellen). Beim eigenständigen Üben zuhause ist darauf zu achten, dass das Gerät mit einem zusätzlichen Haltegriff ausgestattet ist.
- Apparategestütztes Training mit Teilkörper- und Ganzkörpervibrationen (HRT = Haptische Resonanz-Therapie). Durch oszillierende Bewegungen einer Standplattform werden bei der Vibration in Frequenz und Amplitude modulierbare propriozeptive Reize gesetzt, die zu unwillkürlichen isometrischen Kokontraktionen der Muskulatur führen. Die Industrie bietet Geräte mit niedrig-frequenten, nicht-rhythmischen Reizen sowie Geräte mit höheren rhythmischen Frequenzen (z. B. Zeptor, Galileo, Posturomed) an.
- Die Physiorolle (Abb. 11.34) bietet eine gute Alternative zum Pezziball und zur Therapierolle, da sie leicht zu transportieren ist und somit auch im Hausbesuch eingesetzt werden kann. Ihre Form hat den großen Vorteil, dass beim Sitz (ähnlich einem Pferderücken) die Beckenkippung nach dorsal/ventral und lateral erleichtert wird und somit die Aufrichtung leichter zu initiieren ist. Eine alternative Ausgangsstellung ist die Bauchlage.

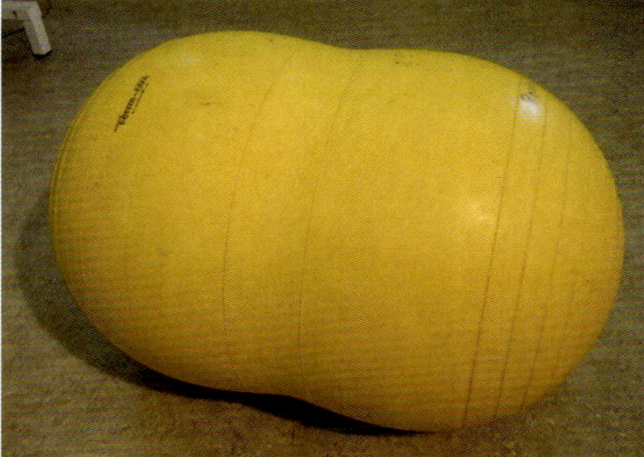

Abb. 11.34

Übungsbeispiele

- Schaukelbrett (Abb. 11.35–38)

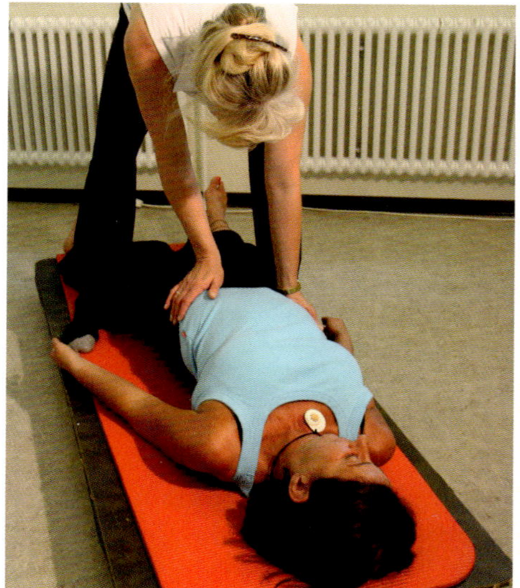

Abb. 11.35: Seitwärtsverlagerung initiiert über Gewichtsverlagerung des Therapeuten.

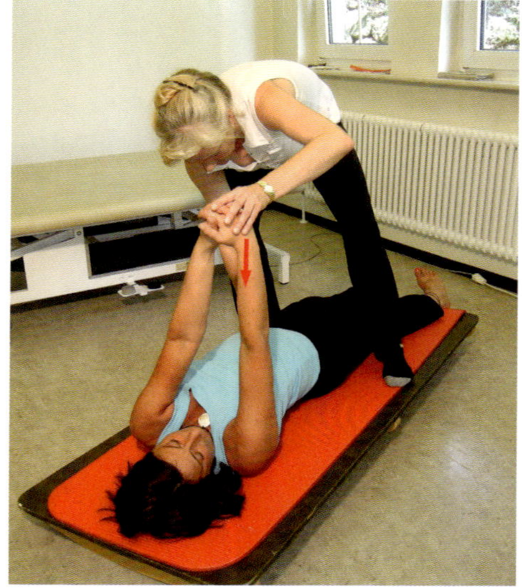

Abb. 11.36: Seitwärtsverlagerung mit Halten der gestreckten Arme in der Mitte und Approximation nach dorsal.

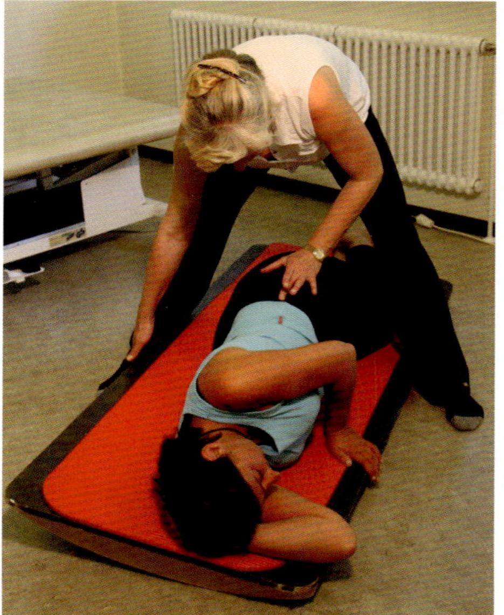

Abb. 11.37: Gewichtsverlagerung nach ventral und dorsal aus der Seitenlage führt reaktiv zu mehr Stützaktivität und muskulärer Anspannung.

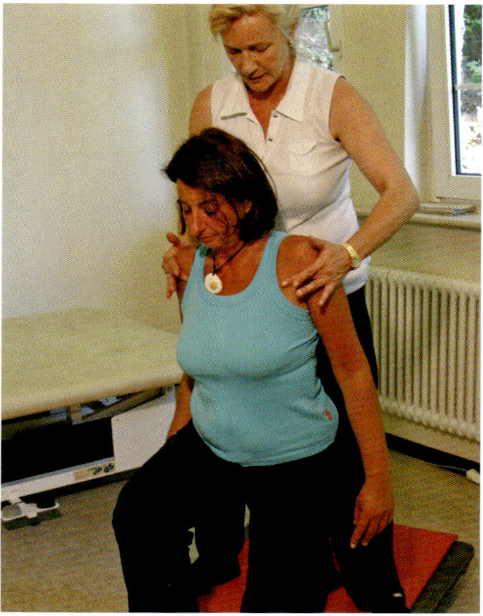

Abb. 11.38: Gewichtsverlagerung nach lateral mit Gegenrotation vom Rumpf im Einbeinkniestand.

- Pezziball (Abb. 11.39)

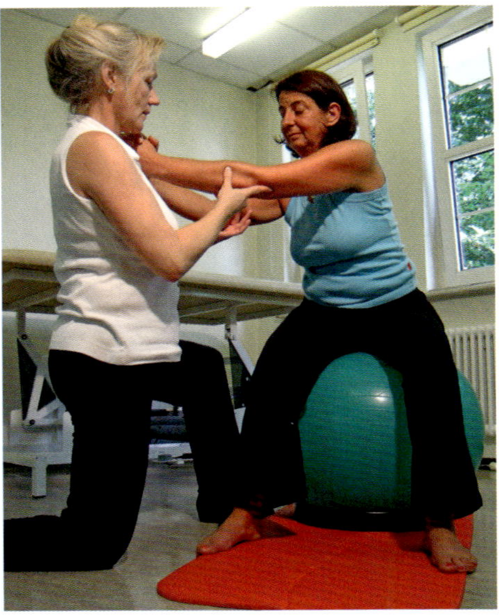

Abb. 11.39: Gewichtsverlagerung nach ventral/dorsal mit Rumpfrotation initiiert über Druck und Zug an der oberen Extremität.

- Therapierolle (Abb. 11.40–11.44)

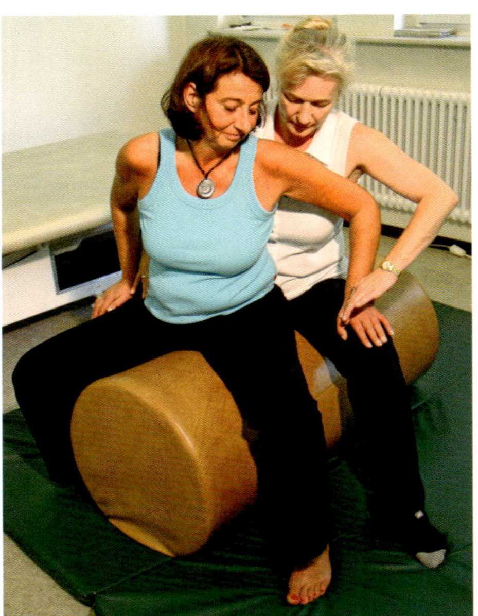

Abb. 11.40: Gewichtsverlagerung nach lateral initiiert über Druck der gegenseitigen Ferse und Stützaktivität der Hand auf dem Oberschenkel des Therapeuten.

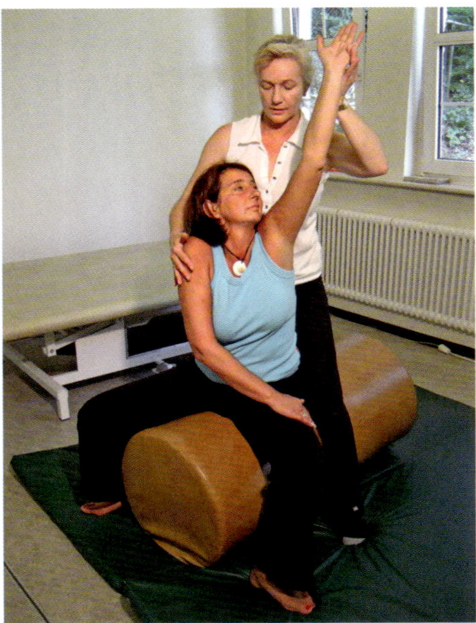

Abb. 11.41: Gewichtsverlagerung in Kombination mit Rumpfrotation und unilateralem Armpattern.

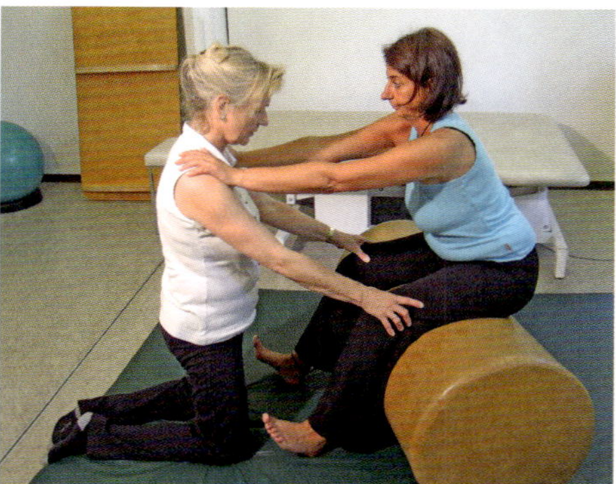

Abb. 11.42: Gewichtsverlagerung nach ventral/ dorsal initiiert über Druck und Zug von oberer und unterer Extremität.

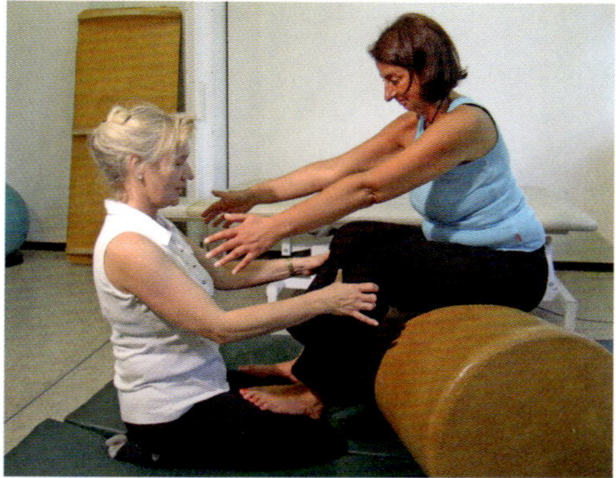

Abb. 11.43: ASTE: s. Abb. 11.42, jedoch instabiler durch Stand der Füße des Patienten auf den Oberschenkeln des Therapeuten. Gewichtsverlagerung nach dorsal initiieren über Druck von den Fersen bei gleichzeitigem taktilen Reiz an den proximalen Unterschenkeln.

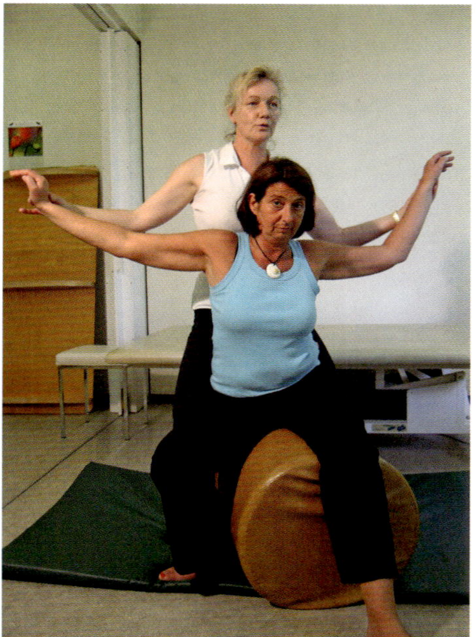

Abb. 11.44: Seitwärtsverlagerung mit Verkleinerung der Unterstützungsfläche (nur ein Bein hat Kontakt zum Boden) eingeleitet durch Druck am Handballen rechts/links, auch unilaterale Armmuster möglich.

- Trampolin (Abb. 11.45).

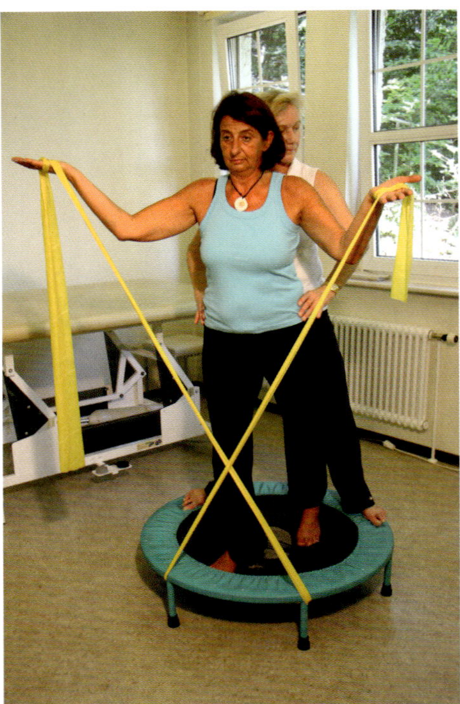

Abb. 11.45: ASTE: Patient in Schrittstellung. Gewichtsverlagerung nach ventral/dorsal in Kombination mittels Theraband und Fazilitation mittels taktiler Reize am Becken. Erweiterung durch Veränderung der ASTE (z. B. Parallelstand) und Armvarianten (uni- oder bilateral) in Kombination mit Rumpfbewegungen in Flexion, Extension und Rotation.

11

Physiotherapie bei Gangstörungen

Reinhild Vaitiekunas

12

12.1 EINFÜHRUNG

Gangstörungen sind für den Patienten erheblich behindernd und für die Umgebung sehr auffallend. Der Patient geht schwerfällig mit schlurfenden Schritten, Schrittlänge und Spurbreite sind vermindert. Untersuchungen zeigten, dass der kurzschrittige und „schlurfende" Gang von einem Defizit in der automatischen Schrittlängenregulation verursacht wird (Morris et al. 1996). Es fehlt beim Gehen die lockere reziproke Mitbewegung der Arme aufgrund der unvollständigen oder gänzlich aufgehobenen Rotation zwischen Schulter- und Beckengürtel. Auch die Verringerung des Gangtempos spielt hierbei eine entscheidende Rolle. Die beeinträchtigte Rumpfkontrolle und die Unfähigkeit, eine koordinierte Rumpfmotorik ausführen zu können, führen beim Drehen zu „en-bloc-"Bewegungen des Rumpfes. Erschwerend kommt hinzu, dass Augen- und Kopfbewegungen die Drehbewegung nicht physiologisch einleiten. Bis zu 75 % der Patienten stürzen, weil sie unfähig sind, den Körperschwerpunkt beim Drehen, Aufstehen und Bücken zu kontrollieren (Bloem et al. 2001). Das Abrollen der Füße in der Standbeinphase und das Lösen vom Boden in der Schwungbeinphase können schwach ausgeprägt sein, weshalb auch die Vorbereitung auf eine bessere Fußbelastung in die Behandlung integriert werden muss. Während der Gang- und Gleichgewichtsschulung sollte zwischendurch auch ohne Schuhe geübt werden, da die sensiblen Nerven der Fußsohlen barfuß direkt auf den Untergrund reagieren können (Equilibriumsreaktionen).

Ein besonderes Problem stellen plötzlich auftretende Bewegungsblockaden dar, die dem Parkinsonpatienten das Gefühl des Eingefrorenseins geben und deshalb als Freezing-Phänomen (Kap. 4.3.2) bezeichnet werden. Obwohl die motorischen Blockaden insbesondere beim Gehen („Freezing of gait"/FOG) auftreten, werden sie ebenso bei feinmotorischen Bewegungen, beim Sprechen oder bei Armbewegungen beobachtet. Bei Patienten mit Fluktuationen (s. Kap. 4.3.2 und 19.1) treten die Freezing-Phänomene häufiger in den off-Phasen auf.

Motorische Blockaden können auch bei atypischen Parkinson-Syndromen beobachtet werden (Kap. 5.1.3 und Kap. 22).

Freezing of Gait tritt vor allem zu Beginn einer zielgerichteten Bewegung (besonders beim Starten und Stoppen), bei Richtungswechsel (Drehen auf der Stelle), bei räumlichen Engpässen (Tunnelphänomen), in Zielnähe, an unbekannten Orten, optischen Barrieren oder in emotionalen Belastungssituationen (Zeitdruck/Angst) auf. Ausgeprägte Gangstörungen können sogar auch während des Gehens im „offenen Raum" auftreten. Vor und nach Überwindung der Blockade kann die Motorik vollkommen unauffällig sein. Schon die Unsicherheit beim Überqueren einer verkehrsreichen Straße oder die banal erscheinende Angst beim Passieren einer Tür können Auslöser sein. Der Verlust des Gangrhythmus ist möglicherweise die primär zugrunde liegende neurophysiologische Störung (Bloem et al. 2004). Trotz der Intention, gehen zu wollen, gelingt die Gewichtsverlagerung nicht und die Patienten scheinen „wie am Boden festgeklebt". Da die Füße dem nach vorn strebenden Oberkörper nicht folgen können, führt ein ungeduldiges Drängen oder Ziehen des Betroffenen zur Verstärkung der Blockade und erhöht erheblich die Sturzgefahr. Einige Betroffene erstarren in völliger Akinese („Freezing“) ohne Beinbeteiligung oder sie versuchen die Blockade durch kleine trippelnde Schritte auf der Stelle ohne Vorwärtsbewegung zu kompensieren („Trembling in Place“). Andere erreichen den Bewegungsstart, aber durch eine unwillkürliche Bewegungsbeschleunigung werden beim Gehen die Schritte immer kleiner („Festination“) und es kommt zu einer kompensatorisch zunehmenden Schrittfrequenz, die wiederum die Sturzgefahr erhöht. Diese Gangstörungen werden von der Umwelt oft falsch interpretiert und stigmatisieren die Betroffenen.

Zur Differenzierung zwischen kleinschrittigem Gang und motorischen Blockaden eignen sich u. a. der Freezing-of-Gait-Score (Ziegler et al. 2010) und die Unified Parkinson's Disease Rating Scale/Teil III (Kap. 7.2).

> *„Parkinson – das ist ... festkleben und dann loszurennen;*
> *Parkinson – das ist ... wollen, aber doch nicht können!“*
> *(Weißmeier 1990)*

Das Freezing-Phänomen schränkt den Betroffenen nicht nur in seiner Selbstständigkeit ein. Zum hohen Anteil ist es auch für folgenreiche Stürze verantwortlich, denn es kommt erschwerend hinzu, dass im Verlauf der Erkrankung die physiologischen Schutzreaktionen langsamer oder gar nicht mehr abgerufen werden können (s. Kap. 11). Da zusätzlich die innere Repräsentation der vertikalen und/oder horizontalen Raumkoordination gestört sein kann (Fries u. Liebenstund 1998), nimmt auch die Wahrnehmungsschulung einen wichtigen Stellenwert in der Therapie ein. Um die Sturzgefahr zu verringern, sind die Fähigkeit der Körperschwerpunktverlagerung und das Empfinden für die Körpermitte sehr wichtig.

Freezing hängt mit weiteren motorischen Defiziten zusammen:

- Parkinsonpatienten können nur bedingt ablaufende motorische Programme modifizieren und sie den entsprechenden situativen Bedingungen anpassen. Diese defizitäre Antizipation kann beim Gehen zu Blockaden führen, wenn der Patient nicht ausreichend einschätzen kann, welches Bewegungsprogramm im Moment angebracht ist.
- Das Initiieren von Bewegungen fällt schwer, besonders wenn impulsgebende Außenreize fehlen.
- Die Störung der Raumkoordination verstärkt die Unsicherheit.
- Auch wenn die Ausführung einzelner Bewegungssequenzen nur wenig verändert ist (z. B. isolierte Handbewegungen oder einzelne Schritte), können deutliche Probleme auftreten, wenn diese kontinuierlich miteinander verknüpft werden sollen.
- Die Schwierigkeiten beim Durchführen automatischer Bewegungen führen dazu, dass es beim Versuch, mehrere Aufgaben gleichzeitig zu bewältigen (z. B. Sprechen während des Gehens) zu einem schnelleren Einfrieren motorischer Aktivitäten kommt, deshalb sollten Dual-Task-Anforderungen in solchen Situationen vermieden werden.

Der frühestmögliche Beginn der Gangschulung und der Schulung von kompensatorischen Schutzreaktionen (s. Kap. 11) ist nötig, um regulative Fähigkeiten zur Aufrechterhaltung des Gleichgewichts und Strategien zur Bewältigung von Gangproblemen mit besserem Erfolg einüben zu können.

Parkinsonpatienten sind zur Durchbrechung ihrer Bewegungsblockaden auf äußere Reize angewiesen. Extero- und propriozeptive Stimulationen sind daher zur Initiierung und Aufrechterhaltung von motorischen Programmen eine wichtige Hilfe (s. Kap. 12.2.2). Egal welche Anti-Freezing-Strategie der Patient erlernt, sie sollten individuell auf seine Bedürfnisse abgestimmt und zur Selbstständigkeit beitragen.

Stress, insbesondere bezogen auf den Zeitfaktor, sollte vermieden werden.

Sowohl in der Einzelbehandlung als auch in der Gruppenbehandlung muss zu jeder Zeit vom Therapeuten eine sofortige Hilfestellung bei Sturzgefahr des Patienten gewährleistet sein. Die Gangschulung sollte zu Beginn möglichst in einem großen Raum durchgeführt werden, hilfreich sind visuelle Reize zur optischen Strukturierung mittels bunten Klebestreifen auf dem Boden, Seilen, Keulen oder Reifen. Auch ein auf die individuellen Probleme des Patienten abgestimmter Übungsparcours (s. Abb. 12.7–8) ist geeignet. Wichtig ist die Gestaltung lebensnaher Situationen, z. B. ein oft zu enges Krankenzimmer, die eigene Wohnsituation (Hausbesuch) oder das Üben im Freien (verkehrsreiche Straße, Ampel, Drehtür etc.). Ist ein Hausbesuch nicht möglich, kann man einen Lageplan der Wohnung oder anderer vertrauter Umgebungen anfertigen und die Stellen kennzeichnen, die Probleme bereiten. Beim Umsetzen der Strategien und Erproben der Hilfsmittel ist, gerade im fortgeschrittenen Stadium wegen des Nachlassens der kognitiven Leistungsfähigkeit, der Einbezug der Angehörigen und des Pflegepersonals in die Behandlung sehr wichtig.

Zusätzlich sollten für die Verlaufskontrolle die benötigte Zeit und die Anzahl der Schritte für eine bestimmte Wegstrecke vermerkt werden (Timed-Walking-Tests/ Kap. 7.2). Um die Wirksamkeit akustischer Hilfen zu prüfen, kann die Gehstrecke ohne und mit akustischer Vorgabe (z. B. Metronom, Tamburin oder Klatschen) absolviert werden.

Viele bereits aufgeführte Behandlungstechniken zur Mobilisation (s. Kap. 9), bzw. Beeinflussung der Tonussitution (s. Kap. 8) und der Bradykinese (s. Kap. 10) dienen auch der Vorbereitung auf die Gangschule. Bei Gleichgewichtsproblemen und Sturzgefahr des Patienten muss selbstverständlich präventiv auch das wiederholte Einüben von kompensatorischen Schutzschritten und die Schulung von Gleichgewichtsreaktionen (s. Kap. 11) in die Behandlung integriert sein.

12.2 ZIELE DER GANGSCHULUNG

- Verbesserung der Körperhaltung und der koordinierten Rumpfmotorik (s. Kap. 12.2.1)
- Erleichterung des Bewegungsstartes/Bewältigungsstrategien bei Freezing (s. Kap. 12.2.2)
- Beeinflussung der Schrittlänge und des Gangtempos (s. Kap. 12.2.3)
- Gehen bei gleichzeitigem Ablauf weiterer motorischer Programme (s. Kap. 12.2.4)
- Training des Treppensteigens (s. Kap. 12.2.5)
- Auswahl optimaler Gehhilfen (s. Kap. 12.2.6).

12.2.1 Verbesserung der Körperhaltung und der koordinierten Rumpfmotorik

Die Unfähigkeit, aufrecht stehen und gehen zu können, erschwert Alltagsaktivitäten wie Tragen von Gegenständen oder Treppensteigen, verkürzt die Gehstrecke und erhöht die Sturzgefahr (Ceballos-Baumann und Ebersbach 2008). Zudem ist die aufrechte Körperhaltung Voraussetzung für eine koordinierte Rumpfmotorik, da in kyphosierter Stellung keine Rotation möglich ist. So kann der Patient mit gebeugtem Rumpf keinen physiologischen Armschwung ausführen. Zu berücksichtigen ist auch, dass der Armschwung in Abhängigkeit vom Gangtempo sehr stark variiert und bei sehr langsamem Gehen völlig erlischt. Einen zusätzlichen Einfluss auf die beeinträchtigte Rumpfkontrolle nimmt die Stellung des Kopfes (Kopfkontrolle). Schwierigkeiten bei der Einleitung der Rumpfaktivitäten durch die Augen- Kopfbewegungen erschweren das Gehen und das Halten des Gleichgewichtes. Veränderungen der Körperhaltung (z. B. eine starke Propulsionsneigung des Rumpfes) beeinflussen die Blickmotorik und führen zu zusätzlichen Unsicherheiten.

Therapeutische Schwerpunkte sind die Verbesserung der Kraftdefizite, Dehnung der Antagonisten, Mobilisation, Symmetrie- und Haltungsschulung (s. Kap. 9) und die Verbesserung der axialen Apraxie (s. Kap. 10.1).

Folgende Maßnahmen unterstützen das Bewusstmachen der Schwerpunktverlagerung und die Erleichterung der Rumpfaufrichtung:

- Bei Propulsionsneigung flache Schuhe tragen und die Armgewichte übergangsweise nach hinten verlagern (z. B. die Hände in die Taille stützen oder hinter dem Rücken falten). Ein kleiner Rucksack oder ein Kinesiologie-Tape kann als sensorischer Reiz die Aufrichtung des Oberkörpers erleichtern.

- Bei Retropulsionsneigung sind eine leichte Absatzerhöhung (z. B. Fersenschoner in die Schuhe legen) und die Verlagerung der Armgewichte nach vorn (Hände vor dem Körper falten oder Arme verschränken) sinnvoll. Zur Aufrechterhaltung der Körpermitte kann das Tragen eines Rucksackes vorn am Rumpf sinnvoll sein.
- Intensive Fußarbeit in der jeweiligen Standbeinphase mit Gewichtsverlagerung nach vorn, hinten und zur Seite.
- Bei Gewichtsverlagerung auf die Fußspitzen vor dem ersten Schritt zunächst zurückverlagern zur Körpermitte und entspannt stehen (Wahrnehmung).
- Kann der Patient die Rumpfaufrichtung nur kurzfristig beibehalten, sollte (auch ohne bestehende Fallneigung) der Einsatz eines hohen Rollator (s. Abb. 12.10) in Betracht gezogen werden. Dieser kann übergangsweise dabei helfen, das Gefühl für die Körpermitte wiederzuerlangen.

Propriozeptive Stimulationsmöglichkeiten während des Gehens:

- Zur Unterstützung der Aufrichtung liegt eine Hand des Therapeuten flächig am Sternum, die andere zwischen den Schulterblättern, die Fingerspitzen zeigen jeweils nach kaudal. Die ventral liegende Hand gibt einen leichten Druck nach schräg kranial, die dorsale Hand nach schräg kaudal. Diese Grifftechnik kann auch beim Gehen zur Stimulation der Rumpfrotation genutzt werden (Abb. 12.1).

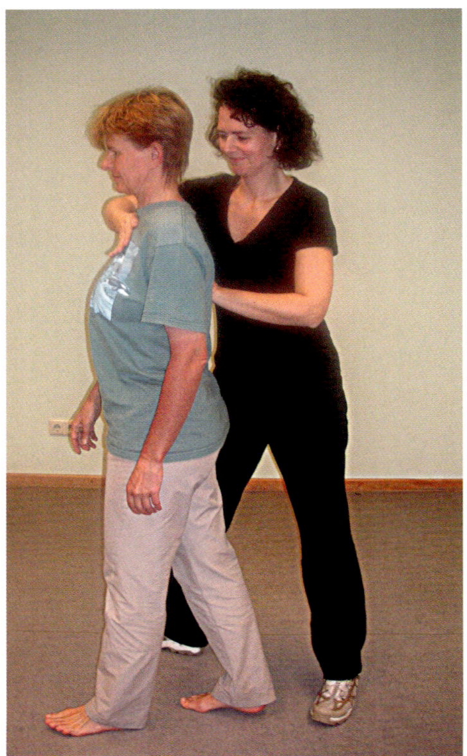

Abb. 12.1

- Start mit dem rechten/linken Fuß auf Kommando. Der Therapeut geht hinter dem Patienten, gibt eine Approximation an der standbeinseitigen Beckenhälfte und einen kurzen Dehnreiz an der spielbeinseitigen Beckenhälfte nach hinten unten (Abb. 12.2).

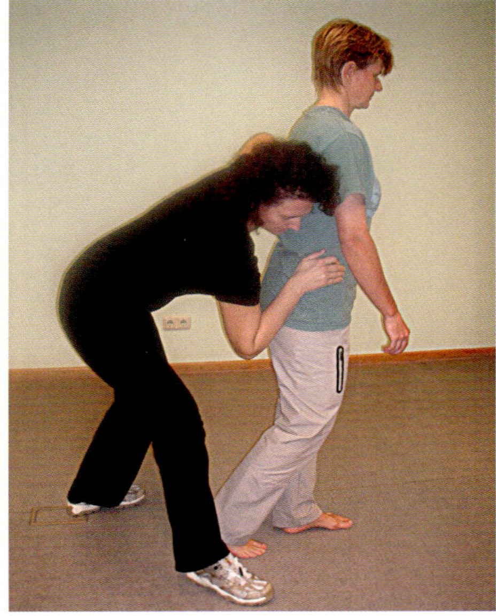

Abb. 12.2

- Der Therapeut geht hinter dem Patienten und dreht den Schultergürtel auf der Standbeinseite leicht nach vorn, auf der Spielbeinseite nach hinten (Abb. 12.3).

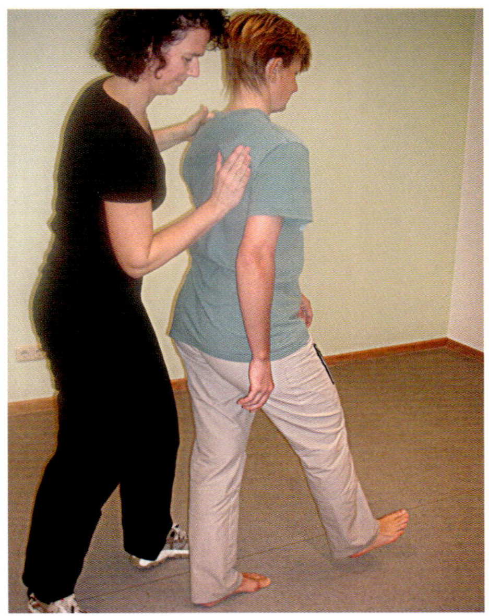

Abb. 12.3

- Pat. in Schrittstellung, der Therapeut steht vor dem Patienten und hält dessen Hände bei überkreuzten Armen. Jeden Schritt einleiten durch Vorziehen des standbeinseitigen Armes und Zurückschieben des spielbeinseitigen Armes. Diese ASTE ist besonders gut geeignet, um Richtungswechsel einzuleiten (Abb. 12.4).

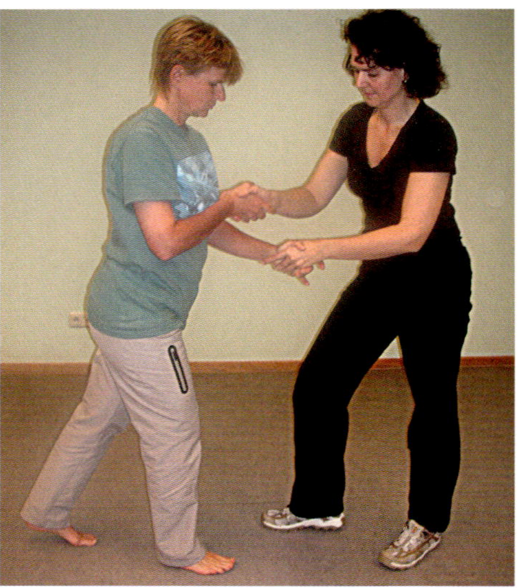

Abb. 12.4

- Beim Stand vor dem Patienten mit deutlichem Freezing ist häufig neben dem propriozeptiven Reiz ein zusätzliches Kommando notwendig, da der Therapeut für den Patienten einen „Engpass" darstellt. Sollte der akustische Reiz nicht ausreichen, so ist es hilfreich, dem Pat. den Bewegungsauftrag zu geben: „Versuchen Sie, auf meinen Fuß zu tippen". Dies stellt eine Alternative für Angehörige und Pflegepersonal dar, wenn andere Freezingstrategien erfolglos sind (Abb. 12.5).

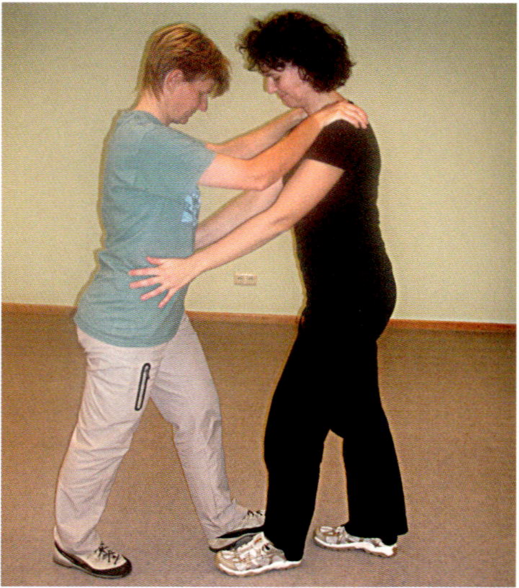

Abb. 12.5

12.2.2 Erleichterung des Bewegungsstarts, Bewältigungsstrategien bei Freezing

Häufig kann man bei Patienten mit Freezing-Phänomen beobachten, dass sie aus Unsicherheit mit einer breiten Basis stehen. Dies erschwert jedoch das Initiieren des ersten Schrittes und verstärkt das Gefühl des „Festklebens". Deshalb ist vor dem ersten Schritt eine Verkleinerung der Unterstützungsfläche (etwa beckenbreit) notwendig. Dies erfolgt durch die bewusste Verlagerung des Körperschwerpunktes zur Seite, um das entlastete Bein näher heranstellen zu können. Bemerkenswert ist auch, dass Startschwierigkeiten äußerst selten beim Rückwärtsgehen auftreten, möglicherweise, weil hier die Konzentration gesteigert ist. Das fließende Rückwärtsgehen ist allerdings häufig schwierig, da die gestörte räumliche Koordination und die schlechte Kopfkontrolle Unsicherheiten beim Patienten auslösen. Das Gleiche gilt für das Gehen zur Seite, weshalb auch hier zunächst räumliche Orientierungshilfen geschaffen werden müssen (z. B. an einem Seil oder einer Linie entlang gehen).

Nach Möglichkeit sollte auch mit dem Patienten im Freien geübt werden. Das Stehenbleiben an einer Ampel, das Überqueren einer verkehrsreichen Straße, Ein- und Aussteigen in einen Bus, das Überwinden von Rolltreppen und Drehtüren oder der Einkauf in einem belebten Geschäft stellen für viele Patienten (auf sich allein gestellt) unüberwindbare Hindernisse dar.

Welche proprio- und exterozeptiven Reize bei der Blockadendurchbrechung hilfreich sind kann von der jeweiligen Situation abhängig sein und muss individuell mit dem Betroffenen ausprobiert und über einen längeren Zeitraum trainiert werden. Mit dem Ziel automatisierte und repititive Abläufe zu erleichtern müssen diese eindeutig sein und häufig wiederholt werden. Sogenannte Cues (Schrittmachersignale) können als intermittierende Reize motorische Blockaden überwinden und Bewegungen neu initiieren (Keus et al. 2007). Visuelle Signale unterstützen vor allem Schrittinitiierung und Schrittlänge (Bagley et al. 1991, van Wegen et al. 2006). Akustische Schrittmacher fazilitieren besonders die Gehgeschwindigkeit (Ellis et al. 2005, Thaut et al. 1996). Sinnvoll sind mehrere Strategien, die den Patienten durch selbstständigen Einsatz sensorischer Tricks weitgehend unabhängig machen, für die Umgebung möglichst unauffällig und für verschiedene Alltagssituationen anwendbar sind.

Propriozeptive Stimulationen können vom Therapeuten gesetzte Druck- und Stauchimpulse zur Stabilisierung und Initiierung der Gewichtsverlagerung (z. B. an Schulter- und Beckengürtel oder Sternum), Vordehnungen oder Stretch zur Bewegungseinleitung sein (Kap. 12.2.1).

Exterozeptive Reize (sensorische Hinweisreize = „sensory cues") können sein:

a. Akustische Reize/Rhythmisch-Auditive Stimulation:

- Lautes Zählen oder andere verbale Kommandos. Einigen Betroffenen reicht auch ein „mentaler Schrittmacher", indem sie in Gedanken zählen oder sich vorstellen, einen Gegenstand zu übersteigen oder eine Treppenstufe simulieren (imaginäre Stimuli).
- Einsetzen eines Metronoms mit der individuell besten Geschwindigkeit.

- Musik mit deutlichem Rhythmus in verschiedenen Tempi evtl. als zusätzliche Hilfe Einsatz eines Smartphones oder MP3-Player.
- Einsatz von verschiedenen Taktgebern, z. B. Klatschen oder kleine Musiktherapieinstrumente wie Tamburin, Triangel etc.
- Mit einem Gehstock oder Stab auf den Boden klopfen und bei vereinbarter Zahl mit dem Gehen beginnen.
- Klatschen auf den kontralateralen Oberschenkel.

b. Visuelle Reize:

- Farblich unterschiedliche Fliesen, Teppichmuster oder -leisten und Schwellen.
- Markierungen auf dem Boden mit Klebeband oder Signalstreifen, besonders zwischen den Türen oder an anderen kritischen Engpässen.
- Die erste Stufe der Treppe farblich oder durch einen Lichtstreifen kennzeichnen (s. Kap. 12.2.5).
- Die Abstände am Treppengeländer mittels Klebestreifen markieren.
- Blätter, kleine Steine, Risse im Boden, Unebenheiten, Flecken oder Bordsteinkanten können im Freien genutzt werden.
- Auslösen einer Zuwendereaktion durch Zielangabe (z. B. „Schauen Sie hierher"), um das Drehen auf der Stelle durch Augen-Kopfbewegung einzuleiten.
- Optische Markierungen auf dem Boden durch farbige Filzplatten/oder-Füße ausgeschnitten aus Karton oder Gummimatten (auch im Handel erhältlich).
- Ankicken des Gehstockes oder den Handgriff eines umgedrehten Gehstockes zum Übersteigen nutzen.
- Das Vorstellen eines Fußes zum Hinübersteigen sollte nur in Ausnahmesituationen genutzt werden, da es den Patienten von einer anderen Person abhängig macht.
- Parcours mit eingebauten Hindernissen, Linien, Markierungen, Engpässen, Bewegungsunterbrechungen, unterschiedlicher Bodenbeschaffenheit und Richtungsänderungen (s. Abb. 12.7–12.8).
- Mit einem Laserpointer einen Punkt markieren zum Initiieren des Schrittes.
- Anti-Freezing Stock (s. Abb. 12.9), bei dem durch einen kleinen Hebel am Griff eine horizontale Leiste ausgeklappt oder ein Laserstrahl als Signal ausgelöst werden kann.

Die Bedeutung von „Cueing" bei der Parkinsonbehandlung zeigt sich nicht nur bei der Behandlung des „Freezing of gait", sondern erbrachte in Studien insgesamt eine motorische Verbesserung. Vermutet wird, dass durch die sensorischen Reize Dopamin-defizitäre Verbindungen der Basalganglien zu frontalen Rindengebieten durch dopaminunabhängige Regelkreise ersetzt werden, die von sensorischen Hinweisreizen abhängig sind (Ebersbach und Ceballos-Baumann 2008).

12.2.3 Beeinflussung der Schrittlänge und des Gangtempos

Zuerst ist für den Patienten die individuell beste Geschwindigkeit herauszufinden (Gehtest s. Kap. 7.2 und Kap. 12.1). Die entsprechenden Übungen sollten dann mit Unterstützung von Musik in verschiedenen Tempi oder mit einem Metronom ausgeführt werden. Den Betroffenen anleiten und erinnern sich große Bewegungen vorzustellen. Zur Vorbereitung der rhythmischen Bewegungseinleitung und der Automatisierung der Bewegungsabläufe eignen sich uni- und bilateral reziproke PNF-Pattern für die untere Extremität.

Gangtempo und Rumpfrotation beeinflussen automatisch den reziproken Armschwung! Die Aufforderung, bewusst die Arme mitzuschwingen, ist weniger sinnvoll, da dies bei den Patienten häufig eine Tonussteigerung zur Folge hat und die Mitbewegung der Arme als weiterlaufende Bewegung des Rumpfes blockiert.

Übungen:

- Die Schrittlänge optisch durch Filzplatten, Klebestreifen, Seile etc. markieren.
- Um aufgestellte Keulen oder Hütchen Slalom gehen.
- Musik oder Metronom in verschiedenen Tempi beeinflussen Schrittlänge und Geschwindigkeit und bieten die Möglichkeit, Bewegungsunterbrechungen zu üben (z. B. bei Ausschalten der Musik mit und ohne Vorankündigung stehen bleiben).
- Nordic-Walking ist geeignet zur Vergrößerung der Schrittlänge und Förderung des Gangrhythmus, vermittelt Sicherheit und schult die Ausdauer. Der Fuß soll hierbei weit nach vorn schwingen und mit der Ferse aufsetzen. Die aufrechte Körperhaltung fördert die Hüftextension, diese wiederum wirkt sich positiv auf das Abrollen der Füße aus. Die Technik ist schnell nach vorheriger Anleitung durch einen Trainer erlernbar und kann eigenständig ausgeübt werden.
- Tänzerische Musiktherapie (TMT) beeinflusst nicht nur positiv die Balance und die allgemeine Mobilität, ebenso zeigen sich Verbesserungen bezüglich der Antriebs- und Stimmungslage. In Studien konnte belegt werden, dass insbesondere Tangotanzen die motorischen Fähigkeiten verbesserte. Der deutliche Rhythmus der Musik dient gerade Patienten mit Freezingsymptomatik als akustischer Hinweisreiz. (Kap. 21.1).
- Das Gehen auf dem Laufband (Lokomotionstraining), auf dem in einem Abstand von ca. 30–40 cm quere Markierungsstreifen zusätzlich angebracht werden können, zeigt gute Erfolge bei der Schrittlängenstimulation, Schrittgeschwindigkeit und Automatisierung. Um der Propulsionsneigung entgegenzuwirken, sind eine leichte Neigung des Laufbandes und wenn möglich, eine Monitorkontrolle für den Patienten (alternativ ein Spiegel) sinnvoll. Für leichter betroffene Patienten, die dazu physisch und kognitiv in der Lage sind, kann das Laufbandtraining auch als eigenständige Intervention zu Hause genutzt werden.

  Bei Patienten, die nicht mehr steh- oder gehfähig sind, bietet der Handel das Laufbandtrainingsgerät PWSTT (Partial Body weight support treadmill training) mit spezieller Gewichtsentlastung an. Während die Gangbewegungen mit dem Laufband aktiviert werden, ist der Patient mit einem Fallschirmgurt gesichert.

12.2.4 Gehen bei gleichzeitigem Ablauf weiterer motorischer Programme

Beim Ausführen hoch automatisierter Bewegungen kann es leichter zum Einfrieren von motorischen Aktivitäten kommen, wenn der Patient sich gleichzeitig auf verschiedene Aspekte konzentrieren muss (z. B. Sprechen während des Gehens). Koordinations- und Konzentrationsübungen sind deshalb wichtige Behandlungsinhalte, da unsere Alltagsbewegungen stets komplexere Bewegungen und Ablenkungen vereinen und sich im Alltag kaum vermeiden lassen. Zur Erfassung der Dual Task-Fähigkeit des Patienten eignet sich das Functional-Gait-Assessment/FGA (Kap. 7.2). Dieser Test dient der Beurteilung der Balancefähigkeiten bei unterschiedlichen Aufgaben während des Gehens (z. B. Tempowechsel, während des Gehens nach rechts/links schauen oder Hindernisse übersteigen).

Übungen mit Kleingeräten wie z. B. Tücher, Bälle, Reifen, die Kombination von Geräten (Ball/Tuch) oder Partnerübungen eignen sich gut, da sie stets eine vermehrte Koordination erfordern (s. auch Kap. 21). Der Einsatz von Übungsgeräten wie Keulen, Stäben oder Tüchern eignet sich auch zur Intensivierung des Armschwunges, ist jedoch nur dann sinnvoll, wenn bei aufrechter Körperhaltung der Schwung der Arme weiterlaufend zur Rumpfrotation genutzt wird.

Dual-Task-Gehtraining kann mit Einsatz von zusätzlichen visuellen und auditiven Cues (Kap. 12.2.2) kombiniert werden.

Übungsbeispiele:

- Während des Gehens gleichzeitig jeden Schritt durch Klatschen in die Hände betonen.
- Entlanggehen an den Strahlen eines mittels Seilen ausgelegten Sterns zur Förderung der räumlichen Koordinierung des Gehens.
- Das Öffnen, Passieren und Schließen einer Tür (seitlich zur geöffneten Seite herantreten) üben.
- Während des Gehens auf Kommando auf der Stelle drehen (Richtungswechsel).
- Eine vorgegebene Strecke gehen-Drehen-auf einen Stuhle setzten-aufstehen und weitergehen.
- Während des Gehens einen Ball zwischen den Händen rollen.
- Während des Gehens einen Ball hochwerfen und fangen.
- Das Gehen an festgelegten Stationen unterbrechen, um dort bestimmte Aufgaben zu erledigen, wie z. B. einen Ring von einer Keule über die andere legen oder im Slalom aufgestellte Hütchen einsammeln und stapeln.
- Während des Gehens einen Luftballon mit der Hand oder einem Federballschläger hochhalten.

- Während des Gehens einen Gymnastikreifen rollen.
- Verschiedene Schrittfolgen mit Hilfe eines auf dem Boden liegenden Gymnastikreifens durchführen, wie z. B. vorwärts, seitwärts, rückwärts oder um den Reifen herum gehen.
- Während des Gehens ein Gymnastikband schwingen.
- Entlang einer markierten Linie mit Anstellschritten oder mit Überkreuzen der Beine (vor oder hinter dem Standbein) seitwärts gehen (Abb. 12.6).
- Variante: Mit Überkreuzen des Schwungbeines auf einem Seil vorwärts gehen oder auf der Linie „Seiltänzergang" balancieren.

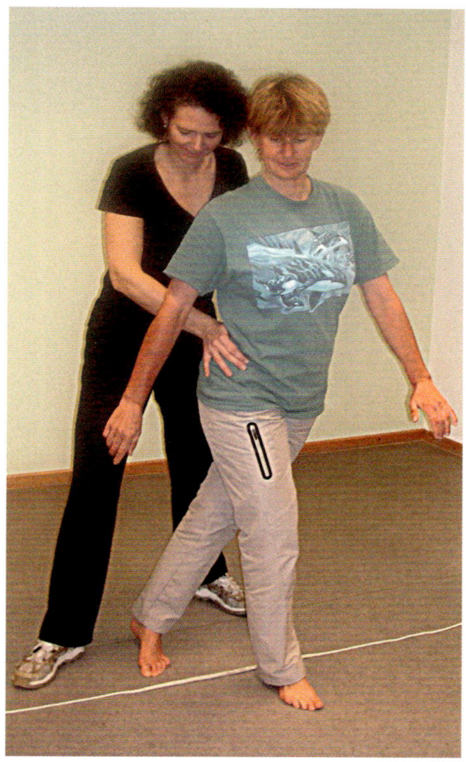

Abb. 12.6

- Übungsparcours: Markierungen zum Übersteigen, Engpässe, Slalomgehen, Bewegungsunterbrechungen (z. B. Ball von einem Ring in den anderen legen), unterschiedliche Bodenbeschaffenheiten etc. (Abb. 12.7–8).

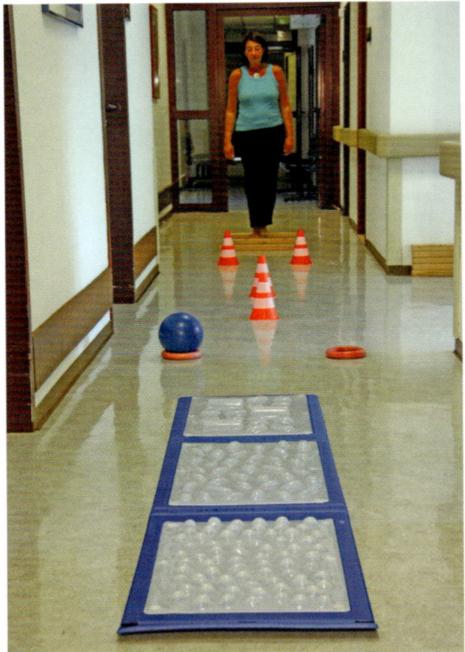

Abb. 12.7

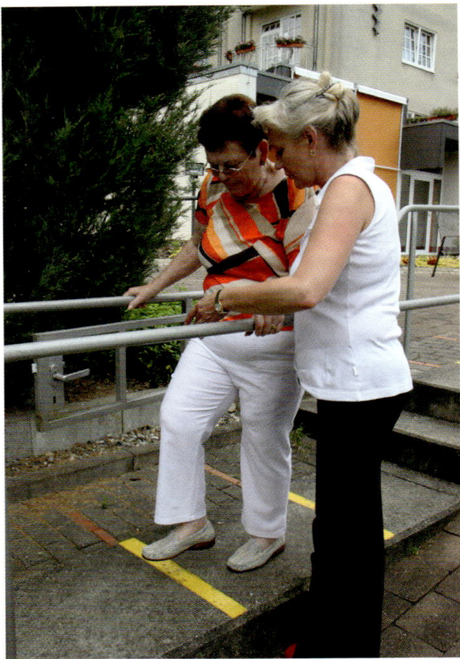

Abb. 12.8

12.2.5 Training des Treppensteigens

Stufen stellen einen sehr deutlichen optischen Reiz dar und sind für Patienten mit Freezingphänomen ohne zusätzliche schwere vestibuläre Störungen in der Regel kein Problem. Beachtet werden muss allerdings das nahe Herantreten an die erste Stufe, da die Patienten ansonsten den ersten Schritt auf die Treppe mit zu viel Abstand einleiten. Hilfreich ist die Markierung der ersten Stufe durch Klebe- oder Leuchtstreifen. Diese Situationen können ohne Treppe vorbereitet werden durch nahes Herantreten und Aufsteigen auf einen Kasten, einen Mattenberg oder ein Trampolin. Wichtig ist, darauf zu achten, dass der Patient nicht nur die Fußspitzen auf die Treppe setzt. Besteht keine Sturzgefahr, ist das alternierende Gehen für viele Patienten leichter, da es nicht mit einer ständigen Bewegungsunterbrechung verbunden ist.

Auch das nicht rechtzeitige Vorsetzen oder sogar das Festhalten der Hand am Gelände können Schwierigkeiten bereiten. Zur Orientierung ist eine zusätzliche Markierung des Treppengeländers mit Klebestreifen sinnvoll.

Problematisch ist das Treppensteigen besonders bei der Progressiven Supranukleären Blickparese (PSP), da diese u. a. gekennzeichnet ist durch eine Retropulsionsneigung des Rumpfes mit zusätzlicher Einschränkung der Blickmotorik (s. Kap. 5.1.3 und 22.2).

Die optimale Vorgehensweise muss im Einzelfall ausgewählt und wiederholt eingeübt werden.

12.2.6 Auswahl optimaler Gehhilfen

Die Verwendung von Gehhilfen ist sinnvoll bei Sturzgefahr und um größere Strecken gefahrlos zu überwinden (z. B. Einkaufen). Zur Unterstützung der Aufrichtung bieten sich der hohe Rollator oder ein Gehwagen mit Unterarmauflagen an (s. Abb. 12.10 und 12.12). Beim Freezingphänomen wirken diese Gehhilfen allerdings wie ein Engpass, so dass zwar die Aufrichtung besser eingehalten werden kann, der Bewegungsstart jedoch erschwert ist. Sollten zusätzliche akustische oder taktile Reize zur Überwindung nicht ausreichen, kann man einen Orientierungspunkt als visuellen Stimulus an der Gehhilfe kennzeichnen (z. B. Klebestreifen/Theraband/Kordel) und den Patienten auffordern, dort mit dem Fuß anzutippen. Die Form der Gehhilfe sollte wohlüberlegt, dem Zweck angepasst (Wohnung oder draußen) und während der Behandlung ausprobiert werden. Auch beim Gehen mit Gehhilfen sind Anweisungen große Schritte zu machen erforderlich, desweiteren muss stets wiederholend geschult werden den Rollator nicht zu weit vor sich herzuschieben. Wichtig ist die Ausstattung der Gehhilfen mit Handbremsen, um für eine zusätzliche Möglichkeit des rechtzeitigen Abbremsens zu sorgen. Auch bei der Rollstuhlversorgung sollte dies berücksichtigt werden, da der Patient diesen eventuell auch kurzfristig zum Gehen nutzt.

Bei Betroffenen im höheren Lebensalter nimmt die Verletzungsgefahr durch Osteoporose und verminderter Muskelkraft zu. Einen sinnvollen Verletzungsschutz können Hüft- oder Knieprotektoren bieten; Sehhilfen und Schuhwerk (auch für die Wohnung) müssen auf alle Fälle überprüft werden (s. auch Kap. 25).

Folgende Gehhilfen können sinnvoll sein:

- Anti-Freezing-Stock (Curt Beuthel GmbH & Co. KG, Wuppertal)

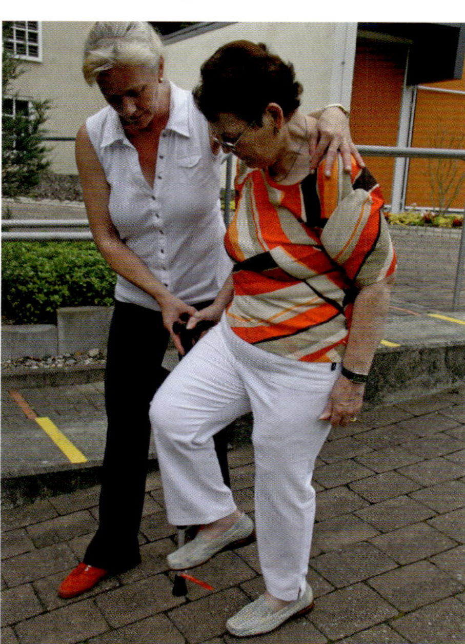

- Die Patientin kann durch einen Mechanismus am Griff des Stockes das Herausklappen einer Querleiste auslösen, über die sie bei Blockierung hinweg steigen kann. Beim Loslassen des Mechanismus schwingt die Leiste in die ASTE zurück (Abb. 12.9).

Abb. 12.9

- Rollator mit integrierter Sitzfläche, aufsteckbarem Tablett und Transportkorb. Das Bremssystem sollte entsprechend der motorischen und kognitiven Einschränkungen ausgewählt werden. Zur Erleichterung des aufrechten Gehens und bei eingeschränkter Stützfunktion der Hände ist der Arthritisrollator (hoher Rollator) mit Unterarmauflagen empfehlenswert (Abb. 12.10).

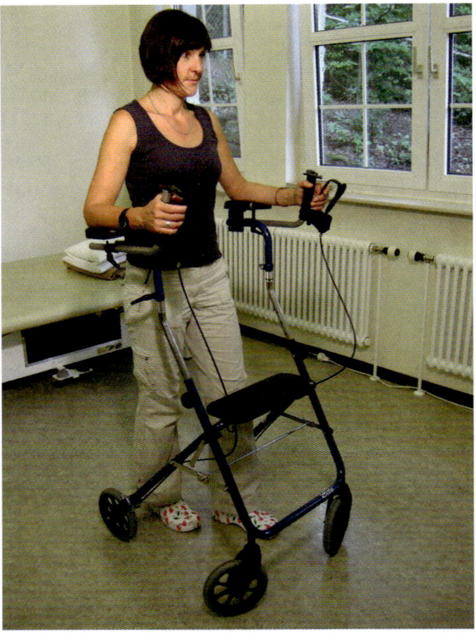

Abb. 12.10

- Rollator mit integriertem Laserstreifen (als Schrittmachersignal; das Gerät ist leider nur in den USA erhältlich, Abb. 12.11).

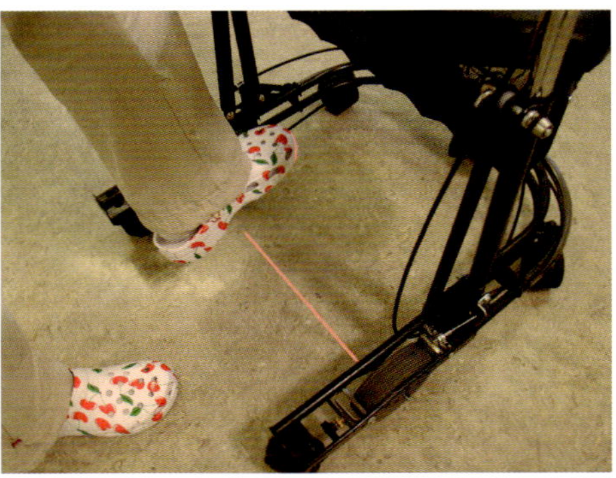

Abb. 12.11

- Alternativ gibt es im Handel (Curt Beuthel GmbH & Co. KG, Wuppertal) den AF-Stepper, dieses Modul ist mit zwei gummigelagerten Aluminiumpaddeln ausgestattet, auf die bei einer Blockade getreten werden kann. Dieses Modul ist nur für den Troja Rollator der Firma Topro konstruiert!

- Gehwagen mit Unterarmauflagen und eventuell Sitzgelegenheit (aus Platzgründen für zuhause meist ungeeignet). Auch hier muss neben der Fußbremse auf zusätzliche Ausstattung mit Handbremsen geachtet werden (Abb. 12.12).

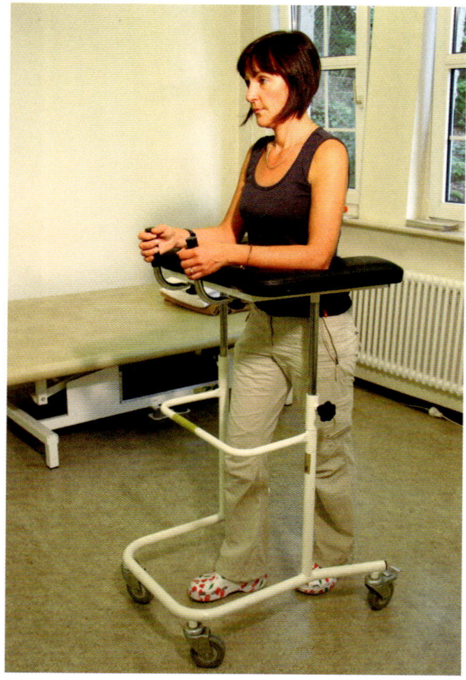

Abb. 12.12

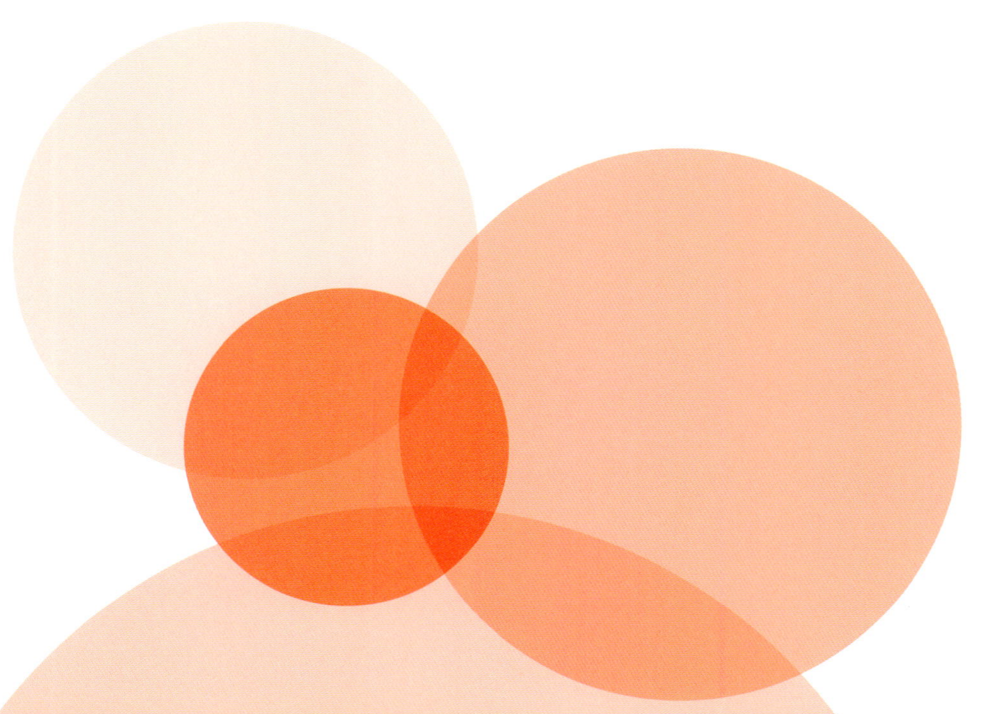

13 Dysphagien

Reinhild Vaitiekunas

Schluckstörungen (Dysphagien) sind ein sehr ernst zu nehmendes und häufiges Symptom bei allen Parkinson-Syndromen, diese können die Lebensqualität und im fortgeschrittenen Stadium auch den Gesundheitszustand der Patienten erheblich beeinträchtigen. Sie manifestieren sich im Krankheitsverlauf beim idiopathischen Parkinson-Syndrom (IPS) deutlich später als bei den atypischen Parkinson-Syndromen (s. Kap. 5.1.3 und 22).

Die Schluckstörung kann mithilfe einer endoskopischen Untersuchung des Schluckaktes (FEES) festgestellt werden. Flüssigkeiten und verschiedene Testspeisen können dabei direkt auf seinem Weg durch den Rachen auf einem Monitor beobachtet werden, so dass vorhandene Störungen erkennbar sind. Bei der videofluoroskopischen Evaluation des Schluckaktes (VFSS) handelt es sich um eine radiologische Methode zur Schluckuntersuchung, bei der die Speisen und Flüssigkeiten mit einem Kontrastmittel angefärbt sind.

Dysphagien treten entweder in Form von Schluckblockaden oder gehäuftem Verschlucken beim Essen und Trinken auf. Vor allem bei der Aufnahme von festen Speisen kann es zu einem Gefühl des „Steckenbleibens" der Speisen im Schlund kommen. Das Verschlucken ist gefährlich, weil es neben akuter Luftnot langfristig zur Verschleimung der Atemwege und unter Umständen zu einer Pneumonie kommen kann. Neben der verminderten Schluckfrequenz erschweren Bewegungseinschränkungen in Bezug auf die Mundmotorik zum Beispiel des Kiefers, der Lippen und der Zunge (als Folge unzureichendes Kauen) und eine reduzierte Peristaltik der Speiseröhre den Weitertransport der Nahrung. Im Rachen verbleibende Nahrungsreste oder Tabletten können somit zum Verschlucken führen und die Medikamentenwirkung einschränken. Erschwerend kommt hinzu, dass die Auslösung des Schluckreflexes verzögert sein kann. Die geschwächte Atemmuskulatur führt außerdem dazu, dass bei vielen Betroffenen die Kraft zum Husten und Räuspern vermindert ist. Patienten mit IPS haben überdies häufig eine gestörte Atem-Schluck-Folge, d. h. nach dem Schlucken folgt bei vielen Betroffenen anstelle der Exspiration (wichtige Schutz- und Reinigungsfunktion) eine Einatmung (Pinnington et al. 2000). Ursächlich kann auch eine fehlerhafte Koordination der komplexen Bewegungsfolge während des Schluckaktes eine Rolle spielen. Im fortgeschrittenen Stadium können Dysphagien zu erheblichen Behinderungen der Nahrungsaufnahme, mit Gewichtsverlust bis hin zur Mangelernährung, führen. Sie erfordern in schweren Fällen die Ernährung über die Nasensonde. Neben der aus den Schluckproblemen resultierenden Gefahr der Mangelernährung, muss auf ausreichende Flüssigkeitszufuhr (auch während der physiotherapeutischen Behandlung) geachtet werden. Eine Dehydration kann sich sehr negativ auf die Parkinsonsymptomatik und auf den mentalen Zustand auswirken. Zur Erinnerung ist das Stellen eines „Trinkweckers" hilfreich.

Die Schluckstörung hat bei einigen Betroffenen eine vermehrte Speichelansammlung (scheinbar erhöhte Speichelproduktion) und ein ungewolltes Herauslaufen des Speichels aus dem Mundwinkel zur Folge. Die Patienten leiden unter einem vermehrten Speichelfluss bei gleichzeitig reduzierter Speichelsekretion (Tumilasci et al. 2006). Dies ist nicht nur pflegerisch von Bedeutung, sondern wirkt sich auch nachteilig auf das Sprechen aus.

Neben den Dysphagien kann ein reduziertes Geruchsempfinden (Hyposmie) das Essverhalten des Patienten negativ beeinflussen. Es tritt häufig schon in der Frühphase der Erkrankung auf und ist deshalb gängiger Bestandteil der neurologischen Untersuchung. Bei Veränderungen des Riechvermögens können einfache Verhaltenstechniken wie kraftvolleres, tieferes Einatmen und stärkeres Schnüffeln und Schnuppern (an Gewürzen, Duftöl, Parfum etc.) dabei helfen, die Defizite auszugleichen. Ein verbessertes Riechvermögen führt zur Aufrechterhaltung bzw. Verbesserung des Appetits.

Neben der medikamentösen und physiotherapeutischen Therapie nehmen besonders logopädische Verfahren einen wichtigen Stellenwert ein, wobei eine vorherige möglichst genaue Störungsanalyse eine wichtige Voraussetzung darstellt.

Bessere Voraussetzungen für die Erleichterung der Schluck- und Kaubewegungen schaffen zudem eine gute Kopf- und Rumpfkontrolle und eine Verbesserung der Tonussituation des gesamten Körpers.

Maßnahmen bei Schluckstörungen

Für die Behandlung der Schluckstörungen liegt bislang kein einheitliches Therapieverfahren vor. Die Arbeit gestaltet sich individuell nach den Bedürfnissen und Schwierigkeiten der Patienten. Möglich sind dabei Verfahren, die die Funktionen des Schluckens wiederherstellen und entsprechende Muskeln trainieren. Daneben gibt es Möglichkeiten, die Störungen des Schluckens durch verschiedene Techniken auszugleichen, so dass der Schluckvorgang verbessert wird. Sollten diese Verfahren in einem späten Krankheitsstadium nicht mehr möglich sein, kann die Konsistenz der Nahrung durch Andickung angepasst werden (Prosiegel, M., 2015).

Wichtig ist es, sich beim Einnehmen der Mahlzeiten Zeit zu lassen und Ablenkungen zu vermeiden. Nach dem Essen sollte der Patient noch mindestens 15 Minuten aufrecht sitzen, bevor er sich hinlegt, da so im Rachen verbliebene Nahrungsreste durch wiederholtes Nachschlucken beseitigt werden können. Zudem muss nach jeder Mahlzeit eine Mundpflege (Nahrungsreste im Mund entfernen/Prothese reinigen) erfolgen.

Ausgangsstellung: Aufrechter Sitz mit Kontakt der Füße auf dem Boden oder Rückenlage mit unterstütztem und erhöht gelagertem Oberkörper und Kopf. Das Kinn sollte leicht nach vorn geneigt sein, dies verhindert ein vorzeitiges Abgleiten von Nahrung und Flüssigkeit in den Rachen. Vorteilhaft ist ein Spiegel zur Selbstkontrolle. Hilfsmittel zum Essen und Trinken wie zum Beispiel Spezialbesteck, Tellerranderhöhung, Trinkbecher, Strohhalm, Warmhalteteller, Tuch etc. (s. Kap. 25) bereitstellen.

- Übungen zur Detonisierung und Mobilisierung der Lippen-, Zungen-, Wangen-, Gaumen- und Kehlkopfmuskultur, z. B. Wangen aufblähen und durch die Nase weiteratmen, Lippen- und Zungenfunktionsübungen (s. Kap. 16). Übungen zur Verbesserung der Kieferbeweglichkeit.
- Wärmebehandlung oder Gesichtsmassage zur Detonisierung der mimischen Muskulatur.
- Fazilitation von Gesichts- und Mundbewegungen basierend auf dem Bobath Konzept, z. B. taktile Reize am weichen bzw. harten Gaumen und Wangeninnenseite

durch Fazilitieren der oberen und unteren Mundpartie mit dem Kleinfinger (dünne Plastikhandschuhe oder Fingerlinge tragen).

- Leichtes Streichen vom Unterkiefer abwärts in Richtung Kehlkopf oder leichter Druck an den lateralen Rändern des Kehlkopfes bei der Aufforderung zum Schlucken.
- Eisstimulation am vorderen Gaumenbogen (Logemann et al., 1993) mittels eines kurz in Eiswasser gehaltenen Zahnspiegels oder Wattestäbchen.
- Maßnahmen zur Verbesserung der Zungenbeweglichkeit:
  - Die Zungenspitze bis zur oberen Zahnreihe heben und dort eine Weile belassen.
  - Mit der Zunge die Wangen (rechts und links) berühren.
  - Die Zunge herausstrecken und nach rechts und links bewegen.
  - Mit der Zunge die oberen und unteren Lippen befeuchten.
- Das supraglottische Schlucken ist eine gute Methode, um Aspirationen zu vermeiden und Störungen in der Atem-Schluck-Folge zu beeinflussen. Durch Schlucken bei fest angehaltenem Atem (physiologischer Atemstopp) soll verhindert werden, dass Bolusanteile in die Atemwege gelangen. Anschließendes Räuspern und trockenes Schlucken ohne Zwischenatmung kann etwaige in den Larynxbereich eingedrungene Bolusanteile wieder entfernen.
- Kräftigung der Mund- und Rachenmuskulatur zur Erleichterung des Schluckens.
- Das Mendelsohn-Manöver (Stanschus 1991) kann eine akzentuierte Erhebung des Kehlkopfes bewirken und damit einen Bewegungsanstoß auf die Pharynxwände geben: Der Therapeut (oder falls möglich der Patient selbst) legt Zeige-, Mittel- und Ringfinger der einen Hand flach so an die Kehle des Patienten, dass der Mittelfinger gleich unter der höchsten Erhebung auf dem Schildknorpel (Adamsapfel) zu liegen kommt. Der Patient erhält die Aufforderung zum Schlucken. In dem Moment, in welchem der Kehlkopf sich hebt, gleiten die aufgelegten Finger mit zunehmendem Druck mit ihm nach oben und fixieren ihn dann für einige Sekunden lang (bis zu 10) in dieser Stellung. Der Patient hält während dieser Zeit den Atem an. Die Finger werden daraufhin zurückgezogen, und der Patient atmet ruhig weiter. Das Mendelsohn-Manöver sollte mehrmals täglich und gleich einige Male hintereinander durchgeführt.
- Beim unkontrollierten Abgleiten der Flüssigkeit oder Speise in den Rachen kann das sogenannte „Kinn zur Brust-Mannöver“ angewendet werden. Hierbei wird während des Schluckens das Kinn zur Brust geneigt. Dies sollte zunächst ohne Flüssigkeits- oder Speisebolus geübt werden.
- Die „Lee Silverman Voice Therapy“ (s. Kap. 14) hat einen positiven Einfluss auch auf die Schluckstörungen.
- Trinken kleiner und eventuell angedickter Flüssigkeitsmengen (geeignete Mittel sind in der Apotheke erhältlich) zwischen der Nahrungsaufnahme. Treten beim Trinken Schluckblockaden auf, lassen sich gut gekühlte Getränke manchmal leichter schlucken.

- Bewusst Essen und Trinken trennen und „Mischkonsistenzen“ (Flüssiges und Festes zusammen, z. B. Suppen mit Einlagen) vermeiden.
- Tabletten können häufiger besser mit Apfelmus oder anderem Fruchtbrei geschluckt werden als mit Flüssigkeit.
- Art und Konsistenz der Mahlzeiten (z. B. weiche, homogene Speisen und gebundene Suppen) müssen an die individuelle Schluckfähigkeit angepasst werden. Bei notwendiger Umstellung auf weichere oder passierte Kost findet man Anregungen und Rezepte in: „Ernährung bei Schluckstörungen“ (Borasio und Husemeyer 2004).
- Zur Verbesserung der Schluckfrequenz und bei Mundtrockenheit kann Lutschen von Bonbons oder Kaugummikauen hilfreich sein, da es das Schlucken anregt. Nicht empfehlenswert bei Gefahr des Verschluckens.
- Präventionshusten oder bewusstes Räuspern nach dem Schlucken einüben.
- Während des Kauens und Schluckens nicht sprechen.
- Bei Husten und Verschlucken ist es wichtig, Ruhe zu bewahren und dem Patienten nicht auf den Rücken zu klopfen!
- Gibt man dem Patienten die Nahrung mittels eines Löffels, so kann damit zur Förderung des Schluckens ein leichter Druck auf den hinteren Zungenrücken mit gleichzeitiger verbaler Aufforderung zum Schlucken ausgeübt werden.
- Gutes Kauen und Schlucken setzt einen funktionierenden Kauapparat voraus, deshalb den Sitz von Zahnprothesen kontrollieren lassen.

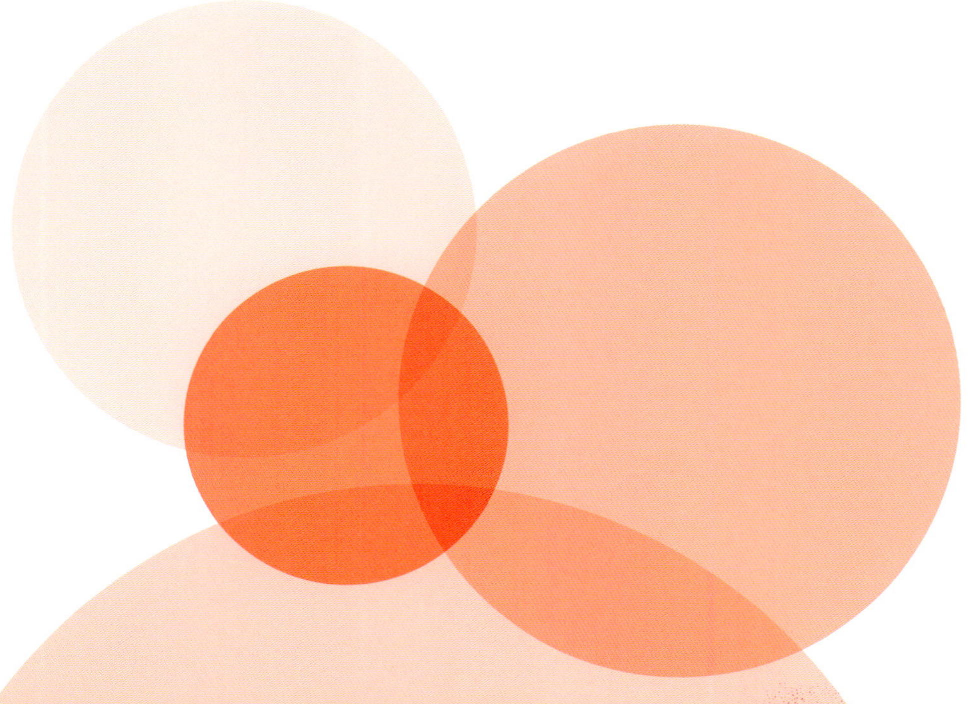

14 Dysarthrophonie

Reinhild Vaitiekunas

Bradykinese, Rigor und Tremor können auf die einzelnen Bereiche, die für unser Sprechen notwendig sind, einen erheblichen Einfluss nehmen und durch die verminderte Kommunikationsfähigkeit des Patienten seine Lebensqualität und Unabhängigkeit deutlich einschränken. Atmung, Aussprache und Stimme sorgen gemeinsam für ein reibungsloses Funktionieren unseres Sprechvorganges. Beim Parkinson-Syndrom können Artikulation (Aussprache), Phonation (Stimmgebung), Sprachmelodie und -lautstärke beeinträchtigt sein. Da die Sprechmotorik sowohl in der Artikulation als Dysarthrie, wie auch in der Phonation (heiser, rauer oder gepresster Stimmklang) als Dysphonie betroffen sein kann, wird diese Form der Sprechstörung als Dysarthrophonie zusammengefasst. Zu der Störung der laryngealen und der orofazialen Sprechmuskulatur gesellt sich ein respiratorisches Problem mit verminderter Vitalkapazität und Stimmdruckentwicklung. Beim Parkinsonsyndrom führt eine erhöhte Spannung (Rigor) im Bereich der Atemmuskulatur häufig zu einer hastigen und flachen Atmung (Kap. 15). Viele Patienten beklagen sich, dass sie nicht genügend Luft zur Verfügung haben, schnell außer Atem kommen oder dass sie lautes Sprechen sehr anstrengt. Probleme beim Sprechbeginn, Blockaden oder stotter-ähnliche Wiederholungen im Redefluss und eine ungenaue, monotone, leise bis zum unverständlichen Flüstern abnehmende Stimmgebung behindern die Artikulation. Eine Verschlechterung der verbalen Kommunikationsfähigkeit verstärkt beim Betroffenen die Angst zu sprechen und führt zu vermehrtem sozialen Rückzug, was sich wiederum ungünstig auf die Psyche auswirkt. Einige Patienten sprechen auch ungebremst schnell und sind durch einen unregelmäßigen Sprechrhythmus nicht oder schwer zu verstehen. Eine vorliegende Bradyphrenie (Verlangsamung der Denkabläufe) und/oder Aufmerksamkeitsstörungen können zu einer verlangsamten Verarbeitung akustischer und visueller Informationen führen und die Sprachgeschwindigkeit herabsetzen oder zu Satzabbrüchen führen. Der Tremor der orofazialen Muskulatur (z. B. Zungentremor) kann einen Stimmtremor zur Folge haben. Spätkomplikationen wie Hyperkinesen (Kap. 4.3.2 und 19.2) können sich auch negativ auf das Sprechen auswirken. Erschwerend kommt hinzu, dass die Betroffenen selbst die Veränderungen ihres Sprechens zunächst nicht in dem Maße wahrnehmen.

Sie selbst empfinden ihr Sprechen oft als ausreichend laut, auch wenn sie so leise sprechen, dass der Gesprächspartner sie nicht mehr versteht. Zur Abklärung sollte eine logopädische Diagnostik erfolgen. Die logopädische Behandlung sollte möglichst früh einsetzen, um Lautstärke und Verständlichkeit des Sprechens zu erhalten. Hier hat sich nach Studien die Stimm- und Sprechtherapie nach der LSVT-Methode/Lee Silverman Voice Treatment etabliert (Böhme, 2006). Das Training unterscheidet sich von der herkömmlichen logopädischen Therapie dadurch, dass eine Verbesserung der Verständlichkeit der Sprache vorranig über die Steigerung der Sprechlautstärke angestrebt wird. Die Prinzipien dieser Methode basieren auf Grundübungen zur Verbesserung der Lautstärke, Verlängerung der Tonhaltedauer und einem Krafttraining der Atem-, Stimm- und Artikulationsmuskulatur. Mit dem Stimmstörungsindex (Voice-Handicap-Index) ist es möglich, das Ausmaß der kommunikativen Auswirkungen individuell festzustellen. Zur Verbesserung der Eigenwahrnehmung und Umsetzung in den Alltag wird in der logopädischen Therapie mit Rückmeldungen, auditiver Aufnahmen, Lautstärkemessungen und einem Computerprogramm (LSVT

Companion Home Edition: Software für das Stimm-Training zu Hause“ von Thomas Brauer aus Mainz) gearbeitet.

Bei ausgeprägten Sprechstörungen kann die Alltagskommunikation durch festgelegte Gesten (wie z. B. auf den Mund tippen bedeutet Durst) unterstützt werden. Um sich trotz eingeschränkter Kommunikation im Notfall bemerkbar zu machen, kann zuhause neben einem Notrufsender auch eine Trillerpfeife eingesetzt werden.

Nachfolgende Beispiele sollen dazu anregen, die Kommunikationsprobleme positiv zu beeinflussen. Eine logopädische Behandlung können sie selbstverständlich nicht ersetzen.

Verbesserung der Körper- und Kopfhaltung vor dem Spiegel

(s. a. Kap. 9 und 10.1)

- Beckenkippung nach ventral und dorsal (evtl. unterstützend auf einem Ballkissen sitzend), dabei mit einer Hand ventral bzw. dorsal nachspüren lassen.
- Aus der gebeugten Körperhaltung aufrichten und mit den Händen auf dem Sternum dem Heben des Brustbeines nachspüren.
- Aus der Aufrichtung mit den Fingerspitzen einer Hand am Kinn einen leichten Impuls nach hinten unten setzen und mit der anderen Hand über dem Kopf einen gedachten Faden nach oben ziehen.
- Die rechte (linke) Hand stützt auf dem linken (rechten) Oberschenkel, anschließend aus der gebeugten Haltung aufrichten und den rechten (linken) Arm mit Rotation vom Rumpf nach rechts anheben. Der Kopf folgt der Bewegung der geöffneten Hand.

Entspannungsübungen insbesondere für die Schulter- und Nackenmuskulatur

(s. a. Kap. 8 und 21.6)

- Den Kopf langsam nach rechts und links drehen.
- Den Kopf abwechselnd langsam nach rechts und links neigen.
- Die Schultern abwechselnd anheben und entspannen (kann auch verbunden werden mit Ein- und Ausatmung).
- Mit beiden Schultern kreisende Bewegungen von vorn und nach hinten ausführen, auch abwechselnd in Kombination mit weiterlaufender Rumpfrotation.

Verbesserung der Selbstwahrnehmung

Parkinson-Patienten nehmen ihre sprachlichen Defizite oft zunächst nicht wahr und vermuten, ihre Gesprächspartner hätten Probleme mit dem Hören. Rückmeldungen vom Therapeuten, Unterstützung von Lautstärkepegelmesser, Video- und Tonbandaufnahmen (Spontansprache oder Vorlesen kurzer Texte) dienen der Verbesserung der Sensorik und der Eigenkontrolle.

Verbesserung der Artikulation

„Sprich mit mir, damit ich dich sehe." (Sokrates)

Verständliche Aussprache beruht auf einem harmonischen Zusammenspiel der Atem-, Stimm- und Sprechmuskulatur. Folgende Übungen können eingesetzt werden:

- Laut mit der Zunge schnalzen.
- Ein Pferdeschnauben oder einen Kutscher („brrrr") imitieren.
- Bei geöffnetem Mund laut auf „a" oder „o" gähnen.
- Vokale übertrieben laut sprechen:

  A E I O U EI EU AU

- Silben sprechen:

  bla ble bli blo blu blei

  dam dem dim dom dum deim

  pape papi papo papu

  tate tati tato tatu

- Lautdifferenzierungsübungen:

  Baum kaum Saum

  Damm Diebe dösen

  Pranger Pracht Praline

  Reiten-Weiten Buch-Tuch

  Bauch-Rauch Kanne-Tanne

  Katze-Tatze Keller-Teller

- Zungenbrecher üben:

  „Metzger müssen Mettwurst machen".

  „Blaukraut bleibt Blaukraut und Brautkleid bleibt Brautkleid".

  „Es klapperten die Klapperschlangen, bis ihre Klappern schlapper klangen".

  „Der dünne Dackel düst daher, doch dummerweise ist da Teer!"

  „Wenn Schnecken an Schneeflocken schlecken, merken Schnecken zu ihrem Schrecken, dass Schneeflocken nicht schmecken."

  „Der plappernde Kaplan klebt Papp-Plakate an."

Verbesserung der Phonation

„Stimme, die der Spiegel der Seele ist.“ (Erasmus)

Für eine kräftigere Stimmgebung (Stimmqualität) ist das Erlernen der optimalen Nutzung der verfügbaren Atemluft sehr wichtig. Da die Tonhaltedauer abhängig ist von der Vitalkapazität, sind atemtherapeutische Maßnahmen zur Verbesserung der Ausatmung sinnvoll (Kap. 15). Diese ist notwendig, um einen Ton zu erzeugen und Laute bilden zu können. Einige Patienten sprechen lauter und deutlicher, wenn sie während des Sprechens laute Musik über einen Kopfhörer hören. Dieser Trick kann jedoch in keinem Fall das mühsame Üben ersetzen. Auch besteht ein enger psychosomatischer Zusammenhang zwischen Atmung, Artikulation, Phonation und Bewegung. Eine gute Stimmung hebt die Stimme! Nachfolgend einige Beispiele aus dem Basisprogramm für die Stimmkräftigung nach der LSVT-Methode, die sich im Wesentlichen auf die Lautstärke konzentriert (M. Meisner 2000):

- Tief einatmen und so laut und lang wie möglich „A“ sagen, die jeweilige Zeit notieren und ca. 12–15x wiederholen. Die Übung kann durch kräftiges Gegeneinanderpressen der Handflächen in Brusthöhe unterstützt werden.
- Den höchsten Ton erreichen und 4–5 Sekunden halten (6–8 x).
- Den tiefsten Ton erreichen und 4–5 Sekunden halten (6–8 x).
- Folgende Wörter laut rufen und 3 x wiederholen:

  Halt! Was! Stopp! Lauf! Nein!

  Doch! Nicht! Komm! Los! Ach!
- Folgende Ausrufe laut nachrufen und 3 x wiederholen:

  Stopp! Halt an! Bleib doch steh'n!

  Komm rauf hier! Geh schon raus!

  Lauf schon los! Ach, du warst das!

  Kommst du mit? Ich will das nicht!
- Erhöhen der Lautstärke:

  Hallo… Hallo… Hallo!!!

  Pass auf… Pass auf... Pass auf!!!
- Folgende Redensarten laut rufen und 3 x wiederholen:

  Morgenstund hat Gold im Mund!

  Schlafende Hunde soll man nicht wecken!

  Viele Köche verderben den Brei!

  Wenn zwei sich streiten, freut sich der Dritte!

  Jedermanns Freund ist niemands Freund!

Kinder und Narren sagen die Wahrheit!

Texte, Zeitungsartikel oder Gedichte laut vorlesen.

Verbessern der Prosodie

„Der Ton macht die Musik."

Die Sprache kann monoton und ausdruckslos sein, und der Patient klingt teilnahmslos oder deprimiert, obwohl dies nicht seiner Gefühlslage entsprechen muss. Um die Prosodie (Sprachrhythmus/Sprachmelodie) zu verbessern, muss neben der Artikulation und Lautstärke die Betonung beachtet werden.

Übungsbeispiele:

- Ruf- oder Tonleiterübungen
- beim Lesen von Texten bestimmte Worte kennzeichnen und besonders betonen
- Sprichwörter aufsagen
- Wortpaare oder Gedichte lernen
- Dialoge als Partnerübung in Kombination mit Mimik und Gestik
- Singen
- Einsatz eines Metronoms zur externen Rhythmusstimulation.

Verbesserung der Mundmotorik und der Mimik

Diese Funktionsbereiche sind neben der Physiognomie, dem Kauen und Schlucken auch bedeutsam für eine gute Aussprache.

Übungsbeispiele:

- Watte, Maiskörner oder kleine Schaumstoffkugeln mit und ohne Strohhalm weg pusten.
- Mit einem Strohhalm kleine Papierstückchen ansaugen und kurz festhalten.
- Den Kiefer vor und zurück, von rechts nach links und umgekehrt bewegen.
- Die Lippen fest aufeinander pressen und geräuschvoll platzen lassen.
- Die Lippen fest in den Mund einziehen und wieder lockern.
- Den Mund im Wechsel spitzen und breit ziehen.
- Mit der Oberlippe einen Bleistift festhalten.
- Eine Melodie pfeifen.
- Mit der Zunge außen an der Ober- und Unterlippe entlangfahren.
- Mit der Zunge die Wangen von innen ausstreichen.

- Im Wechsel beide Wangen aufblasen und den Mundschluss lockern.
- Im Wechsel die rechte und linke Wange aufblasen.

Weitere mimische Übungen finden sich in Kap. 16.

Sprachtempo und Sprechrhythmus

Viele Parkinsonpatienten haben Probleme damit, dass sie zu leise sprechen, während des Sprechens immer schneller werden oder sogar ins „Stottern" kommen. Silben und Wörter werden verschluckt, da die Übergänge zwischen den Worten fehlen und ein Gefühl der Kurzatmigkeit beim Sprechen entsteht, so dass das Ende eines Satzes oft nicht mehr verstanden wird. Um einen gleichmäßigen Sprechrhythmus wiederzufinden, können externe Taktgeber hilfreich sein.

Übungsbeispiele:

- Worte oder Silben laut sprechen und diese durch Klatschen in die Hände oder auf den Oberschenkel betonen. Sprechpausen einhalten und mit Atemübungen verbinden.
- Sprechkette, hierbei wird pro Wort oder Silbe die Kette mit den Fingern eine Perle weiter gezogen.
- Ähnlich funktioniert das Sprechrad (pacing board), hierbei tippt man mit dem Zeigefinger Wort- oder silbenweise über die Erhöhungen bzw. Vertiefungen und spricht dazu. (s. Abb. 25.2, Nr. 2).
- Pro gesprochenes Wort oder Silbe ein Fingerknöchelchen berühren.
- Einen Kreis auf einem Papierbogen mit Streichhölzern oder deutlichen Punkten (ähnlich einer Uhr) markieren und beim Sprechen die Markierungen berühren (s. Abb. 25.2, Nr. 1).
- Ist die sprachliche Kommunikation nicht mehr möglich, kann ein Kommunikator eingesetzt werden.

Korrektur der Sprechatmung

Die wichtigste atemtherapeutische Maßnahme zur Beeinflussung der Dysarthrophonie ist das Erlernen bzw. Vertiefen der Bauch- oder Zwerchfellatmung mit dem Ziel, die Atembewegungen zu vergrößern und die Atemtiefe zu beeinflussen (Kap.15). Beim Sprechen verändert sich der Atemrhythmus; die Phase der Ausatmung verlängert sich, da die Luft dosiert abgegeben wird. Die Lautstärke ist abhängig von der Stärke des Ausatmungsstroms. Zur Unterstützung und Kontrolle kann ein Peak-Flow-Gerät zur Messung des Lungenluftausstoßes eingesetzt werden.

Übungsbeispiele:

ASTE: Aufrechter Sitz oder Rückenlage (in Rückenlage ist die Bauchbewegung leichter spürbar)

- Durch die Nase einatmen, die Atembewegungen nach kostoabdominal durch Handkontakt wahrnehmen und auf den Buchstaben f, sch, m oder w langsam und gleichmäßig durch den Mund ausatmen (dabei gedanklich mitzählen).
- Tief Luft holen, den Mund weit öffnen und so laut und lange wie möglich ein „A" tönen.
- Mit einem Strohhalm kräftig in ein halbgefülltes Wasserglas „blubbern".
- Kräftig und so lang wie möglich in eine Pfeife etc. pusten.
- Blasinstrumente wie Flöte, Mundharmonika, Trompete spielen.
- Sprechen oder Singen im Chor.
- Ein Seidentuch vor dem Gesicht halten und beim Ausatmen vom Gesicht wegpusten.

14

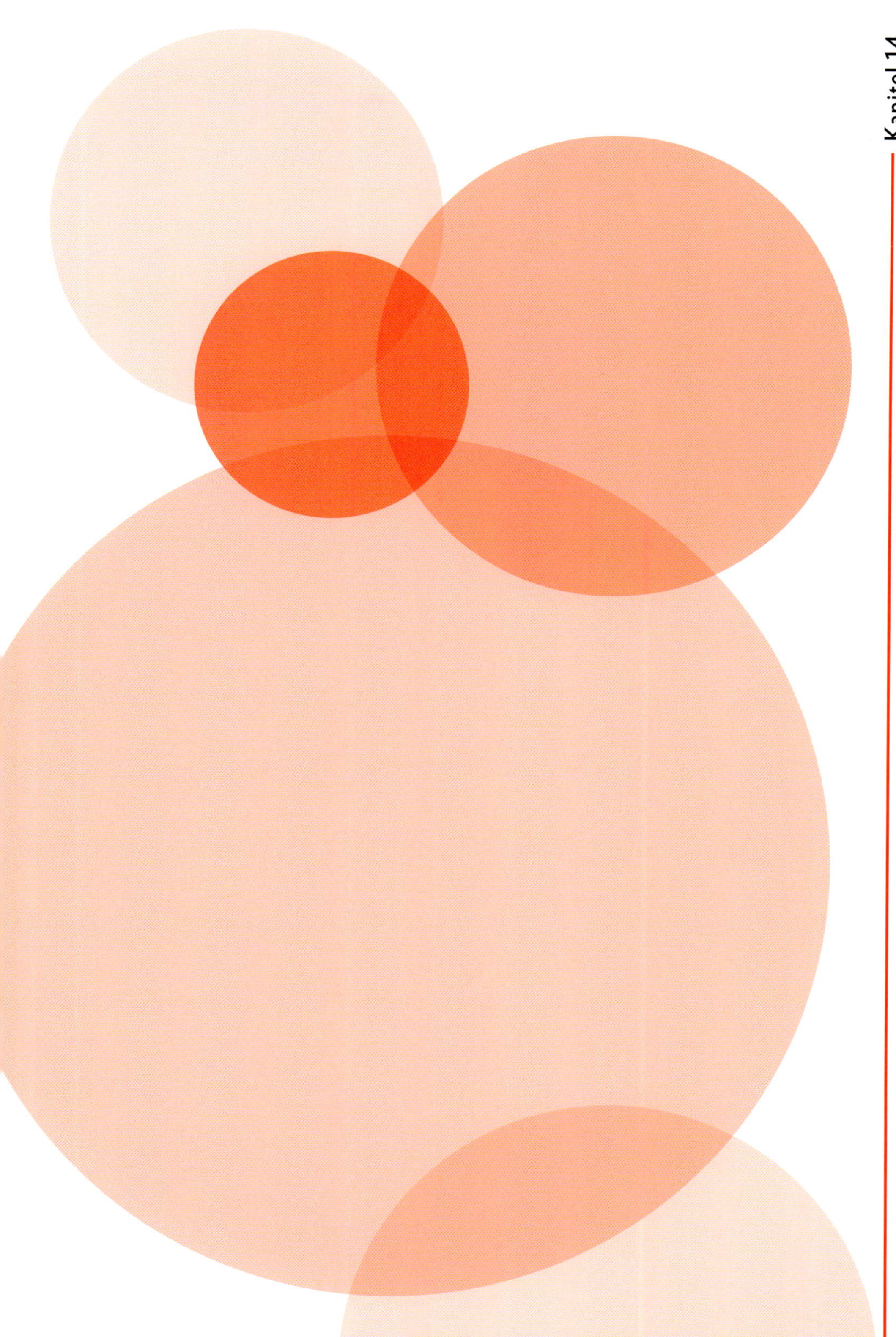

15 Atemtherapeutische Maßnahmen

„Von Herzen gähnen und lachen ist die beste Stimm- und Atemarbeit."
(Coblenzer)

Parkinson-Patienten entwickeln im Krankheitsverlauf häufig respiratorische Einschränkungen bis hin zu Lungeninfekten und Pneumonien. Die Atmung ist typischerweise flach und schnell. Neben den Auswirkungen von Rigor und Akinese auf die Thoraxbeweglichkeit kann auch die Funktion der Atemmuskulatur selbst gestört sein (s. Kap. 4.2.2 und Kap. 14). Erschwerend kommt hinzu, dass die Betroffenen aufgrund der Erkrankung häufig in gebeugter Haltung sitzen. Somit kann das Zwerchfell seine Aufgaben nicht mehr effizient erfüllen und die abdominale Atmung ist eingeschränkt. Das kompensatorische Hochziehen des Brustkorbes beim Einatmen kann zu einer paradoxen Atmung (der Bauch geht beim Einatmen nach innen statt nach außen) führen.

Ziel der Atemtherapie ist, die Hochatmung bis hin zur kostoabdominalen Atmung zu verändern und die oft erhöhte Frequenz zu reduzieren. Eine verbesserte Körperwahrnehmung, Lösen der hypertonen Muskulatur und eine bessere Mobilität erleichtern die bewusste Atemvertiefung. Einen wichtigen Stellenwert bezüglich der Pneumonieprophylaxe nimmt auch der Erhalt der Reinigungsfunktionen wie Husten und Räuspern ein.

Der physiotherapeutische Atembefund erfasst die wesentlichen Parameter der krankheitsbedingten Veränderungen und verdeutlicht die Behandlungsschwerpunkte (Kap.7.2.1). Zur Erfassung der Effektivität der therapeutischen Maßnahmen ist eine Wiederholung des Befundes in regelmäßigen Abständen erforderlich.

Mit Hilfe des Atems können sowohl der Allgemein- wie auch der psychische Zustand beeinflusst werden. Sinnvoll ist es, die atemtherapeutischen Maßnahmen mit Entspannungstechniken, wie z.B. Eutonie oder Autogenes Training zu kombinieren (s. Kap. 21.6).

Atemtherapeutische Techniken

- Wahrnehmen der Atembewegungen nach kostoabdominal und kostosternal durch Handkontakt.
- Vergrößern der Atembewegungen durch richtungsgebenden Widerstand, Atemvertiefung oder durch Wegatmen einer Hautfalte.
- Dehnzüge an den Extremitäten aktiv oder passiv in Kombination mit Atemvertiefung.
- Manual therapeutische Mobilisationen der Rippen- und Wirbelgelenke.
- Dehnlagen wie Mondsichellage, obere und untere Drehdehnlage. Diese therapeutischen Körperstellungen können sich positiv auf den Hypertonus auswirken und dadurch die Thoraxbeweglichkeit verbessern. Gleichzeitig bewirken sie eine leichtere Umstellung von der Brustatmung zur Bauchatmung.
- Techniken nach Schaarschuch-Haase wie z.B. „Abhebeproben“ und „Schnelles Lagern“.
- Übungen zur Verbesserung der Phonation und zur Korrektur der Sprechatmung (s. Kap. 14).

- Zur Unterstützung und Kontrolle Einsatz eines Peak-Flow-Gerätes.
- Aktivitätszunahme des Zwerchfells und der Interkostalmuskulatur durch die Technik der Nasenstenose.
- Verbesserung der Strömungsverhältnisse und der Ausatmung durch die Technik der Lippenbremse.
- Bei erforderlicher Sekretolyse dementsprechende Drainagelagerung.

Ausgangsstellungen (Die ASTE müssen evtl. durch zusätzliche Lagerung individuell angepasst werden!):

- Rückenlage
- Seitenlage
- Sitz (mit aufgestützten Armen, Kutscher- oder Reitsitz)
- Bauchlage.

Lokal entspannende Maßnahmen

- Packegriffe
- Ausstreichen der Interkostalräume
- Hautrollungen
- Wärmeanwendungen, z. B. in Form der „Heißen Rolle“
- Flächige Technik der Bindegewebsmassage.

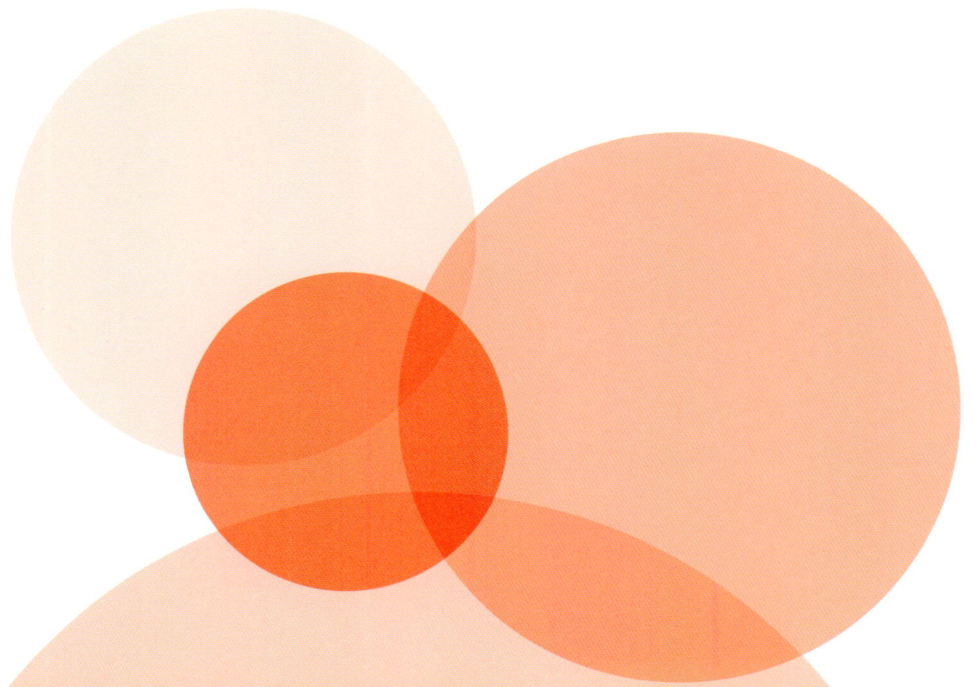

Hypomimie

Reinhild Vaitiekunas

„Der kürzeste Weg zwischen zwei Menschen ist ein Lächeln"

16

Die Bewegungsverarmung der mimischen Muskulatur ist eine Folge von Rigor und Bradykinese (Kap. 4.2.1, Kap. 4.2.2, Kap. 8, Kap.10). Das sogenannte Maskengesicht im fortgeschrittenen Stadium erschwert den Betroffenen die nonverbale Kommunikation, da für das soziale Miteinander Gesichtsausdruck und Gestik wichtige Informationen geben. Die veränderte Physiognomie lässt eventuell keine Rückschlüsse mehr auf die seelische Verfassung zu, so dass die trotzdem sehr lebhaft bleibenden Augen bei zusätzlichen Sprech- und Schreibstörungen manchmal die einzigen Mittel der Kommunikation sind. Der verminderte Lidschlag kann zu Reizungen in den Augen führen und zusammen mit dem dauernd leicht geöffneten Mund den hypomimischen Ausdruck verstärken. Zusätzlich zeigt sich bei vielen Patienten als äußerlich erkennbare vegetative Funktionsstörung eine vermehrte Talgabsonderung der Gesichtshaut („Salbengesicht"). Hinzu kommen häufig eine leichte Akne, eine vermehrte Schuppenbildung am Kopf und eine Blepharo-Konjunktivitis (Fries und Liebenstund 1998).

Maßnahmen zur Verbesserung der Hypomimie stehen im Zusammenhang mit der Mundmotorik (s. Kap. 14). Sinnvoll sind einzelne Übungen für die mimische Muskulatur, Bewusstmachen ihrer Anspannung und Entspannung und auch das Erarbeiten von Ausdrucksformen im Sinne einer beschreibenden Mimik.

Maßnahmen zur Erleichterung der mimischen Übungen

- bequemer aufrechter Sitz vor einem Spiegel zur Selbstkontrolle
- anschauliche Übungsanleitung für zuhause
- zur Detonisierung eine Wärmebehandlung mit heißen, nassen Tüchern oder heißer Rolle
- Gesichtsmassage in entspannter Atmosphäre mit Anleitung zum eigenständigen Ausführen
- Abtupfen des Hautareals über dem jeweiligen Muskel mit Eis
- Setzen kurzer Dehnreize (Vordehnung) für den einzelnen Muskel
- Berühren des entsprechenden Hautareals mit einem Pinsel
- manueller Kontakt auf dem zu kontrahierenden Muskel
- zur Initiierung der gewünschten Bewegungen zunächst manuelle Hilfe durch den Therapeuten.

Übungsbeispiele

Gesichtsmassage:

- Das Gesicht mit kreisenden Bewegungen der Fingerspitzen von der Stirn in Richtung Kinn massieren.
- Das Gesicht mit den Fingerkuppen abklopfen.

- Das Gesicht von oben nach unten ausstreichen und dabei den Unterkiefer locker lassen und den Mund entspannt öffnen.
- Mundpartie mit zwei Fingern seitlich ausstreichen.
- Das Gesicht vorsichtig mit Zeigefinger und Daumen „durchzwicken" oder „durchkneten".

Übungen für die Mimik:

Hilfreich ist es, die Übungen mit dem Übertreiben mimischer Gefühlsausdrücke (Freude, Furcht, Trauer) zu verbinden und den Patienten eine Darstellung der Übungen (Zeichnungen oder Abbildungen) für zuhause mitzugeben.

- Die Augenbrauen nach oben ziehen (erstaunt). Folgende Sätze dazu sprechen: „Ah, da bist Du ja!" oder „Was, das ist aber schön!"
- Die Augenbrauen zusammenziehen (zornig/nachdenklich): „So ein Mist, es regnet!" oder „Verdammt, der Bus ist weg!"
- Die Nase rümpfen oder „schnuppern" (schlechter Geruch). „Pfui Teufel, das stinkt aber!" oder „Igitt, bleib´ weg damit."
- Die Wangen beidseits oder abwechselnd mit Luft füllen.
- Die Lippen spitzen („flöten") und im Wechsel breitziehen.
- Im Wechsel ein übertriebenes „o" oder „i" laut sprechen.
- Die Augen im Wechsel fest zusammenkneifen und weit öffnen. „Ach, das blendet aber." Oder „Oh, ist das schön hier!"
- Öffnen und Schließen des rechten/linken Auges im Wechsel.
- Die Augen rollen, nach rechts und links schauen.
- Den Mund so weit wie möglich öffnen („gähnen").
- Mund spitzen („Kussmund").
- Mund schließen und die Mundwinkel nach unten ziehen.
- Oberlippe über die Unterlippe legen bzw. umgekehrt.
- Mit der Zunge die Wangen von innen ausstreichen und die Zahnreihen innen und außen entlangfahren.
- Die Lippen ablecken.
- Im Wechsel „O" und „I" sagen.
- Gegenstände oder Aktivitäten pantomimisch darstellen.
- Herzhaft lachen und den Mund weit öffnen.

Physiotherapie zur Verbesserung der Feinmotorik und der Mikrographie/ADL

Reinhild Vaitiekunas

17

17.1 ALLTAGSBEWEGUNGEN/ ADL

Hypokinese, Rigor und Tremor können die präzisen Bewegungen der Finger und Hände erheblich beeinträchtigen. Der automatische Bewegungsablauf, der Bewegungsrhythmus und der Bewegungsumfang (Amplitude) sind gestört, was zu vielfältigen Einschränkungen bei manuellen Tätigkeiten im Alltag führt (Tab. 17.1). Das Bewegungsausmaß verringert sich typischerweise in Abhängigkeit von den Bewegungswiederholungen. Die verminderte Handbeweglichkeit und -geschicklichkeit macht sich häufig beim Schreiben (Kap. 17.4) bemerkbar, kann aber auch viele andere Alltagstätigkeiten betreffen, wie z. B. Ankleiden, Zähneputzen oder den Gebrauch von Essbesteck. Die Behandlung der feinmotorischen Störungen zielt darauf ab, manuelle Fertigkeiten zu verbessern, zu erhalten und das Fortschreiten der Behinderung zu verzögern. Ein gewisses Repertoire an Übungen aus dem ADL-Bereich (activities of daily living) sollte sinnvoll in die physiotherapeutische Behandlung integriert sein, wobei diese selbstverständlich nicht die Ergotherapie ersetzen können. Durch das ADL-Training soll der Patient, trotz Funktionseinschränkungen, in die Lage versetzt werden, alltägliche Verrichtungen selbstständig oder mit möglichst wenig Hilfe auszuführen. Dazu sind das Erlernen von individuellen Strategien und der angemessene Einsatz von Hilfsmitteln notwendig, wobei manchmal schon mit einfachen Maßnahmen positive Effekte erreicht werden können. Neben der physio- und ergotherapeutischen Behandlung können nach Anleitung gerade feinmotorische Übungen oft noch selbständig in Form von Hausaufgaben durchgeführt werden. Die vielfältigen manuellen Tätigkeiten im Alltag, wie Zähneputzen, Anziehen oder Kochen sind eine gute Trainingsmöglichkeit zur Erhaltung und Verbesserung der Alltagskompetenzen und sollten mit besonderer Aufmerksamkeit und Konzentration durchgeführt werden. Das Aus- bzw. Anziehen vor und nach der Therapie können in die Behandlung einbezogen und befundabhängig im Sitzen oder Stehen ausgeführt werden. Brett- und Kartenspiele, Malen, Töpfern, Seidenmalerei oder das Spielen von Musikinstrumenten dienen der Verbesserung der Geschicklichkeit. Der gezielte Einsatz von Hilfsmitteln (Kap. 25) und/oder rhythmisch auditiver Stimulation (Kap. 12.2.2) zur Unterstützung der Bewegungsabfolgen kann hierbei sinnvoll sein.

Bei vielen Betroffenen liegt eine Störung der Augenmotorik vor, die eine Einschränkung der aktiven Blickmotorik zur Folge hat und sich erheblich auf die Alltagsbewegungen auswirken kann. Die Schwierigkeiten der Hand-Augenkoordination können besonders gut z. B. beim Knöpfen beobachtet werden. Taktile, akustische oder optische Reize können hilfreich sein, um eine Zuwendereaktion auszulösen. Durch Einleitung der Bewegungen mittels Augen- und Kopfbewegung werden die feinmotorischen Bewegungen kontrollierter.

Bei Einschränkung der Gelenkbeweglichkeit sind mobilisierende Maßnahmen wie Techniken der Manuellen Therapie, Maitland, Cyriax, PNF etc. erforderlich (Kap. 9).

Defizite bei der Aufrichtung (s. Kap. 10.1) erschweren Alltagsaktivitäten, wie das Tragen von Gegenständen oder Treppensteigen, und verkürzen die Gehstrecke.

Tabelle 17.1: Activities of Daily Living/ADL (Schwab und England, 1969).

100 %	Völlig selbstständig. Erfüllt alle täglichen Verrichtungen ohne Verlangsamung, Schwierigkeiten oder Beeinträchtigung. Ist sich keiner Schwierigkeiten bewusst.
90 %	Völlig selbstständig. Erfüllt alle Verrichtungen, aber mit einer gewissen Verlangsamung und Beeinträchtigung. Beginnt, sich der Schwierigkeiten bewusst zu werden.
80 %	Bei den meisten Verrichtungen völlig selbstständig. Fähig alle Alltagsarbeiten mit Verlangsamung (doppelt so lang oder länger), Schwierigkeiten oder Behinderung auszuführen. Ist sich der Schwierigkeiten und Verlangsamung bewusst.
70 %	Nicht mehr ganz selbstständig. Vermehrt Schwierigkeiten bei einigen Alltagsaufgaben (braucht zum Teil drei- bis viermal länger). Der Haushalt und die allgemeine persönliche Versorgung benötigen fast den ganzen Tag.
60 %	Teilweise von Hilfe abhängig. Kann die meisten täglichen Verrichtungen erfüllen, ist aber sehr langsam, muss sich sehr anstrengen und macht Fehler. Einiges geht nicht mehr.
50 %	Die Abhängigkeit nimmt zu. Braucht bei der Hälfte der täglichen Verrichtungen Hilfe und ist noch langsamer. Hat mit allem Schwierigkeiten.
40 %	Stark abhängig. Kann bei den meisten täglichen Verrichtungen noch mithelfen, aber nur wenig alleine machen.
30 %	Kann mit Anstrengung und starker Verlangsamung noch einzelne Verrichtungen erledigen bzw. beginnt diese alleine. Viel Hilfe nötig.
20 %	Macht nichts mehr alleine. Hilft bei einzelnen Verrichtungen noch minimal mit, schwer invalid.
10 %	Völlig abhängig und hilflos, komplett invalid.

Therapieziele

- Verbesserung der Rumpfaufrichtung
- Verbesserung der Gelenkmobilisation und Funktion von Hand und Fingern
- Kontrakturprophylaxe
- Sicherheit und Erleichterung beim Gebrauch von Gegenständen und Hilfsmitteln
- Verbesserung der Geschicklichkeit
- Muskelkräftigung
- Selbstständigkeit bei Aktivitäten des täglichen Lebens/Verbesserung der Alltagskompetenzen

17.2 BEFUNDERHEBUNG ZUR ERFASSUNG DER FUNKTIONELLEN EINSCHRÄNKUNGEN

Die Unified Parkinson's Disease Rating Scale (**UPDRS**) und das Functional Gait Assessment/FGA können zur detaillierten Beurteilung der einzelnen Alltagsbewegungen zur Hilfe genommen werden (Kap 7.2).

Der **Tapping-Test** eignet sich zur Verlaufskontrolle: In entspannter Sitzhaltung mit aufliegenden Unterarmen wird ein Metronom auf 60, 80, 100, 120 Schläge pro Minute eingestellt. Der Patient tippt im vorgegebenen Tempo über eine Zeitdauer von maximal 30 Sekunden mit dem Zeigefinger oder Fuß (jede Seite gesondert) auf die Unterlage. Mittels Stoppuhr oder Sekundenzeiger wird ermittelt, über welche Zeitspanne der Patient das vorgegebene Tempo halten kann (s. Kap. 4.2.1).

Desweiteren eignet sich zur Befunderhebung die **Activities of Daily Living**/ADL (Tab. 17.1).

17.3 MASSNAHMEN ZUR VERBESSERUNG DER FEINMOTORIK

Unterstützende Stimulationstechniken:

- Taktile Reize, wie z. B. Druck und Stauchimpulse etc. (Kap. 9.1)
- Igelbälle
- Dehnungen
- Kälte- oder Wärmereize
- Verschiedene Bürsten.

Beispiele für Übungsgeräte und -materialien:

- Therapieknete und Ton
- Igelbälle oder -rollen
- Tücher verschiedener Größe und Materialien
- Steck- oder andere Brettspiele
- Papier und Wäscheklammern
- Mikadostäbe
- Jonglierhölzer
- Sandsäckchen
- Kastanien, Korken, Erbsen oder Bohnen.

Zum eigenständigen Üben der Feinmotorik bieten sich selbst hergestellte aufzuhängende Funktionsbretter an, die mit entsprechenden Alltagsgegenständen bestückt werden (z. B. Reißverschluss, Knopfloch, Schuhband oder Klettverschluss, Türschloss, Schrauben etc.).

Übungsbeispiele:

- Als Lockerungs- und Aufwärmübungen: Hände reiben, zur Faust ballen und wieder öffnen, in die Hände klatschen oder auf dem Tisch oder einem Pezziball trommeln. Die Hände ausschütteln oder ein Staubtuch ausschlagen.
- Einen kleinen Ball mit den Fingerspitzen oder/und zwischen den Händen rollen.
- Einen Igelball mit der rechten/linken Hand auf den linken/rechten Arm hoch- und wieder hinunter rollen.
- Einen Igelball in ein Erbsenbad drücken, danach die Erbsen mittels Spitzgriff der rechten/linken Hand wieder entfernen.
- Den Ball auf verschiedene Art rollen, z. B. kreisförmig, in Form einer liegenden Acht oder in Form von großen Zacken.
- Einen Igelball auf dem Handrücken der eigenen Hand rollen oder auf dem Rücken eines Partners.
- Hände flach auflegen, einen Stift neben den Zeigefinger legen, Fingern nun einzeln mehrmals über den Stift heben und auf der anderen Seite ablegen. Übung mit den anderen Fingern wiederholen.
- Einen Stift oder kleinen Mikadostab durch die Finger wandern lassen.
- Wischübungen mit einem zum kleinen Quadrat gefalteten Tuch auf der Behandlungsbank, an der Wand oder an einer schrägen Ebene.
- Ein Tuch raffen, falten, knoten.

- Einen kleinen Sandsack mit Daumen- und Zeigefinger der einen Hand halten und zur anderen Hand übergeben (oder werfen). Desgleichen mit Daumen- und Mittelfinger etc.
- Papier oder Zeitung zu einfachen Figuren oder einer Ziehharmonika falten, mit Wäscheklammern zusammenstecken, zusammenknüllen, mit einer Hand zum Ball formen oder in Schnipsel reißen. Papierkugeln formen und mit den Fingern wegschnippen.
- Puzzeln
- Dehnübungen der volaren Unterarm- und Handmuskeln können gut mit Stützaktivitäten auf einer Unterlage oder an einer Wand verbunden werden.
- Zur Verbesserung der diadochokinetischen Bewegungen eignen sich reziproke Supinations- und Pronationsbewegungen aus verschiedenen Ausgangstellungen.

17.4 SCHREIBTRAINING

Schreiben, eine unserer feinsten Koordinationsleistungen, ist ein automatisierter Bewegungsablauf, der nach einem motorischen Plan abgerufen wird. Durch Störung des Motoplans ist der spontane Bewegungsablauf in Teilbereichen nicht mehr ausführbar, so dass die Bewegungen verzögert gestartet werden, verlangsamt, zu klein oder unvollständig sind. Einschränkungen der Schultergelenksbeweglichkeit führen kompensatorisch dazu, dass der Weitertransport des Stiftes aus dem Ellenbogen oder Handgelenk erfolgt. Die Hypokinese führt zur Verlangsamung des Schreibflusses und der Schreibgeschwindigkeit, zusätzlich ist das Bewegungsausmaß in den beteiligten Gelenken reduziert. Die Folge ist eine kleinere und unleserliche Schrift, die als Mikrographie (Abb. 4.2, Kap. 4.2.1) bezeichnet wird. Ein ausgeprägter Rigor kann zu einer eher krakeligen Schrift führen, da der Richtungswechsel erschwert, die Anbindungen der Buchstaben gestört und der Schreibfluss herabgesetzt sind. Beim Tremor erscheint die Schrift zittrig und kann oft nicht in den Zeilen gehalten werden. (Pohl und Brüggemeier 2008). Schreiben schult nicht nur die kommunikativen, sondern auch die kognitiven Fähigkeiten (z. B. durch Lösen von Kreuzworträtseln) des Patienten und hilft, die Isolation zu überwinden. Ziel des Schreibtrainings ist die Reaktivierung der ehemals automatisierten Schreibmotorik, die sich an der individuellen, routinierten Ausgangsschrift des Betroffenen orientieren sollte. Als Ausgangspunkt können Schriftproben vor dem Bestehen der Schreibprobleme genutzt werden.

Zur Vorbereitung auf das Schreibtraining dienen detonisierende Maßnahmen, wie z. B. heiße Rolle, Weichteiltechniken, Entspannungs- und Dehntechniken sowie Mobilisationstechniken. Voraussetzung ist eine gute Sitzhaltung, eine adäquate Sitzhöhe und die Fixierung des Papiers. Bei zusätzlichem Tremor und Hyperkinesen ist eine vorherige und/oder zwischenzeitliche „Hemmung“ erforderlich (Kap. 18 und 19.2). Schreibhilfen (Kap. 25) wie verdickte Griffe sollten auf ihre Nützlichkeit hin erprobt werden. Beim Schreiben auf liniertem Papier kann es sinnvoll sein, die Linien deutlich zu kennzeichnen.

Übungen zur Unterstützung des Schreibtrainings:

- Auf einem großen Blatt (DIN A3) schwungvolle Achten (stehend und liegend), Kreise, Spiralen etc. zeichnen.
- Schreiben von Buchstaben und gut fließenden Buchstabenpaaren (z. B. le, je, lu) auf großem linierten Papier mit unterschiedlichem Zeilenabstand.
- Zeichnen und Malen mit verschiedenen Materialien frei oder nach Vorgabe (z. B. Mandalas)
- Schreiben und Zeichnen (Diagonalen, Linien, Kreise etc.) im Stand vor einer Wandtafel in Verbindung mit Gewichtsverlagerung und Seitwärtsschritten.
- Im Vierfüßlerstand mit einer Hand gedachte Kreise, Bögen oder Zahlen schreiben.
- Den Betroffenen motivieren, Tagebuchaufzeichnungen und Beweglichkeitsprotokolle (s. Kap. 7.2.2) zu führen oder auch mal wieder einen Brief zu schreiben.

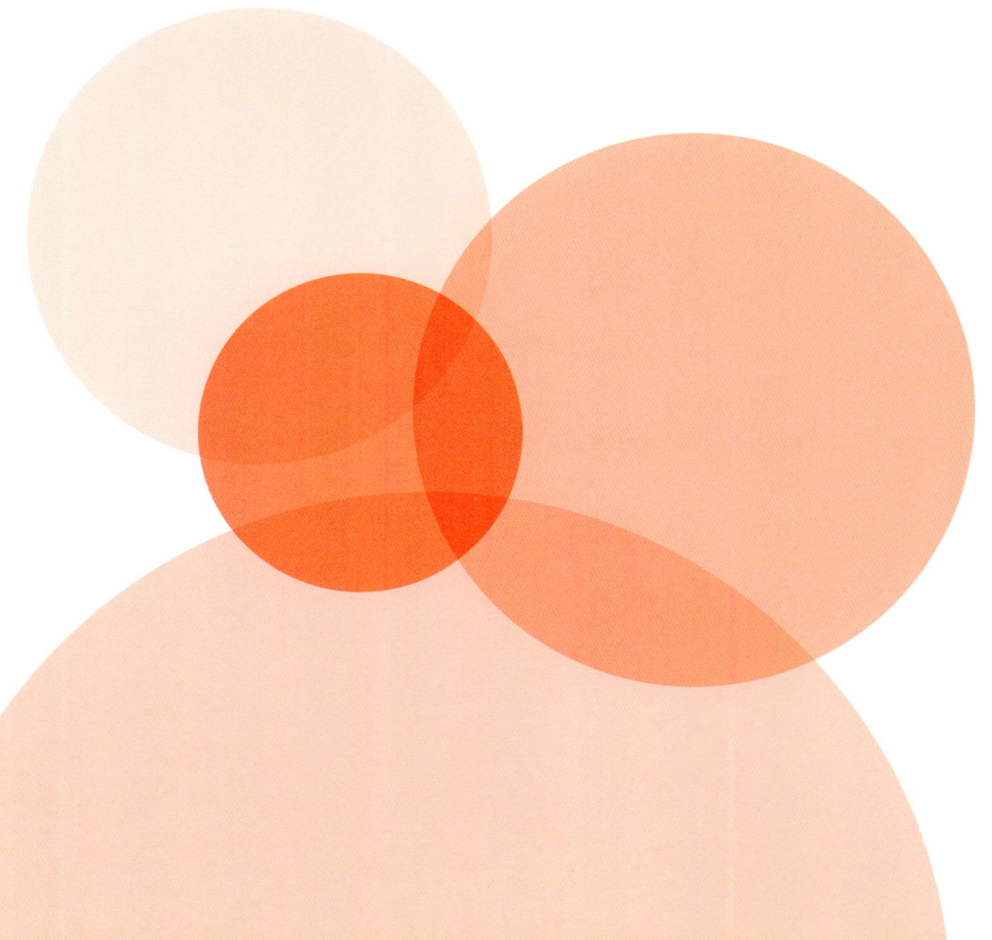

Physiotherapie zur Beeinflussung des Tremors

Reinhild Vaitiekunas

18

Der Tremor ist zwar beim Morbus Parkinson eindrücklich, jedoch keineswegs obligat. Klassisch liegt ein rhythmischer, regelmäßiger, meist distal betonter Ruhetremor vor, der vor allem in der Frühphase der Erkrankung durch aktive Bewegungen abgeschwächt oder sogar unterdrückt werden kann (Kap. 4.2.3). Der Ruhetremor kann von einem Haltetremor höherer Frequenz begleitet sein. Differenzialdiagnostisch sind der Intentionstremor und der essentielle Tremor abzugrenzen (Kap. 5.1.2).

Besonders bei ausgeprägtem Tremor ist dieses Symptom für den Patienten sehr belastend und abhängig von der emotionalen Situation. Der Tremor ist meist ein- oder beidseitig an den Händen und Beinen lokalisiert. Ein bestehender Kopftremor (häufiger beim essenziellen Tremor) beeinflusst die Kopfkontrolle und führt zu zusätzlichen Schwierigkeiten bei den Stell- und Gleichgewichtsreaktionen. Manchmal gelingt eine Reduktion des Tremors durch einen taktilen Reiz am Kinn oder Hinterkopf (z. B. Abstützen mit einer oder beiden Händen) oder das Anlehnen an einer Rückenlehne bzw. Kopfstütze.

Die parkinsontypische Fehlstellung der Hand (Kap. 10.1) in Kombination mit dem Tremor führt zu den typischen Bewegungen, die auch als „Münzenzählen“ oder „Pillendrehen“ bezeichnet werden. Kann der Ruhetremor durch Willkürinnervation nicht mehr beeinflusst werden, so sind die Patienten besonders in ihren funktionellen Alltagsverrichtungen stark eingeschränkt. Ihre Schrift erscheint zittrig und kann oft nicht in den Zeilen gehalten werden (Kap. 17.4).

Ob und welche Hilfsmittel sinnvoll sind (Kap. 25), sollte mit dem Patienten ausprobiert werden. Zum Beispiel können eine elektrische Zahnbürste oder Griffverdickungen helfen, übermäßige, unkoordinierte oder auch pathologisch tonussteigernde Bewegungen zu vermeiden.

In den Fällen erfolgreicher Hemmung durch Willküraktivität ist das Erlernen von Hemmmechanismen relativ leicht. So können das Halten eines Gegenstandes (z. B. kleiner Sandsack), eine große Unterstützungsfläche, ein dosiert eingesetzter Führungswiderstand oder gedachte Widerstände beim Üben zur ruhigeren Führung beitragen. Das Erlernen von Entspannungstechniken (Kap. 21.6) hilft vielen Patienten die physiologische Anspannung zu reduzieren. Auch die Vojta-Therapie kann durch Auslösen natürlicher Reflexaktivitäten eine Hemmung der unkoordinierten, zittrigen Muskelanspannungen erreichen. Bei ausgeprägtem Tremor, in fortgeschrittenen Krankheitsstadien und in stark affektbetonten Situationen ist eine erfolgreiche Hemmung sehr schwierig und/oder nur kurzfristig (eventuell nur mit Hilfe des Therapeuten) möglich.

Auch wenn die Pathogenese von Tremor und Hyperkinesen sehr unterschiedlich ist, ist die therapeutische Vorgehensweise ähnlich. Welche der Techniken, die bei den motorischen Spätkomplikationen (Kap. 19.2) beschrieben werden, eine Hemmung oder Reduktion der unwillkürlich ablaufenden Bewegungen bewirken können, muss im Einzelfall vom Therapeuten herausgefunden werden.

18

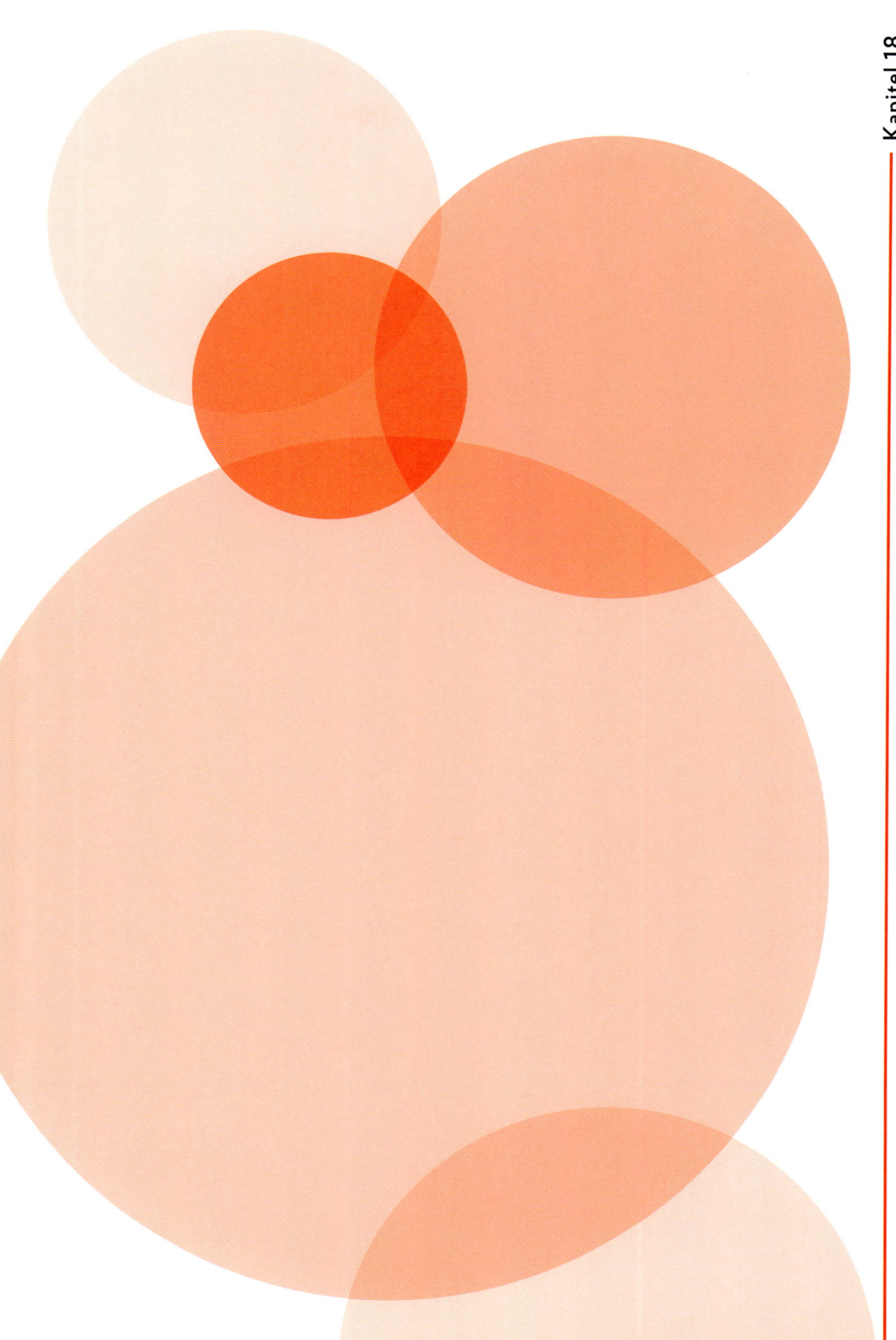

Motorische Spätkomplikationen

Reinhild Vaitiekunas

19

Bei den meisten Parkinson-Patienten treten im Erkrankungsverlauf motorische Spätkomplikationen wie Wirkungsfluktuationen und Dyskinesien (Kap. 4.3.2) auf, was für die Betroffenen eine erhebliche Einschränkung ihrer Lebensqualität bedeutet. Patienten mit einem „juvenilen" oder „young-onset" Parkinson-Syndrom (Kap.2.2) sind wegen des längeren Verlaufs der Krankheit und einer häufigeren Inzidenz von Dyskinesien von diesen Komplikationen am meisten betroffen (A. Ceballos-Baumann u. G. Ebersbach, 2008).

19.1 FLUKTUATIONEN DER BEWEGLICHKEIT

Der leider progrediente Verlauf führt zur Abnahme funktionstüchtiger Nervenzellen, so dass die körpereigene Dopaminproduktion nachlässt und darüber hinaus die Speicherfähigkeit der präsynaptischen nigrostrialen Nervenendigungen reduziert ist. Daraus resultierende Fluktuationen der Beweglichkeit können in der Ausprägung der Symptomatik durch psychische Faktoren beeinflusst werden. Bemerkenswert ist, dass ein besonderer Affektstress (Gefahr oder Aufregung) eine unerwartete kurzfristige Verbesserung der Akinese bewirken kann, die als paradoxe Kinesie bezeichnet wird. Fehlt jedoch dann der Anreiz zum Handeln, vollzieht sich die Rückkehr des Parkinsonzustandes oft ebenso unvermittelt wie sein Verschwinden. Umgekehrt kann schon die banal erscheinende Angst vor dem Überqueren einer Straße das sogenannte „Freezing-Phänomen" (Kap. 4.3.2, Kap. 12.1 u. Kap. 12.2.2) auslösen.

Das Phänomen der vorzeitig nachlassenden Medikamentenwirkdauer wird als „wearing-off" oder „end-of-dose"-Akinese (Kap. 4.3.2) bezeichnet und ist die häufigste und im Verlauf als erste auftretende Form der Wirkungsschwankungen. Die Symptome und das zeitliche Auftreten (im ausgeprägten Stadium innerhalb von Minuten) können sich bei den Betroffenen ganz unterschiedlich zeigen. Zunehmende Bradykinese, Rigor oder Tremor können neben nicht-motorischen Symptomen wie Stimmungsschwankungen, Angstgefühl oder verstärktem Schwitzen auftreten.

Im späteren Krankheitsverlauf kann sich das gravierendere Phänomen der on-off-Symptomatik (s. Kap. 4.3.2) einstellen. Dieses ist gekennzeichnet durch einen unvorhersehbaren und abrupten Wechsel guter und schlechter Beweglichkeit (paroxysmales on-off) und steht in keinem zeitlichen Zusammenhang zur Medikamenteneinnahme. Die off-Phasen gehen meist mit schweren Parkinsonsymptomen, insbesondere einer Akinese einher. Die on-Phase kann im fortgeschrittenen Stadium von Dyskinesien (s. Kap. 4.3.2) begleitet sein, die für den Patienten sehr belastend sind. Das Auf und Ab des Yo-Yo-Spieles kann als bildliche Beschreibung der fluktuierenden Akinese dienen. Wollen die Patienten in ihrer akinetischen Phase eine Bewegung ausführen, spüren sie sogleich einen „Widerstand" in sich. Sie sind in einen ständigen Kampf, eine Art physiologischen Konflikts, verwickelt, der sie handlungsunfähig macht. Die

Zustände des „Angetriebenseins“ während der hyperkinetischen Phase (eine Art grausame Unternehmungslust) und des Zurückgehaltenwerdens während der off-Phase hat ein Patient sehr treffend als „Peitsche und Zügel“ bezeichnet. Die Phasen sind nicht willkürlich von den Betroffenen steuerbar.

Bei der physiotherapeutischen Behandlung ist eine flexible Vorgehensweise erforderlich. Um das jeweilige „Bild“ des Patienten zu vervollständigen ist es ratsam Einblick in das vom Betroffenen geführte Tagebuch oder Beweglichkeitsprotokoll (Kap. 7.2.2) zu haben, Rücksprache mit den Angehörigen/Pflegepersonal zu führen und die Behandlungstermine zeitlich zu variieren. Während der off-Phase wird in Abhängigkeit von der Ausprägung der Symptome der Schwerpunkt eher bei aktiv-assistiven und „passiven“ Techniken liegen (Beispiele in Kap. 8.2 und Kap. 10.3). Sind die on-Phasen mit starken Hyperkinesen verbunden, steht die Hemmung und Entspannung im Vordergrund, um darauf aufbauend weitere Behandlungsmaßnahmen anwenden zu können (Kap. 19.2). Wird ausschließlich nur in den Phasen guter Beweglichkeit behandelt, gehen dem Therapeuten wichtige Informationen verloren, und der Patient fühlt sich in den schlechter beweglichen Zeiten alleingelassen und hilflos bei der Umsetzung erlernter Techniken. Hilfen und praktische Anleitungen für Bewegungsübergänge und andere funktionellen Tätigkeiten müssen auch in Phasen schlechter Beweglichkeit integriert werden.

Um Über- bzw. Unterforderung zu vermeiden, kann der Therapeut das tatsächliche Leistungsniveau des Patienten an der Aufmerksamkeit messen, mit der die während der Therapie gestellten Aufgaben erfüllt werden. Eine Verschlechterung der Symptome oder das Auftreten von assoziierten Reaktionen muss zum Überdenken des momentanen Therapieansatzes anregen.

19.2 DYSKINESIEN

Die bis heute wirksamste Substitutionstherapie mit Levodopa ist leider im Langszeitverlauf mit motorischen Komplikationen wie Wirkungsschwankungen und Dyskinesien assoziiert (Kap. 6.2.1). Die Dyskinesien können als peak-dose-Hyperkinesen (wenn die Spitze der medikamentösen Wirkung erreicht ist) oder seltener als biphasische Hyperkinesen in Erscheinung treten (Kap. 4.3.2).

Häufig berichtet der Betroffene zuerst dem Physiotherapeuten von seinen Beobachtungen dyskinetischer Bewegungen, oder Angehörige bemerken diese in emotional beanspruchenden Situationen. Es sollte stets der Kontakt zu dem behandelnden Arzt gesucht werden, der seinerseits das aufklärende Gespräch führen wird. Treten Dyskinesien in unmittelbarem Zusammenhang mit der physiotherapeutische Behandlung auf, so gibt dies Anlass zur Reduzierung der Anforderungen. Da die affektive Beteiligung auch bei Dyskinesien unverkennbar ist, müssen die Bewegungsaufträge verständlich und klar formuliert sein und der Patient sollte stets einfühlsam an neue Situationen herangeführt werden. Der stufenweise Aufbau von einfachen aktiv-assistiven bis hin zu komplexen Bewegungsabläufen muss beachtet werden. Bewegungsfolgen müssen ohne Ungeduld und Enttäuschung wieder erarbeitet und repetiert werden.

Ziel ist die Reduktion bzw. Kontrolle unwillkürlich ablaufender Bewegungsmuster durch das Erreichen einer symmetrischen Körperhaltung. Erforderlich ist eine Stabilisation der Wirbelsäule zur Widerlagerung bei Extremitätenbewegungen. Die Behandlung beruht auf der Möglichkeit der Hemmung durch den Therapeuten durch die Wahl der Ausgangsstellung und auf der Selbsthemmung über die Aktivierung noch intakter Regelkreise. Physiotherapeutische Konzepte auf neurophysiologischer Basis (PNF, Vojta, Bobath und Brunkow) bieten Ansätze zur Behandlung. Auf welcher Therapieform der Schwerpunkt liegt, hängt von der Sicherheit des Therapeuten und der Art und Ausprägung der Hyperkinesen ab.

Die folgenden therapeutischen Ansätze gelten auch für die Beeinflussung des Tremors (Kap. 18).

Therapeutische Ansätze zur Beeinflussung von Hyperkinesen und Tremor

- Wahl der Ausgangsstellung:

  Je nach Ausprägung und Schwere der Dyskinesien sollte zur Sicherheit des Patienten die Ausgangsstellung angepasst werden. Günstigen Einfluss bieten die Bauchlage und die stabilere Seitenlage mit Kontakt des flektierten oberen Beines auf der Unterlage und Stützaktivität einer Hand. Im Sitzen können der Kontakt zu einer Rückenlehne oder der Reitersitz mit der Möglichkeit des Ablegens der Unterarme auf die Lehne sinnvoll sein. Beim Üben im Vierfüßlerstand kann die ASTE durch eine zusätzliche Unterstützungsfläche ventral am Rumpf (z. B. mit Schaumstoffwürfel, Therapierolle, Pezziball) adaptiert werden.

- Einsatz von propriozeptiven Reizen:

  Eine Reduktion der unwillkürlich ablaufenden Bewegungen kann durch angepasste propriozeptive Reize wie Führungswiderstände, Approximationen oder Druck-Stauch-Impulse erreicht werden (Kap. 9.1). Ein Beispiel zeigt die Abbildung 19.1.

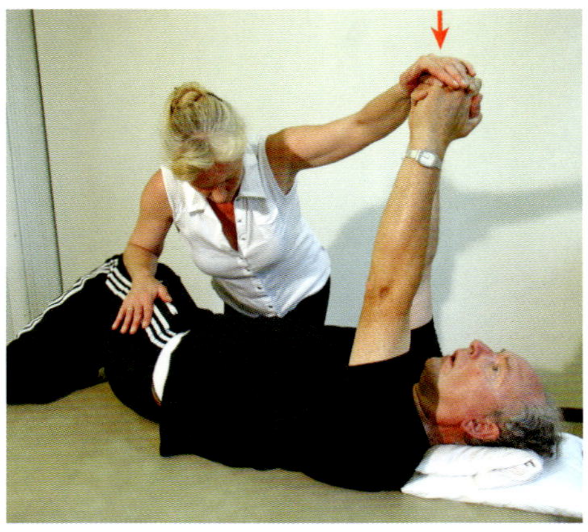

Abb. 19.1: Rotationsbewegung nach rechts mit gleichzeitiger Approximation an der oberen Extremität nach dorsal zur Hemmung von Dyskinesien der Arme.

- Einsatz von Entspannungstechniken (Kap. 21.6).
- Anspannungs- und Stabilisationstechniken zur Verringerung der unkontrollierten hyperkinetischen Bewegungen durch Ermüdung der betroffenen Muskulatur.
- Stemmführung nach Brunkow:

  Die Einleitung der Stemmführung nach Brunkow über die obere und/oder untere Extremität, durch taktile Reize (z. B. Druck-Stauch-Impulse, Streichungen) initiiert, kann nach intensivem Üben mit dem Therapeuten eine gute Möglichkeit der Eigenhemmung darstellen (Abb. 9.1, Kap. 9.1). Vor allem im Sitz und Stand kann zur Unterdrückung der Bewegungsunruhe das Einnehmen der Stemmposition erleichternd wirken. Je nach Ausprägung der Dyskinesien ist nicht unbedingt der Aufbau einer kompletten Ganzkörperspannung notwendig.
- Druckimpulse am Großzehenballen mit Dehnung in die Dorsalextension des Fußes langanhaltend oder intermittierend:

  ASTE: RL, das hyperkinetische Bein in Flexion/Adduktion/Innenrotation auf dem Oberschenkel des Therapeuten (Abb. 19.2).

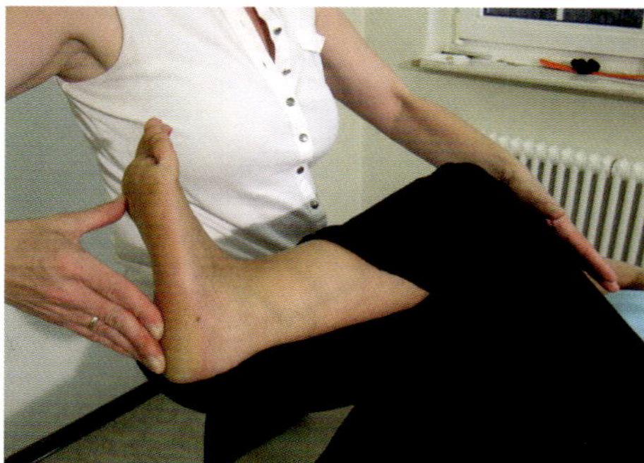

Abb. 19.2

- Druckimpulse in Kombination mit Rumpfrotation:

  ASTE: Hyperkinetisches Bein des Patienten in Flexion/Adduktion/Innenrotation auf dem Oberschenkel des Therapeuten (Abb. 19.3).

  Druckimpuls (s. Abb. 19.2) kombiniert mit Rotationsbewegung des Rumpfes initiiert über stärkere Innenrotation des oben liegenden (hyperkinetischen) Beines und Gewichtsverlagerung auf die rechte (linke) Beckenseite. Bei Überbewegungen des Rumpfes ist es sinnvoll, die Rotationskomponente zu verstärken. Zur stärkeren Hemmung der unteren Extremität sollte der Druckimpuls am Fuß dominieren. Bei starken Überbewegungen beider Beine und des Rumpfes ist es hilfreich, beide Beine auf den Oberschenkel des Therapeuten zu legen. Sinnvoll ist es, zwischen anhaltender Dehnung und dynamischem Wechsel der Bewegungen zu variieren (z. B. Rotationsbewegung etwas reduzieren und wieder verstärken).

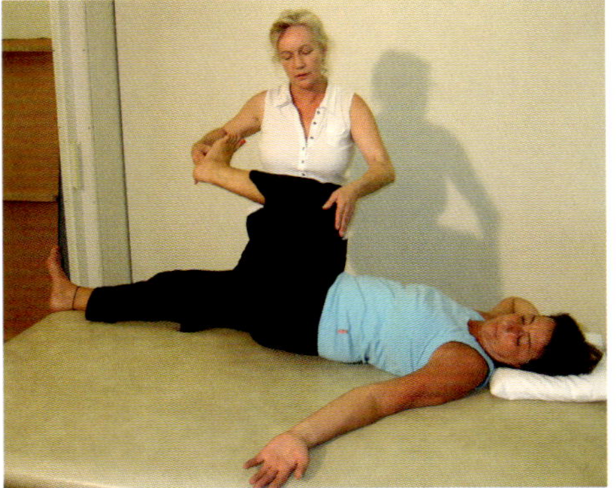

Abb. 19.3

- Hemmung obere Extremität durch Druckimpuls am Daumenballen mit Dehnung in die Dorsalextension der Hand in Kombination mit Außenrotation des Armes: Auch hier ist es sinnvoll, je nach Reaktion des Patienten die Dehnungen länger beizubehalten oder in den Bewegungen dynamisch zu variieren (z. B. Außenrotation des Armes etwas lösen und wieder verstärken oder den Druckimpuls verringern und wieder verstärken, Abb. 19.4).

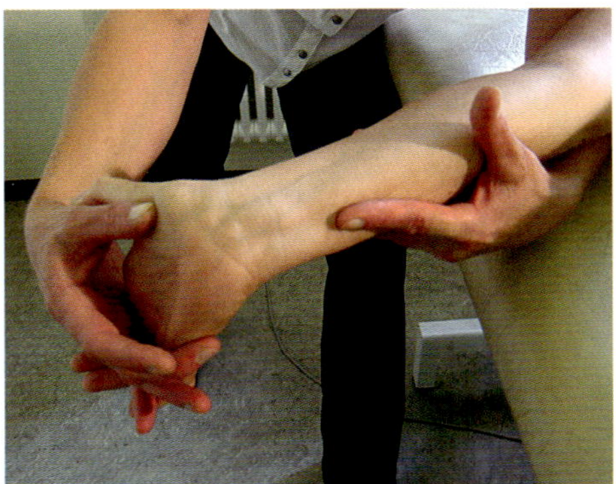

Abb. 19.4

19.3 DYSTONIEN

Dystonien (Kap. 4.3.2) sind gekennzeichnet durch meist schmerzhafte Muskelverkrampfungen besonders in den Füßen und Händen. Die in Phasen schlechter Beweglichkeit (häufig nachts und frühmorgens) auftretenden dystonen Verkrampfungen werden als off-Dystonien bezeichnet. Eine seltenere Form sind die on-dose-Dystonien, bei denen die Patienten in Phasen guter Beweglichkeit über dystone Bewegungsstörungen klagen.

Physiotherapeutische Therapieansätze sind detonisierende Maßnahmen, z. B. Dehntechniken, Muskelfunktionsmassagen des M. triceps surae etc. (Kap. 8) und die aufgeführten Möglichkeiten zur Einflussnahme auf Tremor und Hyperkinesen (Kap. 19.2).

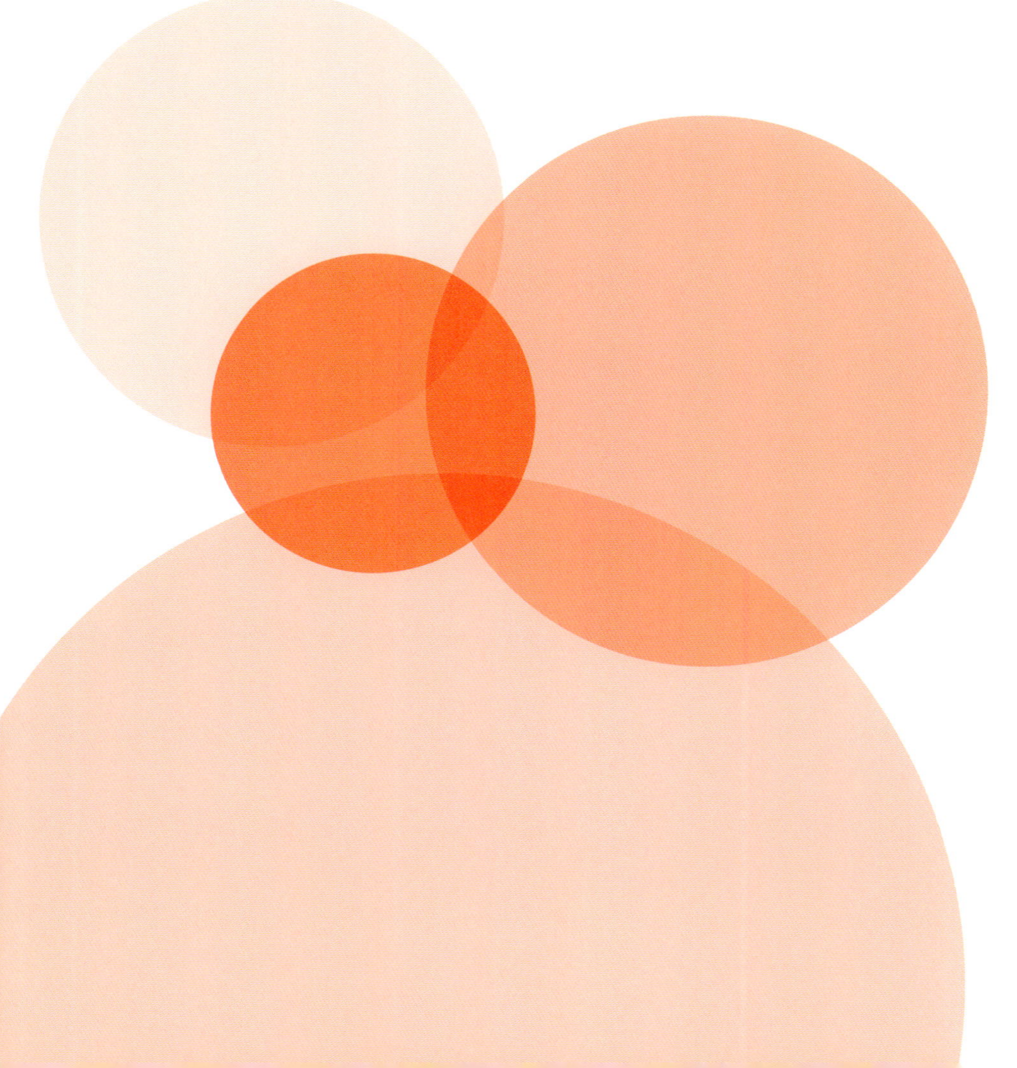

Kognitive und psychische Störungen

Reinhild Vaitiekunas

Viele Parkinsonpatienten sind nicht nur in ihrer Motorik, sondern auch in ihren kognitiven Leistungen bis hin zur Parkinson-Demenz (Kap. 4.3.3) beeinträchtigt. Diese Störungen betreffen allerdings nicht immer diffus das intellektuelle Leistungsniveau, sondern es kommt zu eher „fokalen" Einbußen in bestimmten geistigen Funktionsbereichen. Kognitive Störungen betreffen bei Parkinson-Patienten häufig den räumlich-konstruktiven Bereich, weshalb zur Sicherheit und besseren Wahrnehmung des Patienten auf räumliche Abgrenzungen und Orientierungshilfen geachtet werden muss. In Bezug auf die Gedächtnisfunktionen kann schon in der frühen Erkrankungsphase das prozedurale Gedächtnis, welches erlernte motorische Verhaltensweisen speichert, gestört sein (Fries und Liebenstund 1998). Dies erklärt bei vielen Betroffenen die Schwierigkeiten, neue Bewegungsabläufe zu lernen und zu automatisieren. Im fortgeschrittenen Stadium ist auch das deklarative Gedächtnis betroffen, welches zu einer verminderten Merk- und Lernfähigkeit (z. B. Termine, Einkaufsliste) führt.

Das Risiko, im Verlauf einer Parkinsonerkrankung eine Demenz zu entwickeln, ist deutlich erhöht. Die erfolgreiche therapeutische Behandlung bei Parkinson-Demenzpatienten erfordert neben der möglichen Pharmakotherapie spezielle Maßnahmen und Verhaltensweisen. Überforderungen können durch klare und regelmäßige Alltagsstrukturen und wiederholte Ankündigung von bevorstehenden Veränderungen (z. B. Arzttermine oder Besuche) vermieden werden. Die Behandlungsinhalte und Ziele müssen transparent, verständlich und übersichtlich sein und keinen zu hohen Leistungscharakter besitzen. Die Prioritäten sollten auf die verbliebenen Fähigkeiten des Patienten gerichtet sein. Das Leistungsniveau des Betroffenen orientiert sich an der Aufmerksamkeit, mit der die während der Therapie gestellten Aufgaben erfüllt werden.

Sinnvoll ist es, komplexere Bewegungsabläufe zunächst in kleinen Sequenzen zu üben und diese kontinuierlich zu wiederholen. Aufgrund der Störungen des prozeduralen Gedächtnisses fällt den Betroffenen die Umsetzung der erlernten Techniken im Alltag sehr schwer. Der Therapeut muss viel Geduld, Einfühlungsvermögen und eine hohe Frustrationstoleranz mit bringen. Für die Kommunikation mit demenzkranken Patienten sind eine klare und gut strukturierte Sprache, das wiederholte Ankündigen von neuen Bewegungsaufträgen und sensible sowie korrekte Umgangsformen (Gestik, Mimik, Körpersprache, Blickkontakt etc.) besonders wichtig.

Kognitives Strategietraining ist für die Therapie und Rehabilitation von Menschen mit Hirnleistungsstörungen unverzichtbar. Die Trainingsmethoden beinhalten Übungen der Gedächtnisfunktionen, Aufmerksamkeitsstrategien, Strategien der Orientierungsfähigkeit und anderer kognitiver Fertigkeiten des täglichen Lebens und ein Verhaltenstraining des Patienten sowie Angehörigenberatung und –anleitung.

Differenziert werden muss zwischen einem kognitiven Training zur geistigen Aktivierung und Prophylaxe und dem symptomorientierten kognitiven Training bei konkreten Hirnleistungsstörungen.

Nachfolgend einige Beispiele für Therapieverfahren, die zur Behandlung bei kognitiven Störungen am häufigsten eingesetzt werden:

- Ergotherapeutische Verfahren zur Erhaltung der Alltagskompetenz
- Realitätsorientierungstraining (ROT): Ziel ist die Verbesserung der gestörten Orientierung von Demenzkranken. Diese Therapieform nutzt reale Orientierungshilfen wie z. B.: Kennzeichnung der Zimmertüren durch Fotos mit persönlichem Bezug oder Beschriftung, Einsatz von Gegenständen mit hohem Wiedererkennungswert („am Fahrstuhl links gehen"), gut sichtbare Uhren, Tageskalender und Tafeln für die Darstellung von Tagesaufgaben etc. zur zeitlichen Orientierung.
- Selbst-Erhaltungstherapie (SET): Dieses Therapieverfahren (biografische Rekonstruktion/Erinnerungstherapie) nutzt das länger erhaltene Gedächtnis für weiter zurückliegende Ereignisse, um die drohende Auflösung der eigenen Identität des Betroffenen über einen möglichst langen Zeitraum abzuwenden. Hilfreich sind Fotos, Bücher, Zeitungsausschnitte, persönliche Gegenstände etc. des Patienten, um ein Erinnerungsbild der Biografie des Betroffenen zu schaffen.
- Ausdrucksorientierte Therapieformen wie Musik-, Kunst- und Tanztherapie.
- Milieutherapie: Durch Einsatz von Reizen, die ein Wiedererkennen ermöglichen, soll vor allem die Vertrautheit des Patienten in einer für ihn fremden Umgebung (z. B. Krankenzimmer, Seniorenheim) gefördert werden. Neben der Anwesenheit von bekannten Bezugspersonen kann dies durch Aufstellen von Fotos, Bildern und persönlichen Gegenständen erreicht werden.

Allgemeine Anregungen zur Förderung der kognitiven Leistungen

- Scrabble, Letra Mix, Wortketten oder Oberbegriffe bilden
- Memory, Sprichworte ergänzen, Reime bilden, gegenteilige Verben suchen (z. B. schreien-flüstern)
- Trainingsprogramme von der Gesellschaft für Gehirntraining
- computergestütztes Hirnleistungstraining
- Gehirn-Jogging-Übungshefte
- Kreuzworträtsel, Sudoku, Skat oder andere Kartenspiele, Schach, Gesellschaftsspiele, Puzzel, Minigolf etc. angepasst an die Vorlieben des Betroffenen
- Rege Teilnahme am täglichen Geschehen, z. B. Zeitunglesen, bewusst und nicht zu lange fernsehen (Reizüberflutung vermeiden!), Gespräche führen oder Tagebuch schreiben
- Anregen der Sinne durch schöne Musik, Bilder, Vorträge oder Ausstellungen, die nach den Vorlieben des Patienten ausgesucht werden sollten
- Aufmerksamkeit auf verbliebene Fähigkeiten richten
- einfache alltägliche Gedächtnisaufgaben ausführen lassen
- Lebensbiographie und frühere Gewohnheiten berücksichtigen (z. B. Schlaf-/Wachrhythmus und Hobbys)

- Unterstützung und Förderung der Selbstständigkeit im Tagesablauf
- regelmäßige und klare Alltagsstrukturen schaffen
- Überforderung und verbale Ablenkungen bei anderen Tätigkeiten (z. B. beim Essen oder Gehen etc.) wegen der Einschränkung der Dual-Tasking-Fähigkeit vermeiden.

Weitere spezielle Hilfsmittel und Ratschläge finden sich in Kap. 25 und Kap. 26.

Die häufigste psychopathologische Entgleisung im Verlauf der Parkinsonkrankheit ist zweifellos die Depression (Kap. 4.3.3). Verarmung des Antriebs, eine ängstliche und freudlose Stimmung, Minderwertigkeitsgefühle oder Schlafstörungen (Kap. 4.3.3) können den motorischen Symptomen um Jahre vorausgehen und erfordern eine psychologische Betreuung. Die psychischen Störungen haben neben der Beeinträchtigung des Affekts und der Stimmungslage auch Folgen für die motorischen und kognitiven Leistungen des Patienten. Gelingt eine Verbesserung der psychischen Situation, wirkt sich dies zwangsläufig auch positiv auf die motorischen Symptome aus.

Lebhafte Träume sind manchmal die ersten, noch nicht als psychotisch erkennbaren Vorboten, von Halluzinationen (Kap. 4.3.3). Äußere Faktoren wie Umstellungen der Medikation, Exsikkose, Elektrolytstörungen, Infekte und Milieufaktoren (Hospitalisierung, psychosozialer Stress) können sie auslösen oder verstärken. Halluzinationen treten im Rahmen der Parkinson-Erkrankung intermittierend auf, dauern meist nur Sekunden bis Minuten und können für den Betroffenen sehr beängstigend und bedrohlich sein. Besonders häufig handelt es sich um optische Wahrnehmungsstörungen, die bevorzugt in den Abendstunden oder nachts auftreten. Bei erhaltener Einsicht gelingt es einigen Patienten, selbstständig oder mit Hilfe Außenstehender durch gezielte Aufmerksamkeit oder Ablenkung die Halluzinationen zum Verschwinden zu bringen (keinesfalls sollte man auf „richtiger" Wahrnehmung bestehen). Bei Kombination der Parkinsonsymptomatik mit Demenz ist das Risiko einer psychotischen Entgleisung besonders hoch.

Weiter können Impulskontrollstörungen und Verhaltensauffälligkeiten (z. B. Spielsucht, Hypersexualität, zwanghaftes Essen) auftreten, die in ausgeprägter Form gravierende Folgen für die persönlichen, sozialen und beruflichen Verhältnisse der Betroffenen haben (Kap. 4.3.3). Bei solchen Auffälligkeiten ist die Rücksprache mit dem behandelnden Arzt unbedingt erforderlich. Ein Verbot oder Kritik an diesem Handeln ist meist nicht erfolgreich, besser ist es vielmehr, dem Betroffenen sinnvollere und kommunikativere Aktivitäten als Alternative anzubieten.

Neuropsychiatrische Komplikationen können die Lebensqualität, den Krankheitsverlauf und die Prognose erheblich beeinflussen. Die spürbaren kognitiven, psychischen oder verhaltensauffälligen Veränderungen verstärken bei den Betroffenen und Angehörigen die Angst. Ein sensibles Umgehen mit diesem Thema und das Einbeziehen psychologischer Interventionen sind sehr wichtig.

20

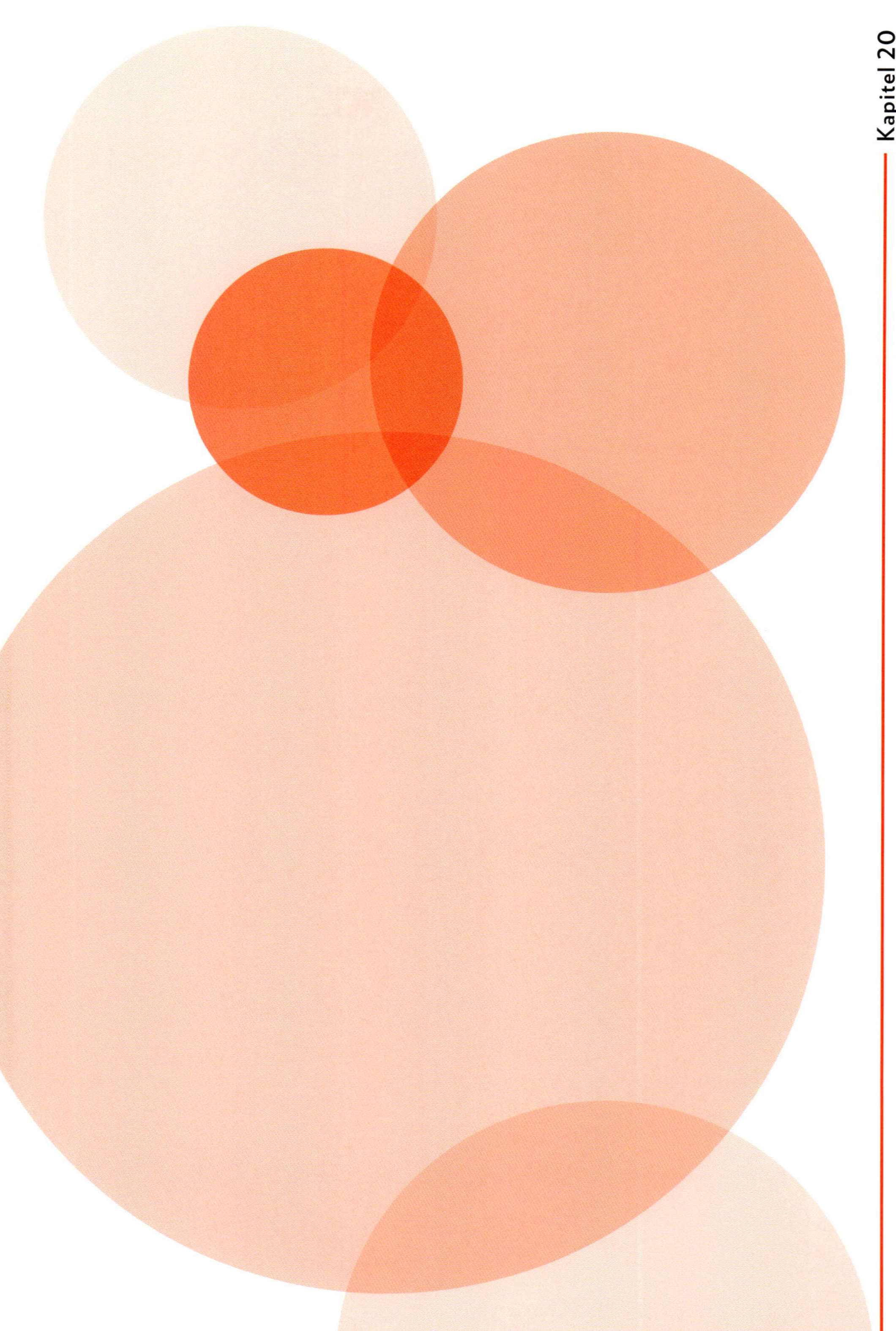

Physiotherapie in der Gruppe

Reinhild Vaitiekunas

21

21.1 GRUNDLAGEN UND ZIELE

Der Parkinsonkranke ist in seinem Verhalten eher passiv, eine Kontaktaufnahme fällt schwer oder findet gar nicht mehr statt. In der Gruppengymnastik kann neben dem Eingehen auf die Bewegungsdefizite das sozio-emotionale Bewegungsgeflecht genutzt werden. Ein besonderer Vorteil ist, dass jeder Teilnehmer aus eigenem Erleben die krankheitsbezogenen Probleme kennt und sich so in der neuen Gemeinschaft schneller verstanden und akzeptiert fühlt. Die Freude an der gemeinsamen Bewegung und der gegenseitige Austausch können dem eher passiven Verhalten der Parkinsonbetroffenen entgegenwirken, die Selbstbezogenheit mindern und zum Anschluss an die Deutsche Parkinson Vereinigung (Kap. 26) motivieren.

Gerade in der Gruppe bietet es sich an unterstützend und begleitend Musik einzusetzen, da dies die Bewegungen erleichtert und die Motivation steigert. Sinnvoll ist der Einbezug von Tanzformen, Tango ist hierbei eine häufig gewählte Art, aber auch über Gesellschaftstanz, Volkstanz, Salsa oder Folklore gibt es positive Erfahrungsberichte. Neben der sozialen Interaktion wird dabei besonders gut auch die Multitasking-Fähigkeit geschult.

Tai Chi („chinesisches Schattenboxen") ist eine häufig ausgeübte meditative Form der Bewegungstherapie, die unter physiotherapeutischer Anleitung auch für Parkinsonpatienten in frühen Krankheitsstadien empfohlen wird. Intensives Üben verbessert die posturale Stabilität, Gleichgewichtsstörungen und die Beweglichkeit.

Folgende Ziele strebt die Gruppenbehandlung an:

- Erhalten oder Fördern der Mobilität
- Verbesserung der Bewegungskoordination und Körperhaltung
- Intensivieren der Atembewegungen
- Konzentrationsverbesserung, Wahrnehmungsschulung und Anregen der Interaktion
- Schulung der Stell- und Gleichgewichtsreaktionen
- Gangschulung unter Einbezug von akustischen und optischen Hinweisreizen
- Hilfen für den Alltag einschließlich Verbesserung der Feinmotorik.

Die Teilnahme an einer Gruppenbehandlung hängt von den Präferenzen des Betroffenen ab. Wichtigste Kriterien für die Zusammenstellung der Gruppe (max. 10–12 Teilnehmer) sind Schweregrad der Erkrankung, Alter und Nebenerkrankungen. Außerhalb der Klinik sind homogene Gruppen eher selten, der Therapeut muss daher gerade bei der Betreuung einer Selbsthilfegruppe sehr viel Phantasie und Flexibilität bei der Wahl der Übungen und Ausgangsstellungen einsetzen. Es ist zu beachten, dass der Gruppenleiter im Bedarfsfall nur einem Teilnehmer direkte Hilfestellung leisten kann und die Sicherheit des Patienten immer Priorität hat.

Für die zeitliche Planung (ca. 45–60 Minuten) ist ein fester Wochentermin zur Alltagsstrukturierung wichtig. Ein ausreichend großer, heller und gut gelüfteter Raum mit rutschfestem Boden ist Voraussetzung.

Gerade in der Gruppe bietet es sich an, mit Musik zu arbeiten, wobei durch die Arbeit mit Geräten neben der größeren Freude an der Bewegung und dem Rhythmusgefühl auch die Koordinationsfähigkeit geschult wird. Besonders Parkinsonbetroffene mit Freezingphänomen profitieren von akustischen Reizen, da diese dabei helfen können, die Blockaden zu überwinden (Kap. 12.2.2). Im Rahmen der Möglichkeiten (Gruppenzusammenstellung/räumliche Bedingungen) sollten auch in der Gruppe die Transfers aus verschiedenen Ausgangsstellungen und die Gleichgewichts- und Gangschulung geübt werden. Bei Störung der Raumkoordination sind zur Orientierung räumliche Begrenzungshilfen (Seile, Markierungen auf dem Boden etc.) sinnvoll. Wichtig ist zudem die Einbeziehung von Atem- und Entspannungsübungen (Kap. 15 und 21.6). Anregungen zum Singen, Pfeifen oder Zählen eignen sich zur Artikulationsverbesserung. Das Erarbeiten von einfachen Aufgaben als Partnerübung und mit gesamter Gruppe (z. B. „ Wie können wir das Aufstehen vom Stuhl erleichtern?“) oder Anregungen zu eigenen Ideen fördern die Selbstinitiative und Konzentration.

Desweiteren erhält der Betroffene Anregungen für sein Eigenprogramm, welches neben der Gruppen- und/oder Einzelbehandlung täglich etwa 30 Minuten durchgeführt werden sollte.

21.2 ÜBUNGSGERÄTE UND MATERIALIEN

Neben den üblichen Geräten gibt es eine Vielzahl von Möglichkeiten, Materialien zu nutzen, die jeder zuhause vorfindet oder leicht herstellen kann. Selbstverständlich können die folgenden Übungsbeispiele (Kap. 21.3) ebenso auch in der Einzelbehandlung angewendet werden.

- Reis- oder Sandsäckchen aus Waschlappen selbst herstellbar
- Handtücher, Betttücher oder falls vorhanden große Schwungtücher
- Seidentücher (besonders geeignet zur Atemfunktionsschulung)
- Gymnastiktücher oder größere Geschirrtücher (Kap. 9.2.2)
- Luftballons (evtl. mit etwas Reis gefüllt) auch in Kombination mit einem Federballschläger
- Holzbalken (ca. 50 cm lang, 5 cm hoch und 10 cm breit) zur Gleichgewichtsschulung/Parcour

- Gymnastik,-Schaumstoff- oder Zeitlupenbälle (Luftballoneffekt)
- Gymnastikreifen
- Kastanien, Korken, Zeitungen, Wäscheklammern, Mikado (besonders geeignet für feinmotorische Übungen)
- Multiaktionskegel oder Hütchen (im Spielzeughandel erhältlich) geeignet für einen Parcours oder als Übungsgerät in Kombination mit einem Ball (s. Abb. 21.3)
- Gymnastikstäbe, Stäbe aus dem Baumarkt oder Besenstile
- Gymnastikseile, Zauberschnur als gruppendynamisches Gerät
- Ringe
- Schaumstoffwürfel mit Zahlen
- Keulen (auch für Parcours oder als Rhythmikgerät nutzbar)
- Noppenbälle zur Entspannung oder Wahrnehmungsschulung
- Therabänder (Kap. 9.2.3)
- Gymnastik-Stretching-Stick
- Deuser-Band
- Ballkissen zur Haltungs- und Gleichgewichtsschulung
- Pezzibälle und Balance Pads
- Aero Stepp (geeignet zum koordinativen und propriozeptiven Training)
- Rhythmikinstrumente wie Klanghölzer, Tamburin, gefüllte Dosen, Rasseln (auch in Kombination mit der Gangschulung)
- Flexi-Bar (Schwingstab)
- Smovey Ringe
- Faszienrollen
- Gymnastikband, ca. 2–3 m Länge (Abb. 21.1).

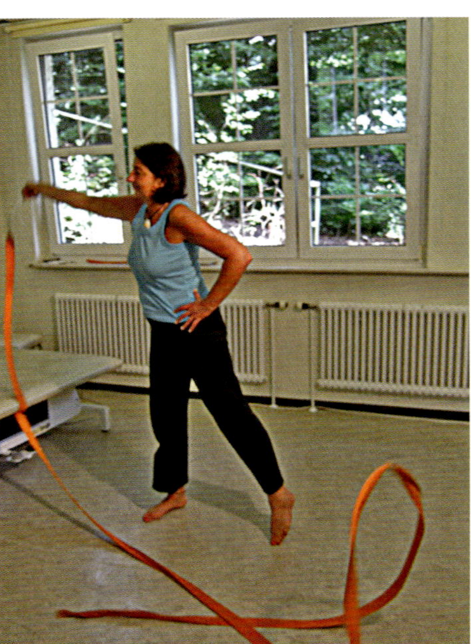

Abb. 21.1

21.3 ÜBUNGSBEISPIELE

Übungen aus der Rückenlage

- ASTE: Beide Beine liegen entspannt in Extension, leichter Abduktion und Außenrotation. Beide Hände liegen flach seitlich am unteren Rippenbogen und nehmen die Rippenbewegungen beim Atmen wahr: Ein- und Ausatmen durch den Mund bzw. Nase und beim Einatmen leichten Druck mit beiden Händen auf die Rippen geben. Mit der Ausatmung das Sprechen von Konsonanten „p“; „t“, „k“, „f“ verbinden.
- Rechten/linken Arm abwechselnd weit anheben und über dem Kopf herausschieben (mit Atemvertiefung verbinden).
- Beide Arme in Hochhalte und abwechselnd herausschieben.
- Abwechselnd ein Bein nach unten schieben.
- Im Wechsel rechten Arm/linkes Bein herausschieben bzw. umgekehrt.
- Beide Beine gestreckt und nach innen und außen drehen.
- Beide Arme liegen möglichst gestreckt in Schulterhöhe, Beine etwas mehr als beckenbreit abduziert und gestreckt. Augen und Kopf nach rechts drehen, dann den Druck auf die linke Ferse verstärken und mit der linken Hand in die Innenfläche der rechten Hand klatschen. Der rechte Arm bleibt auf der Unterlage liegen, linke Beckenseite vom Boden lösen. Wechselseitige Ausführung.
- Beide Beine gebeugt aufstellen und nach rechts/links ablegen (Rumpfrotation). Kontralateralen Arm seitlich vom Körper wegschieben und nach außen drehen, Kopf und Augen folgen dem kontralateralen Arm.
- Beide Beine sind gebeugt. Druck auf beide Fersen verstärken und das Becken anheben.
- Becken anheben und nach rechts bewegen („Tablett mit Gläsern auf dem Bauch vorstellen“) und ablegen, desgleichen zur anderen Seite.
- Beide Beine sind gebeugt. Knie auseinander- und wieder zusammenführen.
- Beide Beine gebeugt. Knie auseinanderführen und Fußsohlen aneinanderlegen. Lockeres Schaukeln der Beine und den Beckens nach rechts und links.

Weitere Übungsbeispiele im Sitz auf dem Hocker finden sich in Kap. 9.2.1.

Übungen mit einem Sandsäckchen

ASTE: Sitz auf dem Hocker oder Stand

- Sandsack mit den Händen um den Körper herumgeben, dabei mit dem Rumpf ausweichen.

- Sandsack aus der Seithalte (über Abduktion der Arme) weit über dem Kopf übergeben.
- Sandsack in der Achterform (unter Einbezug von großen Rumpfbewegungen) um die Beine herumgeben.
- Mit beiden Händen hochwerfen und auffangen, desgleichen mit Klatschen in die Hände, auf die Oberschenkel oder hinter dem Rücken.
- Sandsack vor dem Körper von einer Hand in die andere werfen, desgleichen aus der Seithalte über dem Kopf mit Lateralflexion des Rumpfes.
- Beine in Schrittstellung und den rechten/linken Arm neben dem Körper schwingen. Mit Armkreisen vor- und rückwärts verbinden, auch in Kombination mit Abwerfen und Auffangen möglich.
- Beine in Grätschstellung. Den Arm vor dem Körper mit Gewichtsverlagerung zur Seite schwingen und den Sandsack abwechselnd rechts und links seitlich abwerfen und auffangen.
- Den Sandsack auf dem Handrücken balancieren (Hand ganz öffnen).
- Den Sandsack zwischen Daumen- und Zeigefinger einer Hand halten und zur anderen Hand übergeben oder werfen. Variante durch wechseln zu Daumen und Mittelfinger etc.
- Als Partnerübung den Sandsack in verschiedenen Variationen werfen und auffangen.

Partnerübungen in Kombination Ball und Gymnastiktuch

ASTE: Partner stehen sich gegenüber, jeder hält eine Ecke des Tuches mit den Händen. Im gespannten Tuch liegt eine Gymnastikball.

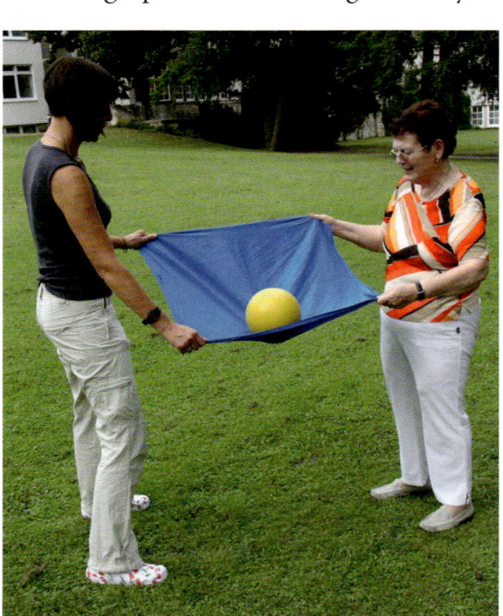

Bei allen Partnerübungen ist besonders darauf zu achten, dass die Patienten sich verbal einbringen (eigenes Kommando geben etc.). Bei Lateropulsionsneigung mehr Standsicherheit im Grätschstand, bei Pro- oder Retropulsionsneigung in Schrittstellung.

- Im Grätschstand den Ball mit Gewichtsverlagerung nach rechts und links rollen, Tuch spannen! (Abb. 21.2).
- In Schrittstellung den Ball vor- und zurückrollen, dabei das Körpergewicht verlagern.

Abb. 21.2

- Den Ball auf dem Tuch mit Gewichtsverlagerung diagonal rollen.
- Den Ball in Kreisform rollen.
- Im Grätschstand das Tuch locker halten und mit Gewichtsverlagerung nach rechts und links schwingen.
- Die Partner halten beide Ecken des Tuches in der gleichen Hand und schwingen das Tuch in Verbindung mit Gewichtsverlagerung nach rechts und links. Der Abstand der Partner muss so gewählt sein, dass ein schwungvolles Bewegen aus dem Schultergelenk möglich ist.
- s. o., mit anschließendem Kreisen des Tuches im Wechsel rechts/links vor dem Körper verbinden und den Ball dabei in das Tuch ein- bzw. auswickeln.

ASTE: s. Abb. 21.2: Mit leichtem Schwung von den Armen den Ball gemeinsam mit Hilfe des gespannten Tuches hochwerfen und wieder auffangen.

- Den Ball hochwerfen, das Tuch mit Gewichtsverlagerung zur Seite schwingen, den Ball auf dem Boden prellen lassen und wieder mit dem Tuch auffangen (auch mehrmals prellen möglich).

ASTE: Zwei Paare stehen mit ausreichend Abstand gegenüber. Jedes Paar hält ein Tuch mit beiden Händen, nur in einem Tuch liegt ein Gymnastikball.

- Den Rumpf wirbelsäulengerecht vorneigen und den Ball zu den Partnern rollen. Das andere Paar nimmt den Ball mittels des Tuches entgegen, richtet sich wieder auf und rollt den Ball zurück.
- Den Ball direkt zum gegenüberstehenden Paar werfen.
- Ein Paar wirft den Ball mit Hilfe des Tuches hoch, fängt ihn auf und wirft ihn dann erst zu den Partnern.
- s. o., mit zwischenzeitlichem ein- oder mehrmaligem Aufprellen des Balles variieren.

ASTE: Mehrere Paare bilden mit Abstand gegenüberstehend eine lange Reihe.

- Den Ball von einem Tuch zum nächsten werfen.
- Den Ball zum übernächsten Paar werfen.
- s. o., die Paare, die dazwischenstehen versuchen, den Ball abzufangen.
- Das Paar, das den Ball im Tuch hält, einigt sich nonverbal über die Richtung (z. B. mimische Zeichen) und wirft ohne Ankündigung den Ball zum rechten oder linken Paar.
- Das Paar am Anfang der Reihe wirft den Ball so weit wie möglich, und die Paare dazwischen versuchen, den Ball abzufangen.

Folgende Übungsgeräte bieten sich ebenso in Kombination an:

- Ball/Gymnastikreifen
- Federballschläger/Luftballon
- Becher/Tennis- oder Tischtennisball
- Ball/Hütchen (Abb. 21.3).

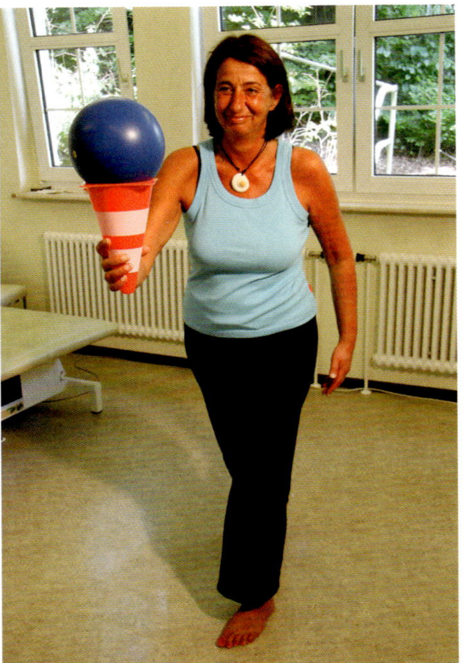

Abb. 21.3

21.4 GRUPPENDYNAMISCHE ÜBUNGEN

ASTE: Kreisaufstellung im Stand (teilweise auch im Sitz möglich)

- Mit Handfassung aufeinander zugehen und den Kreis verkleinern, anschließend Kreis wieder öffnen.
- Rechts und links in Kreisrichtung gehen mit Variationen: Seitwärts gehen mit Anstellschritten oder mit Überkreuzen vor oder hinter dem Standbein.
- Mit einem Partner eingehakt im und gegen den Uhrzeigersinn drehen.

- Kleine Tanzkombinationen einzeln erarbeiten und zusammenfügen (verschiedene Schrittkombinationen in Verbindung mit Klatschen, Gewichtsverlagerungen zur Seite, nach vorne und hinten etc.).
- Jeder Teilnehmer hat einen Luftballon. Alle Luftballons werden in Bewegung gehalten, ganz gleich mit welchem Körperteil. Fällt ein Luftballon zu Boden, so bleibt er liegen und darf nicht aufgehoben werden. Das Spiel ist zu Ende, wenn sich nur noch ein Luftballon in Bewegung befindet.
- Alle Teilnehmer halten gemeinsam ein großes Schwungtuch und bewegen es nach oben und unten. Einen Ball auf dem Tuch in Bewegung halten (rollen in verschiedene Richtungen oder hochwerfen und auffangen).
- Mit Angabe des Namens einem Partner einen Schaumstoffwürfel zuwerfen.
- Den Schaumstoffwürfel auf den Boden werfen und sich gemeinsam bei jeder Zahl auf eine Übung einigen. Das Spiel ist beendet, wenn sechs unterschiedliche Aufgaben gefunden wurden und den Zahlen zugeordnet werden konnten.
- Jeder Zweite hält einen Gymnastikstab und gibt mit diesem einen gemeinsamen Rhythmus durch Klopfen auf den Boden vor. Die andere Hälfte der Gruppe geht in diesem Tempo um den Kreis herum, in den Kreis hinein und zurück oder im Slalom um die stehenden Partner.
- Einen Ball im Kreis mit den Füßen zurollen; das Spiel ist zu Ende, wenn der Ball aus dem Kreis heraus rollt.
- In Kreisaufstellung einem ausgewählten Partner einen Pezziball zurollen und dabei seinen Namen nennen oder ihm eine Aufgabe stellen wie z. B. „Nenne mir ein Sprichwort."
- Alle Teilnehmer sitzen auf einem Hocker und erhalten einen Pezziball: Den Ball nach rechts und links mit einer oder beiden Händen rollen, den Ball auf den Knien vor und zurück rollen, den Ball anheben und kurz in der Aufrichtung halten, verschiedene Rhythmen auf dem Ball trommeln.
- Zwei Gruppen durchlaufen (evtl. um die Wette) zwei identisch aufgebaute Parcours mit eingebauten Hindernissen, unterschiedlicher Bodenbeschaffenheit, verschiedenen Aufgabenstellungen und Richtungswechsel.

21.5 KONZENTRATIONS-, WAHRNEHMUNGS- UND KOORDINATIONS-SCHULUNG

Konzentrations- und Koordinationsschulung sowie die Stimulation der Wahrnehmung sollten selbstverständlich auch in die Gruppenbehandlung integriert sein. Viele der schon vorgeschlagenen Übungsbeispiele beinhalten diese Gesichtspunkte.

Weitere Übungsbeispiele:

- Patienten eigene Übungsideen vorschlagen oder demonstrieren lassen.
- Erarbeiten von Lösungen typischer Alltagprobleme, z. B. „Wie kann ich mir das Aufstehen vom Stuhl erleichtern?"
- Bewusstmachen von funktionellen Bewegungen, Ausweichbewegungen und Kompensationen.
- Antizipation (gedankliche Vorwegnahme) der Bewegungsfolge durch Bilder oder Demonstration.
- Übungen bei denen die rechte Körperseite einen anderen Bewegungsauftrag ausführt als die linke, z. B. mit der einen Hand leicht auf den Kopf klopfen, mit der anderen auf dem Knie klatschen.
- Kleine Tanzkombinationen oder Choreographien mit verschiedenen Schrittfolgen und aneinandergereihten Arm- oder Beinbewegungen in verschiedenen Tempi. Rhythmen durch Klatschen oder den Einsatz von kleinen Musiktherapieinstrumenten (Triangel, gefüllte Dosen, Trommeln etc.) betonen.
- Die Partner stehen sich gegenüber und führen „Schattenspiele" mit den Händen aus. Einer führt und der andere folgt mit seinen Händen, mit und ohne Körperkontakt.
- Ein Partner sitzt auf einem Hocker, der andere steht hinter ihm und zeichnet ihm mit den Händen oder einem Mikadostab Zahlen, Buchstaben oder Worte auf den Rücken, die der andere erkennen soll.
- Gegenseitige leichte „Druckmassage" des Rückens mit einem weichen Igelball.

21.6 ENTSPANNUNGS-TECHNIKEN

„In der Ruhe liegt die Kraft."

Ziele der Entspannungstherapie sind der Abbau von Unruhe, Ängsten und Erschöpfungszuständen, eine Verbesserung der körperlichen Selbstwahrnehmung, Atemvertiefung und Schmerzreduktion. Gerade bei Tremor oder Hyperkinesen kann es den Betroffenen durch Erlernen von Entspannungstechniken gelingen, ruhiger zu werden. Welche Technik die größte Effektivität zeigt, ist bei jedem Patienten sehr verschieden und muss ausprobiert werden. Grundsätzlich hilft eine mentale imaginative Entspannung (z. B. durch die Konzentration auf Vorstellungsbilder), den Effekt während einer Übung zu verstärken. Entspannungstechniken können dem Patienten eine zusätzliche Möglichkeit geben, selbst im Umgang mit der Erkrankung aktiv zu werden. Ein langfristiges Ziel bei regelmäßigem Üben kann der positive Einsatz des Erlernten im Alltag und in Stresssituationen (z. B. bei Bewegungsblockaden) sein.

Folgende Entspannungsmethoden können eingesetzt werden:

- Eutonie
- Progressive Muskelrelaxation nach Jacobson (PMR)
- Autogenes Training (nach J. H. Schultz)
- Funktionelle Entspannung (F. E.) nach Marianne Fuchs
- Biofeedback
- Hatha Yoga
- Shiatsu
- Feldenkrais
- Qigong
- Reiki
- Tai Chi Chuan
- Zen-Meditation
- Bogenschießen
- Tanztherapie
- Musiktherapie (psychotherapeutische Musikkonzepte oder funktionale Techniken der „Neurologischen Musiktherapie")
- Entspannung durch klassische Massage oder Bindegewebsmassage.

21.7 BEWEGUNGSTHERAPIE IM WASSER

Die Bewegungstherapie im Wasser wird von vielen Betroffenen als sehr angenehm empfunden, baut Ängste ab und stärkt das Selbstvertrauen. Die besondere Wirkung der Übungen im Wasser ergibt sich aus dem Auftrieb, dem Wasserwiderstand, dem Wasserdruck und der Wärme. Das Spiel zwischen Schwere des Körpers und Auftrieb des Wassers kann aktiv genutzt werden. Es wird eine natürliche Körperbalance mittels Ausgleichsbewegungen und Atmung angestrebt (Ceballos-Baumann und Ebersbach 2008). Die entspannende Wirkung der Wassertemperatur von 28–30 (32) Grad wirkt sich positiv auf die Tonuserhöhung der Muskulatur aus. Der Auftrieb erleichtert die Bewegung durch Entlastung des Stütz-, Gelenk- und Bewegungsapparates, so dass auch das Üben von größeren Bewegungsabläufen und die Dehnung verkürzter Muskelgruppen erleichtert werden. Zusätzlich kann Einfluss genommen werden auf die Körpersymmetrie (Verbesserung der Körperhaltung), die Gleichgewichts- und Körperstellreaktionen und die Koordination. Die Bewegungen können im Wasser harmonischer und ökonomischer ausgeführt werden und fördern so die Körperwahrnehmung und -kontrolle. Bewegungen gegen den Wasserwiderstand kräftigen die Muskulatur und fördern die Ausdauer. Der „hydrostatische" Wasserdruck auf Brustkorb und Bauch aktiviert die Ausatmung und bewirkt bei der Einatmung eine Kräftigung der Atemmuskulatur. Bei auftretenden Hyperkinesen können der Wasserwiderstand und evtl. zusätzlich eingesetzte Geräte (die den Widerstand erhöhen) zur Hemmung genutzt werden.

Bei schwerer betroffenen Patienten ist es ratsam, dass der Therapeut sich mit im Wasser befindet, da so ggf. besser und schneller Hilfestellung möglich ist. Je nach Schwere der Symptomatik kann es sein, dass früher erlernte Schwimmbewegungen nicht mehr möglich sind. Es ist deshalb sinnvoll, in einem Gespräch den Patienten darauf vorzubereiten. Patienten, die gerne und sicher schwimmen, sollten nicht darauf verzichten, wobei der bevorzugte Schwimmstil an die parkinsontypischen Haltungsveränderungen angepasst werden muss.

Übungsgeräte für die Bewegungstherapie im Wasser:

- Matten verschiedener Stärke und Größe (z. B. AIREX)
- Autoschläuche
- Schwimmflügel (z. B. an den Füßen oder Handgelenken)
- Kunststoffrollen und Stäbe
- Luftballons
- Wasserbälle verschiedener Grösse

- Gymnastikstäbe, Gymastikreifen
- Ringe
- Fun Noodle
- Schwimmbretter oder Schwimmkissen
- weitere im Handel erhältliche Auftriebskörper
- Tauchstäbe
- Wasserkreisel
- Noppenbälle.

Kontraindikationen für die Bewegungstherapie im Wasser:

- Hauterkrankungen/offene Wunden
- Blasen- und Mastdarmstörungen
- schwere kardiopulmonale Erkrankungen
- Kreislaufprobleme
- akute Infekte.

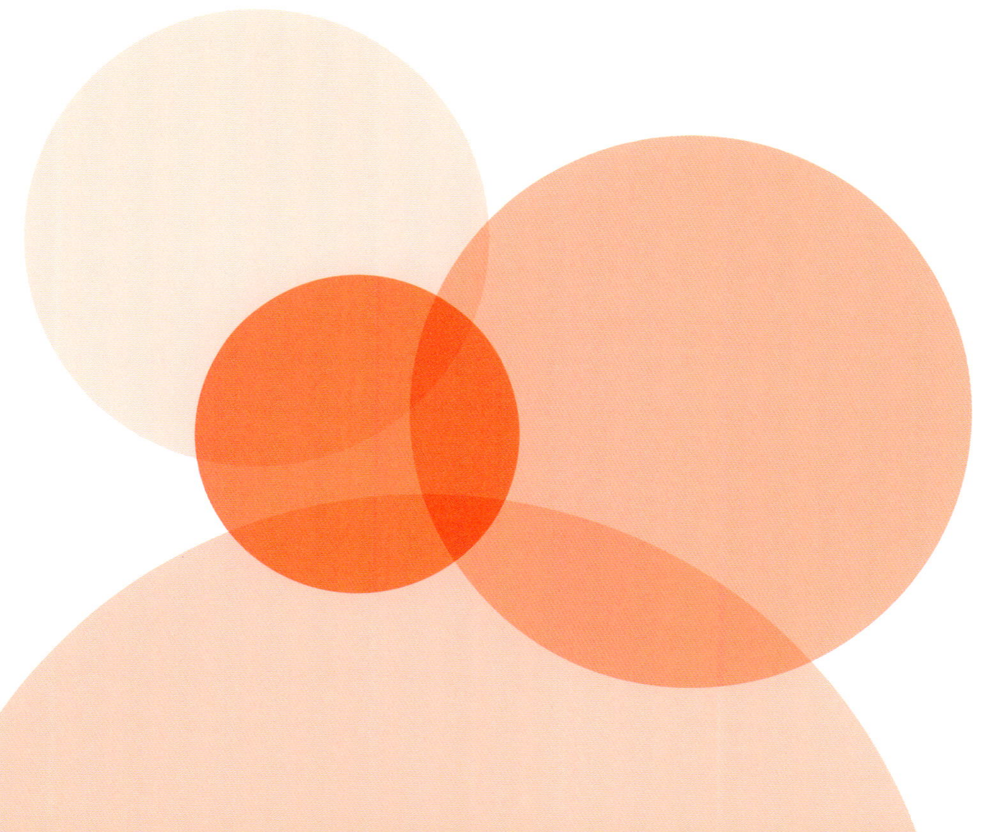

Besonderheiten bei atypischen Parkinson-syndromen

Reinhild Vaitiekunas

22

Die atypischen Parkinson-Syndrome nehmen einer Sonderstellung ein, da sie über parkinsontypische Symptome hinausgehend mit neurologischen, autonomen (z. B. Blasenfunktion, Blutdruckregulation) und/oder psychisch-mentalen Funktionsstörungen verbunden sind. Diese zusätzlichen Symptome können für die vitale Prognose des Patienten von entscheidender Bedeutung sein. Aufgrund der Einschränkungen in der medikamentösen Therapie (Kap. 5.1.3), sind diese Patienten ganz besonders auf eine symptomatische Behandlung und eine kompetente sowie einfühlsame psychologische Begleitung angewiesen. Die physio-, ergo- und sprachtherapeutische Behandlung nimmt einen großen Stellenwert ein, da sich hierdurch zumindest temporär eine deutliche Verbesserung der Lebensqualität erzielen lässt. Häufig sind bereits bei Krankheitsbeginn die posturalen Reflexe gestört, und die daraus resultierende reduzierte Gleichgewichtsleistung erhöht die Sturzgefahr. Aus diesem Grund muss frühzeitig die Auswahl von geeigneten Hilfsmitteln und die Anpassung der häuslichen Umgebung beachtet werden. Durch ein vielfältigeres klinisches Erscheinungsbild weichen die Behandlungsschwerpunkte vom idiopathischen Parkinsonsyndrom (IPS) ab. Die häufigsten atypischen Parkinsonsyndrome im Rahmen anderer neurodegenerativer Erkrankungen sind die:

- Multisystematrophie (MSA)
- Progressive supranukleäre Blickparese (PSP)
- Demenz vom Lewy-Körper-Typ (DLK).

22.1 MULTISYSTEMATROPHIE

Die MSA (s. Kap. 5.1.3) ist eine Erkrankung, die klinisch durch die Kombination von Symptomen gekennzeichnet ist, wie sie bei der Parkinson-Krankheit und bei Störungen des autonomen Nervensystems, des Kleinhirns und/oder der Pyramidenbahn zu finden sind. Die motorischen Symptome können neben Bradykinese, Rigor, Ataxie und Haltungsanomalien einen irregulären Tremor, Dystonien und eine oft schwere Dysarthrophonie und Dysphagie umfassen. Es dominieren zusätzliche Störungen des autonomen Nervensystems wie Blutdruckregulationsstörungen mit orthostatischer Hypotonie, Potenzstörungen, Harn- und Stuhlinkontinenz und Durchblutungsstörungen. Häufig sind schon bei Erkrankungsbeginn die posturalen Reflexe gestört (Gutknecht. 2003). Allerdings sind Betroffene mit MSA sehr viel seltener in ihrer Denkfähigkeit eingeschränkt, so dass sie besser in der Lage sind Gefahren zu erkennen und durch Risikoeinschätzung Stürze leichter vermeiden können.

Die bei den unterschiedlichen Typen der MSA (MSA-P/MSA-C) zum Teil gravierenden Defizite resultieren in einem Mischbild aus hypokinetischen, hyperkinetischen, ataktischen und auch spasmodischen Komponenten (Duffy 2005).

Die Haltungsanomalien bei MSA äußern sich meist als Vor- oder Seitwärtsneigung des Rumpfes (in extremer Ausprägung bezeichnet als Kamptokormie bzw. Pisa-Syndrom) oder als Antecollis (Kap. 10.1). Das Symptom des Antecollis (Dropped Head-Syndrom) kommt vermehrt bei MSA vor und ist dadurch gekennzeichnet, dass die aktive Nackenextension unter Schwerkrafteinfluss erschwert bis unmöglich ist. In ausgeprägter Form liegt bei extremer Brustkyphose das Kinn auf dem Sternum auf (Geser u. Wenning 2006). Ursache und Pathophysiologie sind nicht eindeutig geklärt. Hilfreich kann zur Unterstützung der Kopfhebung und Schmerzreduktion das Tragen einer weichen Halskrause oder eines Headmaster (Orthese) sein. Um eine nachhaltige Aufrichtung des Rumpfes und des Kopfes zu erreichen, ist wie beim IPS ein sehr regelmäßiges und intensives Üben erforderlich.

Da bei der MSA Dysarthrophonie und Dysphagie (mit Aspirationsrisiko) schon im frühen Krankheitsverlauf auftreten können und medikamentös schwieriger beeinflussbar sind, ist eine rechtzeitige logopädische Diagnostik und Therapie erforderlich. Als Behandlungsverfahren hat sich das „Lee Silverman Voice Treatment" (s. Kap. 14) bewährt.

Schon in der Frühphase kann es zu Gangunsicherheiten und Stürzen kommen, wofür ursächlich neben den Gleichgewichtsstörungen auch eine orthostatische Kreislaufstörung verantwortlich sein kann. Aufgrund der Progredienz sollte bei MSA frühzeitig über eine Versorgung mit Protektoren und sinnvollen Gehhilfen (Rollator/Gehwagen) nachgedacht werden.

Bei orthostatischer Hypotonie, einhergehend mit Schwindelgefühl und Synkopen, ist besonders beim Lagewechsel große Vorsicht geboten. Bei der ausgeprägten Form ist auch während der physiotherapeutischen Behandlung eine regelmäßige Blutdruckkontrolle erforderlich.

Die MSA vom zerebellären Typ (MSA-C) ist vor allem gekennzeichnet durch zerebelläre Gleichgewichts- und Gangstörungen (z. B. beinbetonte Ataxie) mit Fallneigung. Die zerebelläre Ataxie erfordert in der physiotherapeutischen Behandlung die Kontrolle der ataktischen, überschießenden Komponenten, um koordiniert Bewegungsübergänge, Gleichgewichtsreaktionen und andere komplexe Bewegungsabläufe im Rahmen des Möglichen durchführen zu können. Bei ataktischen Bewegungen ist es günstig, zu Beginn eine große Unterstützungsfläche zu wählen. Hilfreich zum Erlernen eines koordinierten Bewegungsablaufs ist u. a. aus der PNF die „Technik der Langsamen Umkehr". Schwerpunkt ist das Erlernen des richtigen Ausmaßes der Gewichtsverlagerung und der Fähigkeit, Bewegungsimpulse rechtzeitig abbremsen zu können. Vom Therapeuten eingesetzte Widerstände und Stauchimpulse können dem Bewusstmachen der Bereiche des Körpers, die eine stabilisierende Stützfunktion übernehmen müssen, dienen. Beim ataktischen Gang mit überschießenden, unkontrollierten Bewegungen muss differenziert werden, ob eher die Stand- oder die Spielbeinphase im Vordergrund steht (beide Phasen können gleich problematisch sein). Die Vorbereitung für das möglichst physiologische Gehen wäre zunächst die Stabilisation der Standbeinphase und/oder der gesicherte Ablauf der Spielbeinphase in verschiedenen Ausgangsstellungen (z. B. Rückenlage, Sitz, Stand etc.). Der Bewegungsablauf beim Gehen erfordert vom ataktischen Patienten besonders viel Konzentration und Aufmerksamkeit, so dass Ablenkungen das Fallrisiko verstärken. Weitere therapeutische Möglichkeiten zur Kontrolle unwillkürlich ablaufender Bewegungsmuster finden sich in Kap. 19.2.

22.2 PROGRESSIVE SUPRANUKLEÄRE BLICKPARESE (PSP)

Die PSP (Kap. 5.1.3) ist klinisch gekennzeichnet durch eine supranukleäre Ophthalmoplegie mit vertikaler Blickparese in Kombination mit Gang- und Gleichgewichtsstörungen und Bewegungsblockaden. Schon im frühen Krankheitsstadium fallen die Betroffenen durch Stürze vorwiegend nach hinten (Retropulsionsneigung) auf, die ein hohes Verletzungsrisiko beinhalten. Die Störung der Gleichgewichtsreflexe führt dazu, dass oft schon kleine Reize ausreichen, um einen PSP-Patienten aus dem Gleichgewicht zu bringen. Die Gangunsicherheit wird von den Betroffenen häufig als „Schwindel" beschrieben. Einen Schwerpunkt in der physiotherapeutischen Behandlung bei PSP stellt daher die Minimierung der Fallneigung (Kap. 11) dar. Die Stell- und Gleichgewichtsreaktionen sind verlangsamt oder können nicht initiiert werden. Auffallend häufig erzeugt eine passive Verlagerungen des Körperschwerpunktes nach vorn eine noch stärkere Rückverlagerung. Räumliche Absicherungen und das vom Therapeuten vermittelte Gefühl der Sicherheit sind zum Angstabbau sehr wichtig. Neben der Körperwahrnehmungsschulung können Veränderungen bei der Initiierung der aktiven Gewichtsverlagerung hilfreich sein, wie z. B. mit Hilfe der Anweisungen „Versuchen Sie mit Ihrer Nase meine Stirn zu berühren!", „Schieben Sie den Pezziball weg", „Legen Sie Ihre Hände auf meine Schultern und schieben Sie mich nach vorn." Auch beim Üben im Sitzen muss beachtet werden, dass der Kontakt mit einer Rückenlehne zu einer stärkeren Verlagerung nach hinten führen kann. Die gestörte Blickmotorik (der Patient kann willkürlich nur eingeschränkt nach oben und im weiteren Verlauf nach unten sehen) kann zur Folge haben, dass Bodenunebenheiten oder Hindernisse übersehen werden. Besonders gefährdet sind die PSP-Patienten beim Treppensteigen, da sie die Stufen nicht gut sehen. Weiterhin gibt es Hinweise darauf, dass die Betroffenen Probleme haben, die visuelle Aufmerksamkeit im Raum zu verteilen, was das Sturzrisiko nochmals erhöht. Leider weisen einige PSP-Patienten auch eine Lidöffnungshemmung (atypischer Blepharospasmus/Lidkrampf) auf. Sie haben bei geschlossenen Augen Schwierigkeiten, nach Aufforderung die Augen zu öffnen.

Zusätzlich leiden PSP-Patienten (häufiger als bei IPS) durch die erheblich verminderte Blink- und Blinzelrate unter dem sogenannten „trockenen Auge". Dies führt zu ständigem Augentränen, verschwommenem Sehen, Juckreiz und Lichtempfindlichkeit.

Die häufig auffallend eingeschränkte Beweglichkeit im Bereich des Kopfes und der Halswirbelsäule beeinträchtigt die Gleichgewichtsregulation zusätzlich, weshalb die Verbesserung der Augen- und Kopfkontrolle besonders wichtig ist. Hypokinese und Rigor manifestieren sich schwerpunktmäßig und meist symmetrisch in der Wirbelsäulenmuskulatur.

Zudem kommt es im weiteren Verlauf (frühzeitiger als bei IPS) bei vielen Patienten zu Veränderungen der Gedächtnis- und Aufmerksamkeitsleistungen bis hin zur Demenz (Kap. 4.3.3 und Kap. 20) sowie zu Schwierigkeiten bei der Planung und Durchführung von Handlungen (exekutive Defizite). Charakteristisch sind Verhaltensänderungen und ein verringertes Risikobewusstsein, trotz zahlreicher schmerzhafter Sturzerfahrungen. Da bei schwerer Retropulsionstendenz Gehhilfen (z. B. Rollator) oft nicht ausreichend sind, muss zur Einschränkung des Sturz- und Verletzungsrisikos früh über die Versorgung mit Protektoren oder sogar Rollstuhl nachgedacht werden. Hilfreich zum Ausgleich der Retropulsionsneigung können Schuhe mit leichtem Absatz oder eine Anhebung der Ferse durch Einlegen von Fersenschonern in die vorhandenen Schuhe sein (Kap. 12.2.1).

In den meisten Fällen kommt es bereits im frühen Krankheitsstadium zu schweren Störungen der Schluck- und Sprechsteuerung bis hin zur Anarthrie (kompletter Sprechverlust) und der Gefahr von lebensgefährlichen Aspirationspneumonien (Williams et al. 2005). Im Vergleich zum idiopathischen Parkinsonsyndrom ist weniger die Sprechlautstärke betroffen. Typischerweise ist die Stimme oft heiser (nicht leiser), der automatische Sprechrhythmus (Kap. 14) ist in seiner Funktion gestört und die Betroffenen sprechen die einzelnen Wörter immer undeutlicher aus. Aufmerksamkeitsdefizite erschweren die sprachliche Kommunikation zusätzlich. Eine frühe logopädische Behandlung, z. B. mittels der LSVT-Methode (Kap. 14), ist angezeigt. Auch wenn diese Methode nicht so wirkungsvoll ist wie beim IPS , unterstützt sie neben der klassischen Sprechtherapie die Wahrnehmung und die Selbstkorrektur der Sprache. Besonders bei fortgeschrittenem Bild der PSP ist es sinnvoll, die sprachlichen Defizite im Alltag durch unterstützende Gesten zu kompensieren (z. B. Reiben auf dem Bauch bedeutet Hunger).

22.3 DEMENZ VOM LEWY-KÖRPER-TYP (DLK)

Die DLK (s. Kap. 5.1.3) unterscheidet sich von der Parkinson-Demenz durch das frühzeitige Auftreten der Demenz-Symptomatik (vor Eintreten motorischer Symptome) mit ausgeprägten Schwankungen der Aufmerksamkeit und optischen Halluzinationen.

Bei dieser Erkrankung stellt sich typischerweise das Gefühl ein, keine Kontrolle mehr über eine Extremität zu haben, so als würde sie nicht mehr zu einem selbst gehören. Dieses Phänomen wird auch als Alien limb Phänomen bezeichnet (Kap. 5.1.3).

Hinweise zur Behandlung bei Demenz finden sich in Kap. 20.

23

Physiotherapie nach tiefer Hirnstimulation (THS)

Reinhild Vaitiekunas

Die stereotaktische Operation mit Einbringung eines Hirnschrittmachers (s. a. Kap. 6.3.3) kann eine Therapieoption für idiopathische Parkinsonpatienten darstellen, bei denen die medikamentösen und konservativen Therapieansätze unzureichend sind. Ziel ist die Steigerung der Lebensqualität durch eine verbesserte Kontrolle der Symptome. Mit Hilfe der in der Regel beidseitigen tiefen Hirnstimulation ist es möglich, bestimmte Hirnregionen funktionell und reversibel durch kontinuierliche elektrische Impulse zu beeinflussen. Vorrangig können die motorischen Symptome vermindert werden, die auch auf die Levodopa-Therapie ansprechen. Eine Ausnahme bildet der Tremor, der häufig unabhängig von einer Levodopa-Wirkung sehr gut auf die Hirnschrittmachertherapie anspricht.

Nach der tiefen Hirnstimulation sind Physio- und Ergotherapie sowie Logopädie zur Beschleunigung der postoperativen Erholungsphase und zur Behandlung der durch die Operation nicht beeinflussbaren Symptome sinnvoll. Hierbei gibt es keine wesentlichen Einschränkungen. Lediglich in der postoperativen Frühphase ist eine gewisse Vorsicht bei Massagen und Dehnungen geboten. Auf Reizlosigkeit von Haut und Narbe muss absolut geachtet werden. Die Gefahr, dass das System verrutschen könnte ist nach kurzer Zeit nicht mehr gegeben, da sich um den Stimulator eine Bindegewebstasche bildet. Kommt es postoperativ zu vermehrten Stürzen, kann dies funktionell durch eine verbesserte Mobilität bei unverändert reduzierter posturaler Stabilität bedingt sein. Eine tatsächliche Verschlechterung des Gleichgewichtes ist postoperativ selten und eher durch eine Fehlpositionierung der Stimulationselektrode bedingt (Volkmann et al. 2000, Obeso et al. 2001).

Weitere postoperative Vorsichtsmaßnahmen sind für Patienten mit einem Hirnschrittmacher nicht erforderlich. Bis auf Sportarten, die mit heftigen Kopferschütterungen einhergehen (z. B. Boxen) ergeben sich im täglichen Leben keine Einschränkungen. Allerdings sollten bestimmte medizinische Untersuchungen oder Heilverfahren nur nach Rücksprache mit dem behandelnden Arzt durchgeführt werden. So hat sich gezeigt, dass eine sogenannte Diathermiebehandlung (Tiefenwärme) unbedingt vermieden werden muss, da hierbei in Einzelfällen durch Erwärmung an den Elektrodenkontakten im Gehirn nicht behebbare Schäden aufgetreten sind (Kupsch und Sixel-Döring 2007). Externe Wärmeanwendungen (einschließlich Fango und Sauna) sind dagegen unbedenklich. Ebenso ist die therapeutische Anwendung von Kurzwellen, Stangerbädern oder TENS-Geräten nicht erlaubt. Bei geplanten diagnostischen Verfahren, wie z. B. einer Kernspintomographie, die mit starken Magnetfeldern einhergehen, muss der Arzt befragt werden. Der gleichzeitige Einsatz von Herz- und Hirnschrittmacher ist prinzipiell möglich, bedarf jedoch der Rücksprache zwischen Neurologen und Kardiologen. Keine Gefahr für die Funktionstüchtigkeit des Neurostimulators stellen die üblichen Haushaltsgeräte oder eine Handynutzung dar. Bei Induktionsherden sollte zwischen dem Impulsgenerator und der Induktionsspule ein Mindestabstand von 50 cm eingehalten werden. Der Kontakt zu offenen Stromquellen ist in jedem Fall zu vermeiden.

Bei Sicherheitskontrollen am Flughafen darf kein Scanner oder Metalldetektor zum Einsatz kommen. Der Implantat-Ausweis sollte immer mitgeführt werden, um sich als Träger eines Neuro-Stimulators ausweisen zu können.

Grundsätzlich ist eine prä- sowie postoperative psychosoziale Betreuung der Patienten wichtig, da der Eingriff eine erhebliche seelische Belastung darstellt.

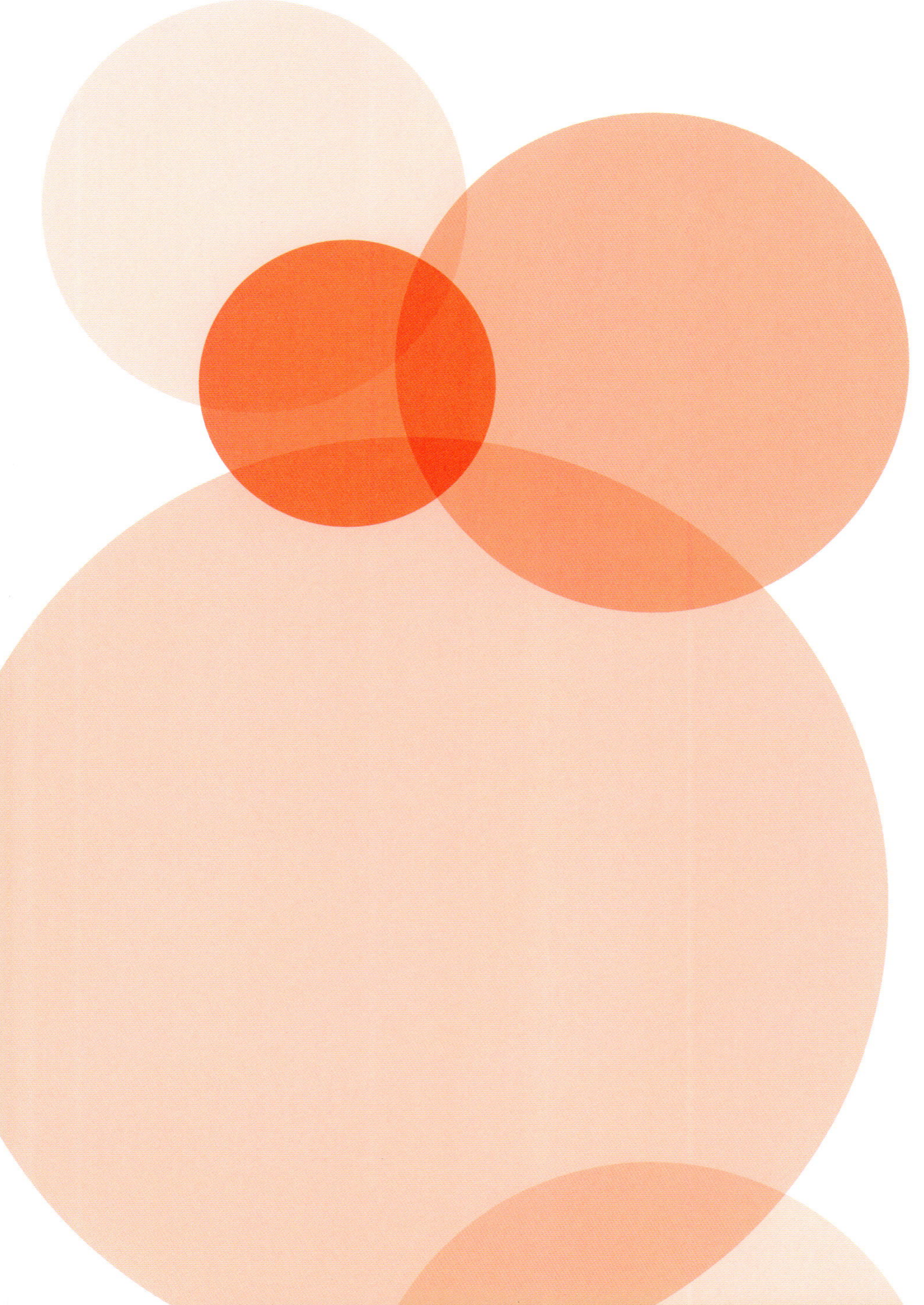

Aktivierende Maßnahmen bei Bettlägerigkeit

24

Eine erhebliche Beeinträchtigung aller Aktivitäten des täglichen Lebens kann dazu führen, dass der Betroffene auf einen Rollstuhl angewiesen ist oder nicht mehr ohne Unterstützung das Bett verlassen kann. Ein Parkinson-Erkrankter kann dauerhaft oder zeitlich begrenzt bettlägerig werden durch eine akinetische Krise, eine chirurgische Intervention, in Folge anderweitiger schwerer Erkrankungen oder bedingt durch den Krankheitsverlauf.

Prophylaktische Maßnahmen zur Stützung und Erhaltung der vitalen Funktionen und zur Vermeidung von Sekundärprobleme sind:

- Pneumonieprophylaxe
- Kontrakturprophylaxe
- Thromboseprophylaxe
- Dekubitusprophylaxe
- Dehydrationsprophylaxe (Kap. 13).

Voraussetzung zur Vermeidung lebensbedrohlicher Komplikationen sind eine konstruktive Zusammenarbeit und regelmäßige Absprachen, Beratung und Schulung mit dem Pflegepersonal und den Betreuungspersonen. Hautveränderungen wie Röte, Blasen oder offene Druckstellen müssen sofort gemeldet und speziell behandelt werden. Neben der Mobilisierung zur Erhaltung bzw. Verbesserung der Bewegungsfähigkeit nehmen die Wahl der Matratze, die Lagerung und das Handling bei Transfers und pflegerischen Verrichtungen einen besonderen Stellenwert ein. Die richtige Lagerung und die korrekte Körperposition im Bett oder Rollstuhl können Komplikationen wie Wundliegen, Durchblutungsstörungen, Einschränkungen der Wirbelsäulen- und Gelenkbeweglichkeit sowie Schmerzen reduzieren. Hierbei ist die Unterstützung möglichst häufiger Positionsveränderungen sehr wichtig. Die Lagerung muss gewährleisten, dass der Betroffene an seiner Umwelt teilhaben und aktiv sein kann, Während der pflegerischen und therapeutischen Maßnahmen sollte der Betroffene Umweltreize in jeder Wahrnehmungsmodalität (taktil-kinästhetisch, visuell und auditiv) erfahren können.

Empfehlungen für die Lagerung

In der häufig gewählten Rückenlage müssen beide Unterschenkel mit einem ausreichend großen Kissen unterlagert werden, so dass der Patient sich entspannen kann und die Füße keinen Auflagendruck haben. Auch ein selbstständiges Bewegen der unteren Extremität ist so gewährleistet. Ungünstig ist die Unterlagerung mit einer Knierolle, weil dadurch neben dem massiven Druck auf die Fersen, die Hüft- und Kniegelenke in ihrer Beweglichkeit erheblich eingeschränkt sind.

Oberkörper und Kopf sollten nicht zu hoch und keinesfalls mit einem zu dicken Kopfkissen unterlagert werden. Dies führt dauerhaft zu einer Verstärkung der kyphotischen Haltung des Rumpfes und der Hüft- und Kniebeugung.

Günstiger ist eine leichte Erhöhung des Oberkörpers (Kopfteil des Bettes nur so weit wie notwendig hochstellen) mit isolierter Unterlagerung des Kopfes unter Berücksichtigung des Kopfkissenphänomens (Kap. 8). Dies fördert die Aufrichtung, erleichtert die Atmung, wirkt sich günstig auf den Verdauungstrakt aus und ermöglicht mehr Mobilität.

Ist der Patient darauf angewiesen, seine Mahlzeiten im Bett einzunehmen, muss während des Essens bis ca. 20 Minuten danach der Oberkörper erhöht gelagert werden, um ein Verschlucken zu vermeiden (Kap. 13).

Zur Förderung der Orientierung im Raum (Gefühl für die Körpermitte) sollte eine Lagerung parallel zur Bettkante angestrebt werden (Kap. 8).

Bei bestehenden Wahrnehmungsproblemen haben die Patienten oft Angst, aus dem Bett zu fallen. Um das Vertrauen des Betroffenen zu stärken, muss bei der Lagerung und den Lageveränderungen sehr umsichtig vorgegangen werden, zusätzliche räumliche Begrenzungshilfen sind sinnvoll (Kap. 11.1).

In der Seitenlage ist eine flache Lagerung des Oberkörpers mit einer ausreichenden Unterlagerung des Kopfes zu beachten. Bein- und Armstellungen können variiert werden. Sind beide Beine leicht gebeugt, so bietet ein flaches Kissen (oder alternativ ein gefaltetes Badetuch) von den Knien bis zu den Knöcheln eine Entlastung des oben liegenden Hüftgelenkes. Ist das untere Bein gestreckt und das obere gebeugt, muss das oben liegende gebeugte Bein (von den Knien bis zu den Knöcheln) mit einem Kissen ausreichend unterstützt sein. Das unten liegende Bein möglichst in Verlängerung der Körperachse (Streckung im Hüftgelenk) mit leichter Knieflexion lagern. Den unten liegenden Arm etwas hervorholen (flächig am Schulterblatt fassen), so dass der Patient nicht mit seinem Körpergewicht auf dem Schultergelenk liegt. Die Seitenlage kann evtl. länger toleriert werden, wenn durch leichte Lageveränderung des Beckens die Auflagefläche variiert wird. Eine Veränderung der Rumpfposition kann durch Lagerungsmaterial am Rücken (z. B. mittels einer aufgerollten Decke) oder vor dem Bauch erreicht werden. Diese Unterstützung am Rumpf gibt wahrnehmungsgestörten Patienten zusätzliche Sicherheit und Orientierung zum eigenen Körper.

Bewegungsübergänge (Kap. 10.2) in andere Ausgangsstellungen und auch geringe Veränderungen in der Lagerung bedeuten Aktivität, bewirken eine andere Blickrichtung (Wahrnehmung) und schaffen veränderte Druckverhältnisse. Grundsätzlich gilt es, die mögliche Bewegungsfähigkeit des Betroffenen aktiv einzubeziehen Der Lagewechsel wird deutlich erleichtert durch die vorherige Mobilisation und das Einbeziehen des Patienten mit klaren Bewegungsaufträgen. Vor dem Sitzen und Aufstehen wird von vielen Betroffenen ein taktiler Reiz (z. B. Abreiben oder Beklopfen der Fußsohlen zum besseren Spüren) als angenehm empfunden.

Weitere Hinweise auf pflegeerleichternde Hilfsmittel finden sich in Kapitel 25.

Fortbildungsprojekt Parkinson-Nurse

Die Ausbildung spezialisierter Krankenschwestern und Krankenpfleger für Patienten mit Morbus Parkinson – so genannte Parkinson-Nurses – gibt es bereits seit über 20

Jahren in mehreren Ländern, u.a. in Großbritannien, USA und Schweden. Seit 2007 wird in Zusammenarbeit mit der Deutschen Parkinson Vereinigung und dem Kompetenznetz Parkinson auch in Deutschland ein spezieller Lehrgang angeboten. In Kooperation mit Kliniken erhalten die Lehrgangsteilnehmer kompetente Informationen zur pflegerischen Versorgung von Parkinson-Patienten. In speziellen Wochenend-Seminaren wird Fachwissen zu modernen Behandlungsverfahren mit Medikamenten-Pumpen und Tiefer Hirnstimulation vermittelt.

24

Kapitel 24

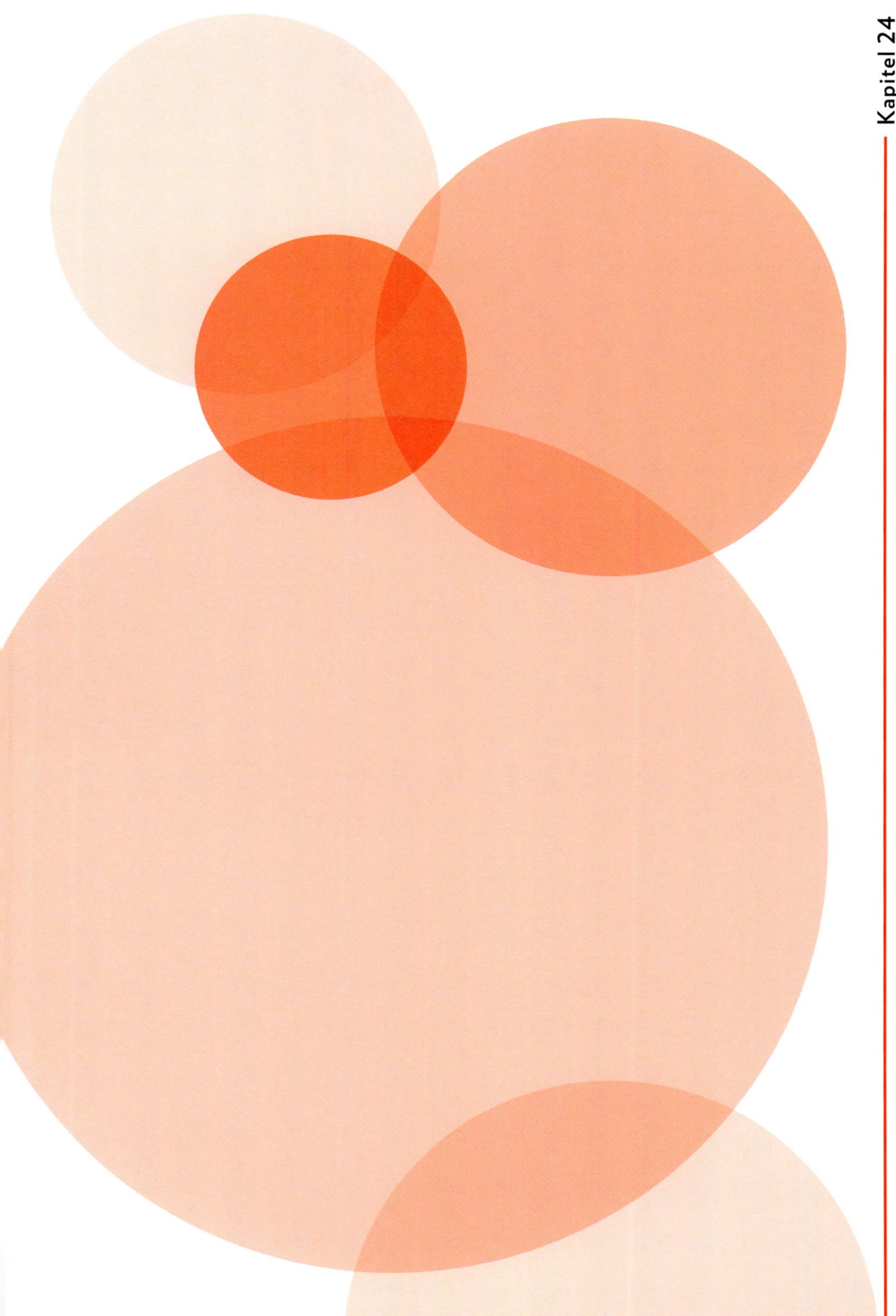

Hilfsmittelversorgung und alltagsrelevante Ratschläge

Reinhild Vaitiekunas

25

Bei allen Patienten sollten (besonders bei Sturzgefahr) durch einen Hausbesuch die Verletzungsgefahren in der häuslichen Umgebung evaluiert und gemeinsam Umbaumaßnahmen und Hilfsmittelversorgung besprochen werden. Die Vielzahl der erhältlichen Hilfsmitteln dient dazu, beeinträchtigte oder nicht mehr vorhandene Körperfunktionen zu ersetzen oder die vorhandenen Restfunktionen bestmöglich zu unterstützen. Sie sollten auf die individuellen Bedürfnisse des Betroffenen angepasst, in ihrer Funktion zweckmäßig, und einfach in der Handhabung sein. Bei der Beratung, Auswahl und Einweisung im Umgang mit den Hilfsmitteln ist eine Kooperation zwischen Arzt, Physio- und Ergotherapeuten erforderlich. Weitere wichtige Aspekte sind die Integration der Hilfsmittel in die Alltagsumgebung und die Akzeptanz in der Öffentlichkeit.

Maßnahmen zur Verringerung der Sturz- und Verletzungsgefahr:

- Falsches Schuhwerk vermeiden (auch zu Hause feste Schuhe oder Hausschuhe mit Riemen tragen).
- Glatte Bodenflächen erhöhen die Gefahr des Ausrutschens.
- Riskante Manöver durch Gleichgewichtsverlust beim Anziehen, Rückwärtsgehen (z. B. beim Türöffnen) oder Arbeiten über Kopf vermeiden.
- Keine Ablenkungen (z. B. intensive Gespräche) beim Gehen oder während der Alltagsverrichtungen.
- Stolperschwellen, scharfe Kanten, nasse Böden, unnötig geschlossene Türen, nicht fixierte Teppiche beseitigen.
- Türschwellen, erste Treppenstufe und Bodenerhebungen deutlich markieren.
- Auf ausreichende Beleuchtung und gute Sehhilfen besonders in der Nacht achten (Kap. 11.1).

Beispiele für Hilfsmittel

Die Verpflichtung der Krankenkassen, die Patienten bzw. die betreuenden Personen auch in den Gebrauch der Hilfsmittel einzuweisen, sollte als Möglichkeit genutzt werden. Auch spätere Reparaturen, Anpassungen, Umrüstungen und Ersatzbeschaffungen gehören zum Leistungsumfang der Kranken- bzw. Pflegeversicherung

- Gehhilfen, z. B. Anti-Freezing-Stock, Rollator etc. (Kap. 12.2.6)
- Hüft- und Knieprotektoren, Hüftschutzhosen („Trochanterhosen")
- Stehhilfen (z. B. Stehstuhl), Stühle mit hohen Rückenlehnen, Armlehnen und eventuell Kopfstützen
- Aufstehhilfen in der Pflege können auch zum längeren Stehen in der Therapie genutzt werden
- Rollstühle, Pflegerollstühle, Scooter oder E-Rollstuhl individuell an die Körpergröße, den Symptomen und den Bedürfnissen des Betroffenen anpassen

- Keilkissen, Drehkreisel oder Rutschbrett als Sitz-, Transfer- und Aufstehhilfe
- An- und Ausziehhilfe für medizinische Kompressionsstrümpfe (DOFF N' DONNER von der Firma SIGVARIS)
- Strumpfanziehhilfe (Abb. 25.1), Antirutschsocken, geschlossene Schuhe mit Klettverschlüssen, Reißverschlüsse, große Knöpfe, fertig gebundene Krawatten, Knopfverschluss-Schließer, lange Schuhanzieher, helfende Hand (Greifzange)

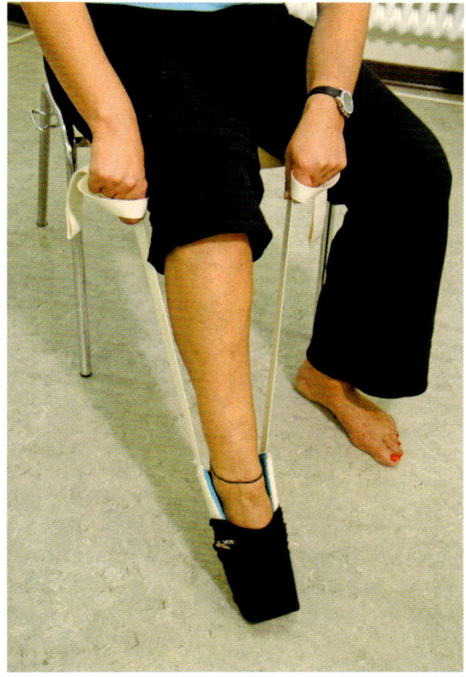

Abb. 25.1: Strumpfanziehhilfe

- Toilettensitzerhöhung, Badebrett, Badewannensitz, Dusch- und Toilettenrollstuhl, Duschhocker, Badewannenlifter, elektrische Zahnbürste, Hygiene-Set mit längeren Griffen, Umsetz- und Aufrichthilfe, batteriebetriebene Nagelfeile, Haltegriffe, rutschfeste Matten, spezielle Nagelschere
- Spezialbesteck, Tellerranderhöhung, Warmhalteteller, Trinkbecher (z. B. aus der Serie „Easy Function"), Trinkhalme, Trinkwecker, selbstöffnende Haushaltsschere, elektrischer Dosenöffner, Schraubverschlussöffner, Antirutschfolie, Schälmesser, Fixierbrett zum Schneiden, gewinkelte Messer oder Besteck, Schlüsseldrehhilfe, Butler Transportrollator
- Pflegebett, Betttisch, Lagerungshilfen
- Bewegungsgesteuerte Lichtschalter, Ausstattung des Telefons mit einem Notruf (Hausnotruf).

- Schreibhilfen, Griffverdickungen, Lesehilfen, Pacing-Board, (Kap. 14), Kartenhalter, Schlüsseldrehhilfe (Abb. 25.2).

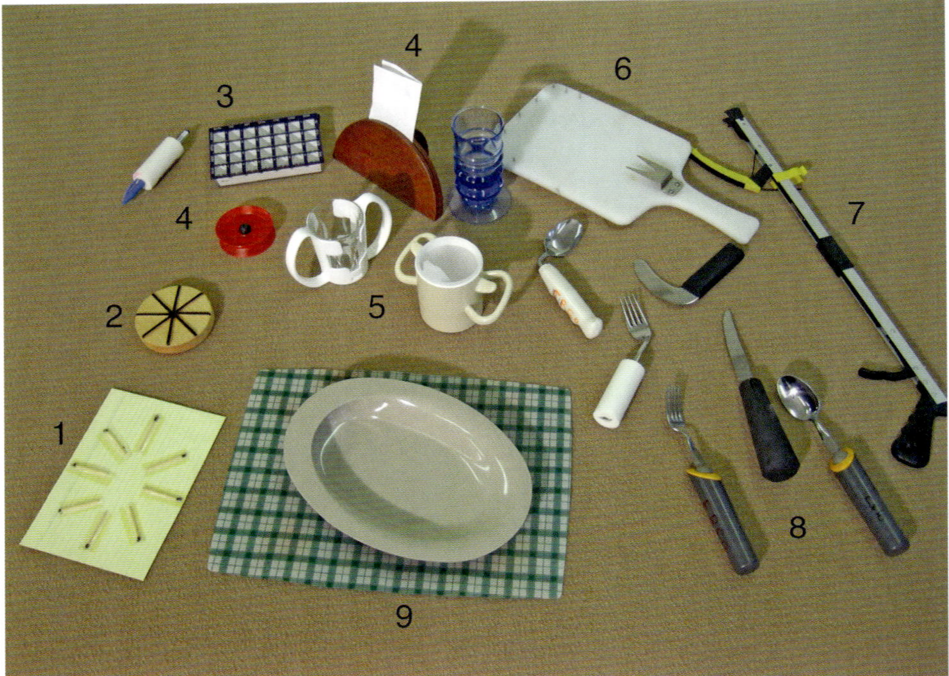

Abb. 25.2: 1. Selbstgestaltete Sprechhilfe, 2. Pacing-Board, 3. Tablettenbehälter, 4. Kartenhalter (2 x), 5. Trinkbecher, 6. Fixierbrett, 7. Helfende Hand, 8. Verschiedene Griffverdickungen, 9. Teller mit Randerhöhung auf einer Klebefolie.

Spezielle Hilfsmittel bei Demenz

- Vorrichtungen, die beim Verlassen des Bettes aufgrund der Gewichtsveränderung automatisch ein Licht einschalten
- Matratzen, die beim Verlassen des Bettes automatisch einen Alarm auslösen
- Weglaufkontrollen bzw. elektronische Maßnahmen zur Erleichterung des Wiederauffindens (z.B. elektronisch zu ortende Armbänder), Schildchen mit Name, Adresse und Telefonnummer
- Brandmelder und Schutzsicherung für Steckdosen
- Vorrichtungen, die die Gas- oder Wasserzuleitungen beim Erreichen von Gefahrenwerten unterbrechen und Warnmeldungen an ausgewählte Personen senden.

25

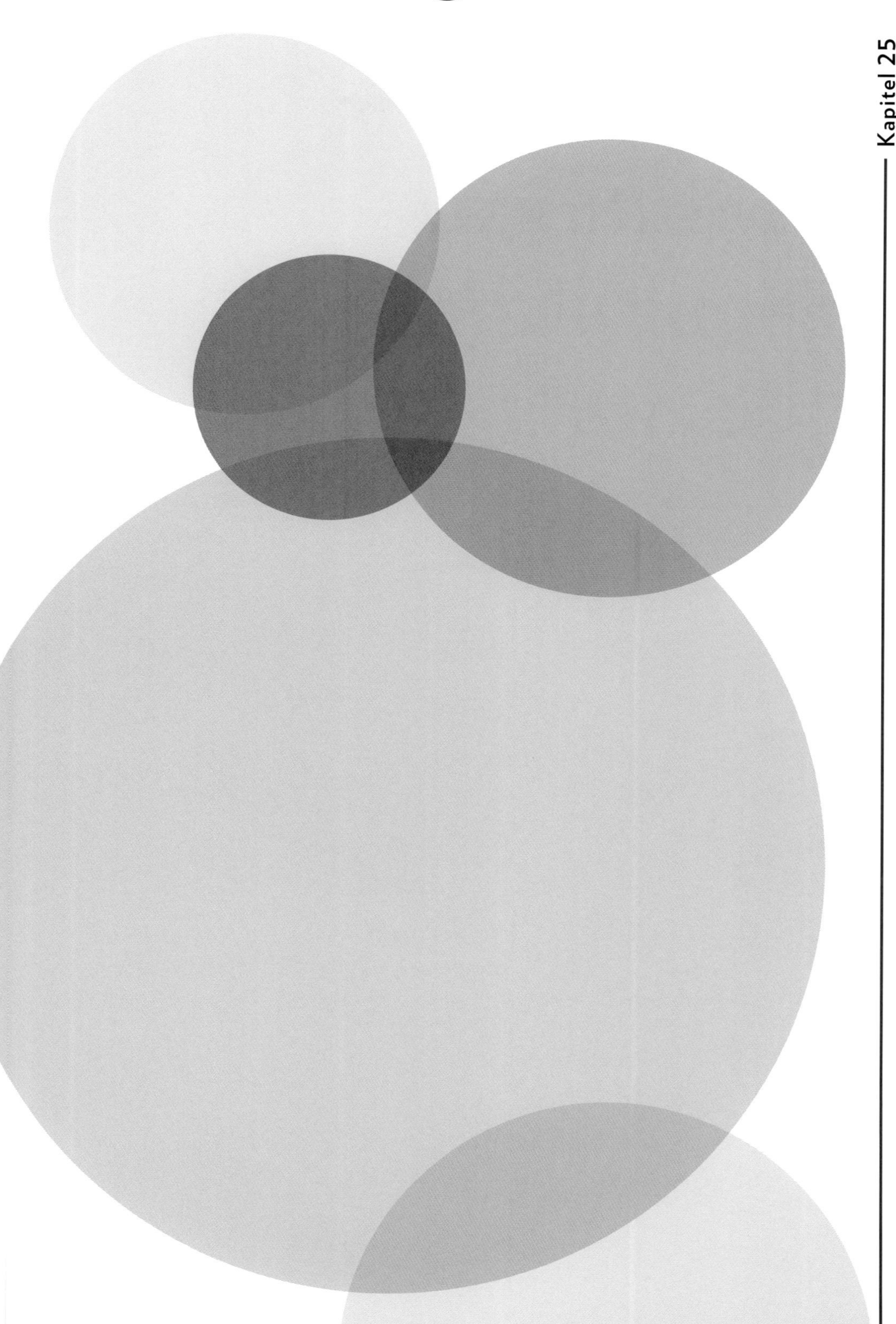

Hinweise für Patienten und Angehörige

Reinhild Vaitiekunas

In zahlreichen Veröffentlichungen finden sich Ratschläge für die Patienten, ihre Angehörigen und Bezugspersonen. Wesentlich ist die sensible, offene und konstruktive Information und Vorbereitung schon in der frühen Phase des Krankheitsverlaufes.

Neben dem behandelnden Arzt sollten auch die Therapeuten bei Fragen und Unsicherheiten dem Betroffenen und den Angehörigen unterstützend zur Seite stehen. Wünschenswert ist der Einbezug der Angehörigen in der Durchführung der regelmäßigen Eigenübungsprogramme. Vielleicht ist sogar ein aktives Mitmachen möglich, dies steigert die Motivation und das Durchhaltevermögen. Hilfreich kann ebenso das Führen eines Übungstagebuchs und bei Fallneigung das Protokollieren in Form eines Sturztagebuches sein.

Den Angehörigen wird ein verständnisvolles, geduldiges und aktivierendes Eingehen empfohlen. Sie sind, wenn auch auf eigene Weise, betroffen durch die Krankheit und brauchen ebenso Unterstützung und Verständnis (z. B. durch Unterstützung in der Familie und/oder Freundeskreis, ambulante Pflegekräfte oder Tagesbetreuung). Auch wenn die Planung, Entscheidung und Durchführung verschiedener Tätigkeiten mehr Zeit erfordern als dies vor Ausbruch der Erkrankung der Fall war, muss die Erhaltung der Selbstständigkeit und des Selbstwertgefühls das zentrale Ziel aller Maßnahmen sein. Jegliche Form der Überbehütung ist zu vermeiden. Insbesondere sollte das durch Depression und vielleicht auch kognitive Störungen bedingte Verhalten des Patienten von seiner Umgebung nicht als Unwilligkeit oder sogar Schikane fehlinterpretiert werden. Bei einer bestehenden Demenz (Kap. 4.3.3 und Kap. 20) sollte das Umfeld für den Umgang mit einem dementen Patienten geschult werden. Die Einnahme der Medikamente, die Trinkmenge und die Nahrungsaufnahme müssen unterstützt und kontrolliert werden. Wesentlich ist die Schaffung klarer und regelmäßiger Alltagsstrukturen.

Bei Sprechstörungen ist es erforderlich, dem Betroffenen genügend Zeit im Gespräch zu geben, vielleicht ist es sogar notwendig zur besseren Kommunikation Gesten zu vereinbaren (Kap. 14). Sinnvoll sind vereinbarte Zeichen, mit denen der Patient ankündigt, dass er etwas sagen möchte.

Zur Vermeidung von Missverständnissen ist es ebenso hilfreich, die Probleme im Freundeskreis offen zu erläutern und bei Berufstätigkeit den Arbeitsgeber und Kollegenkreis zu informieren.

Bei neuropsychiatrischen Störungen wie Halluzinationen oder Verwirrtheitszuständen (Kap. 4.3.3 und Kap. 20) muss man den Betroffenen ernst nehmen und beruhigen. Auch wenn sich die Betroffenen häufig am nächsten Tag davon distanzieren können, muss der behandelnde Arzt beim erstmaligen Auftreten oder längerer Dauer informiert werden.

Die häufig gestellte Frage nach der Fahrtauglichkeit hängt im Wesentlichen vom Ausmaß der Symptome ab. Krankheitsbedingt kann die Aufmerksamkeit bei Parkinsonbetroffenen vermindert sein. Zusätzlich verursachen zahlreiche Parkinson-Medikamente eine Tagesmüdigkeit. Die Frage muss individuell entschieden und mit dem behandelnden Arzt besprochen werden. Seit 1.1.1999 gibt es die „Fahrerlaubnisverordnung" (FeV), die in ihren Leitlinien die Grenzen der Fahreignung von Kranken und Behinderten beschreibt. §2 der FeV sagt aus, dass der einzelne Verkehrsteilnehmer eine Vorsorgepflicht hat, bei körperlichen oder geistigen Mängeln die Gefährdung anderer auszuschließen. Die Symptome können ab einer gewissen Stärke die zuverlässige Handhabung des Autos in Frage stellen (ab Hoehn&Yahr Stufe III, bei Fluktuationen, bei Hyperkinesen). Die Überprüfung der kognitiven Leistungsfähigkeit ist in neuropsychologischen Praxen oder Fachkliniken möglich. Zudem gibt es die Möglichkeit beim technischen Überwachungsverein ein Fahr-Sicherheitstraining oder vertraulich einen Eignungstest („ART 20/20") durchführen zu lassen. Einige Fahrschulen bieten eine Fahrverhaltensprobe bei neurologischen Erkrankungen an. Weiteres Informationsmaterial zu diesem Thema kann bei der dPV (e-mail:parkinson@aol.com) angefordert werden.

Umfangreiche Anregungen und Hilfen für Betroffene und ihre Partner bieten die Parkinson-Selbsthilfegruppen. Diese haben sich zum Ziel gesetzt, durch ihre Aktivitäten Forschung und Therapie zu fördern und durch die Arbeit vor Ort in den Kontaktstellen und Regionalgruppen allen Beteiligten zu helfen, mit dieser chronischen Krankheit zu leben. In der Gemeinsamkeit mit anderen Betroffenen fällt die Akzeptanz der eigenen Symptome leichter und motiviert, eine Tabuisierung der Krankheit sowie die soziale Isolierung zu vermeiden. Kompetente Partner der Patienten sind der ärztliche und psychologische Beirat sowie der Arbeitskreis der Parkinson Fachkliniken. Regionale Ansprechpartner und Kontaktadressen können beim Hauptsitz der Deutschen Parkinson-Vereinigung (dPV) erfragt werden:

Deutsche Parkinson Vereinigung e.V.
Bundesverband
Moselstraße 31
41464 Neuss
Tel: 02131–41016/17
Fax: 02131–45445
www.parkinson-vereinigung.de
E-Mail: *bundesverband@parkinson-mail.de*

Ein weiteres Projekt ist das PIT-Parkinson-Info-Telefon (0800–191 90 09), welches die dPV in Kooperation mit der Johanniter-Unfall-Hilfe bundesweit anbietet. Geschulte Mitarbeiter stehen für Anfragen zu medizinischen, psychologischen oder sozialen Fragen zur Verfügung und koordinieren die Weiterleitung zur telefonischen Beratung.

Kontaktadresse für JuPa – Junge Parkinson-Erkrankte:

www.dpv-jupa.de
E-Mail: *bundesbeauftragter@jupa-dpv.de*

Die regelmäßig erscheinende Zeitschrift „Leben mit Zukunft – Parkinson" der dPV behandelt wichtige medizinische, psychologische, soziale und rechtliche Themen und Informationen aus den verschiedenen Regionen. Zusätzlich bietet die dPV zahlreiche Ratgeber zu unterschiedlichen Themen an.

Das dPV-Club-Journal befasst sich mit Themen speziell für JUPA (junge Parkinson-betroffene), MSA, PSP und Patienten mit der tiefen Hirnstimulation.

Die PSP-Gesellschaft e. V. (http://www.psp-gesellschaft.de) ist eine Selbsthilfe-Organisation speziell für Betroffene mit PSP und deren Angehörige und gibt die PSP-Rundschau mit Themen aus dem medizinischen und nicht-medizinischen Bereich heraus.

Informationen über Fachkliniken für Parkinson-Patienten in Deutschland sind über die dPV oder über das Internet (www.parkinson-kliniken.de) erhältlich.

Leitlinien zur Diagnostik und Therapie der Parkinson-Syndrome sowie Informationen für Patienten, Angehörige, Therapeuten und Ärzte bietet das Interportal Kompetenznetz-Parkinson/KNP e. V. (*www.kompetenznetz-parkinson.de*).

Hilfreiche und ausführliche Informationen für Physiotherapeuten sind in der Europäischen Physiotherapie-Leitlinie zum IPS einsehbar (Keus SHJ, Munneke M, Graziano M, et al. 2014) und können unter (http://parkinsonnet.de/leitlinien/europaeische-leitlinie) heruntergeladen werden.

Medizinischer Rat mit vielen weiterführenden Informationen zum Thema Parkinson findet sich unter: *www.parkinson-web.de*.

Interessant ist auch die umfangreiche Homepage der amerikanischen Parkinson-Stiftung: *www.parkinson.org*

Eine MoveApp mit zahlreichen Informationen und Hilfsfunktionen für Menschen mit Parkinson kann im Google Play Store mittels Mobiltelefonen und Tablet-Computern mit dem Android-Betriebssystem heruntergeladen und verwendet werden (Quelle: *https://itunes.apple.com/de/app/moveapp*).

Informationen zu speziellen Reiseangeboten z. B. in Begleitung medizinischen Personals und Ratschläge für den Urlaub gibt es speziell für Parkinson-Patienten unter: *http://www.fit-for-travel.de/reisemedizin/chronischekrankheiten/index.html*

Bücher von Betroffenen für Betroffene

(Zahlreiche Bücher sind zu beziehen, die aufgelisteten Beispiele sind nicht als Wertung zu sehen).

- Reinhard Hinterleitner, Mein Leben mit der Parkinsonkrankheit. Diagnose — Umgang — Bewältigung, Urban & Fischer Verlag 2001
- Wigand Lange, Mein Freund Parkinson. Pendo-Verlag 2002.
- Wigand Lange, Wenn Parkinson kommt. Gütersloher Verlagshaus 2007.
- Peter Weitenhagen, Lieber Schneid als Mitleid. Eine Auseinandersetzung mit dem Morbus Parkinson, Weitenhagen 1999.
- Jon Palfreman, Stürme im Gehirn. Dem Rätsel Parkinson auf der Spur. Verlagsgruppe Beltz.

- Dr. med. Johann Ebener, Lust auf Leben – trotz Parkinson. Paracelsus Buchhandlung & Verlag.
- Eberhard Raetz, Auf dem Schlappseil. Kindle-Edition.
- Das Vorlesebuch „Immer noch mein Papa? Klar!!!“ und das Magazin „PARKIS“-Familienleben mit Parkinson-Erkrankten“ sind erhältlich bei JuPa Rheinland-Pfalz-Süd (www.jupa-rlp.de/ parkisu40pfalz@aol.com)

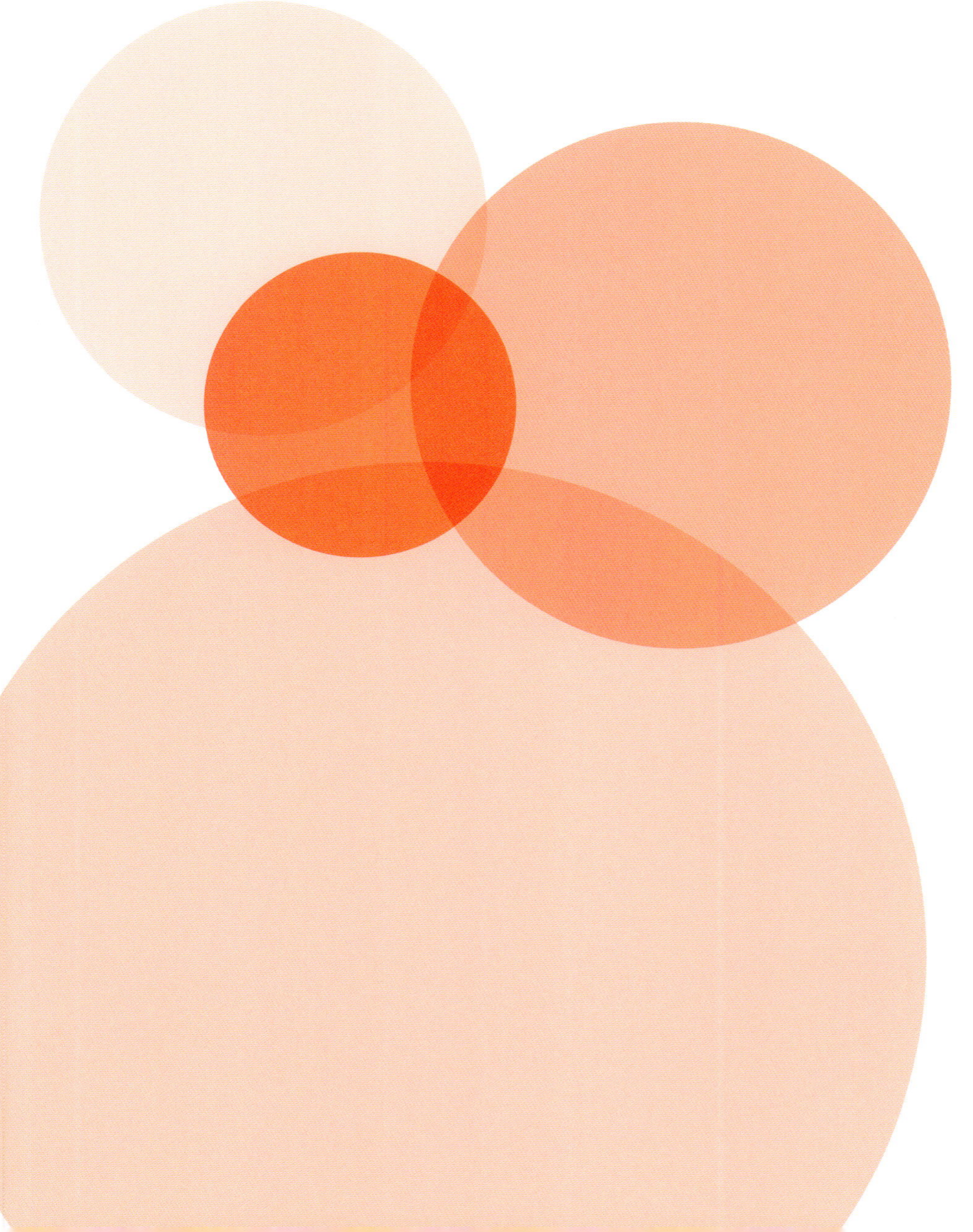

Anhang

27

LITERATUR

Bagley, S, Kelly, B, Tunnicliffe, N et al.: The effects of visual cues on the gait of independently mobile parkinson's disease patients. Phys. Ther. 77 (1991), S. 415–20

Bartolome, G et al.: Diagnostik und Therapie neurologisch bedingter Schluckstörungen; Gustav Fischer Verlag, Stuttgart 1993

Belin, AC, Westerlund, M: Parkinson's disease: A genetic perspective. FEBS Journal 275 (2008), S. 1377–1383

Berg, K et al. 1989

Bloem, BR, Grimbergen, YAM, Cramer, M et al.: Prospective assessment of falls in Parkinson' disease, J. Neurol. 248 (2001), S. 950–958

Bloem, BR, Hausdorff, JM et al.: Falls and Freezing of gait in Parkinson's disease a review of two interconnected episodic phenomena. Mov. Disord. 19 (2004), S. 871–884

Böhme, G: Sprach-, Sprech-, Stimm- und Schluckstörungen/Band 2; Urban und Fischer Verlag, München 2006

Borasio, GD, Husemeyer, IM: Ernährung bei Schluckstörungen; Kohlhammer Verlag, Stuttgart 2004

Braak H, Del Tredici K et al. (2003). Staging of brain pathology related to sporadic Parkinson's disease. Neurobiol Aging 24: 197—211.

Braak, H et al.: Stanley Fahn Lecture 2005: the staging procedure for the inclu-sion body pathology associated with sporadic Parkinson disease reconsidered. Mov Disord 21 (2006), S. 2042–2051

Bower, JH, Maraganore, DM, McDonnell, SK, Rocca, WA: Incidence and distribution of parkinsonism in Olmsted County, Minnesota, 1976—1990. Neurology 52 (1999) S. 1214–1220

Brunkow, R: Stemmführung; Enke Verlag, Stuttgart 1987

Carvey, PM, Chang, Q, Lipton, JW, Ling, Z: Prenatal exposure to the bacterio-toxin lipopolysaccharide leads to long-term losses of dopaminge neurons in offspring: a potential, new model of Parkinson's disease. Front Biosci 8 (2003), S. 826–837

Ceballos-Baumann, A, Conrad, B: Bewegungsstörungen; Thieme Verlag, Stuttgart 2005

Ceballos-Baumann, A, Ebersbach, G: Aktivierende Therapien bei Parkinson-Syndrom; Thieme Verlag, Stuttgart 2008

Chan, D. K., Cordato, D., Karr, M., Ong, B., Lei, H., Liu, J., Hung, W. T.: Prevalence of Parkinson's disease in Sydney. Acta Neurol Scand 222 (2005), S. 7–11

Csoti, I, Fornadi, F, Klett, R, Puille, M, Bauer, R: Experiences with DaTSCAN TM SPECT in the clinical practice in our Parkinson-Center. Klin Neuro 1, 37 (2006) S. 30

Davies, P M: Im Mittelpunkt; Springer Verlag, Berlin/Heidelberg 1991

de Lau, LML et al.: Incidence of parkinsonism and Parkinson disease in a general population: the Rotterdam Study. Neurology 63 (2004), S. 1240–1244

de Lau, LM, Breteler, M. M. B.: Epidemiology of parkinson's disease. Lancet Neurol 5 (2006), S. 525–535

Deuschl, G, Bain, P, Brin, M: Consensus statement of the Movement Disorder Society on Tremor. Mov Disord 13, Suppl 3 (1998), S. 2–23

Diener, HC: Leitlinien für Diagnostik und Therapie in der Neurologie; Thieme Verlag, Stuttgart 2005

Dodd, ML et al.: Pathologic gambling caused by drugs used to treat Parkinson disease. Arch Neurol 62 (2005), S. 1377–1381

Dorsey, ER et al.: Projected number of people with Parkinson disease in the most populous nations, 2005 through 2030. Neurology 68 (2007), S. 384–386

Driver, JA, Logroscino, G, Gaziano, M, Kurth, T: Incidence and remaining lifetime risk of Parkinson disease in advanced age. Neurology 72 (2009), S. 432–438

Duffy, J: Motor Speech Disorders: Substrates, Differential Diagnosis and Management; Elsevier Mosby, St. Louis 2005

Ebersbach A: Dissertation BIG Training bei Patienten mit Parkinson-Erkrankung (2011), S. 28

Ebersbach G, Ebersbach A, Edler D, Kaufhold O, Kusch M, Kupsch A, Wissel J. Comparing exercise in Parkinson`s disease: The Berlin BIG study. Mov Disord 2010;25: 1902–1908

Ebersbach, G, Ceballos-Baumann, A: Aktivierende Therapien bei Parkinson-Syndromen. Nervenheilkunde 8 (2008), S. 746–755

Ebersbach, G: Fortbildungsprojekt Parkinson-Nurse. Parkinson Nachrichten 17 (2009), S. 109

Ebersbach, G: Halluzinationen und Psychose bei der Parkinson Erkrankung. Nervenheilkunde 8 (2008), S. 709–716

Eggert KM, Oertel WH, et al. (2008). Leitlinie Parkinson-Syndrome: Diagnostik und Therapie. Diener C, Hacke W (Hrsg.), Leitlinien in der Neurologie, 4. Auflage Thieme Verlag: 82–112.

Ekbom K, Lindholm H, Liungberg L: New dystonic syndrome associated with butyrophenone therapy. Z Neurol 202 (1972), S. 94–103

Elbaz, A et al.: Professional exposure to pesticides and Parkinson's disease. Annals of Neurology (2009), NA DOI: 10.1002/ana.21717

Ellis, T, de Goede. CJ, Feldmann, RG et al.: Efficacy of a physical therapy program in patients with Parkinson's disease: a randomized controlled trial. Arch. Phys. Med. Rehabil. 86 (2005), S. 626–32

EPDA (European Parkinson's Disease Association). Zugriff am 20.07.2009 unter URL: http://www.parkinsonsawareness.eu.com/campaign-literature/preva-lence-of-parkinsons-disease/prevalence-by-country

Fenelon, G, Mathieux, F., Huon, R., Ziegler, M.: Hallucinations in Parkinson's disease: prevalence, phenomenology and risk factors. Brain 123 (2000), S. 733–745

Fries, W, Liebenstund, I: Physiotherapie beim Parkinson-Syndrom; Pflaum Verlag, München 1998

Geser, F, Wenning, GK: The diagnosis of multiple system atrophy. J. Neurol. 3 (2006), S. 2–5

Gasser, T: Genetics of Parkinson's disease. Schweiz Arch Neurol Psychiatr 151 (2000), S. 146–149.

Gerlach, M, Reichmann, H, Riederer, P: Die Parkinson-Krankheit. Grundlagen — Klinik — Therapie. 4. überarb. Aufl., Springer-Verlag, Wien, 2007, Abb. 4.5., S. 124

Giasson, BI, Lee, VMY: A new link between pesticides and Parkinson's disease. Nature Neuroscience 3 (2000), S. 1227–1228

Gilman S, Wenning GK, et al. (2008). Second consensus statement on the diagnosis of multiple system atrophy. Neurology 71: 670—676.

Guralnik JM et al. 1994 J Gerontol Med Sci, 49, M85–94

Gutknecht, C: Warum stürzen Parkinsonpatienten? Ätiologische, therapeutische und präventive Aspekte. Praxis 92 (2003), S. 896–902

Haeman, J et al.: Highly pathogenic H5N1 influenza virus can enter the central nervous system and induce neuroinflammation and neurodegeneration. PNAS (2009), NA doi: 10.1073/pnas.0900096106

Hely, MA, Morris, JGL, Reid, WG., Trafficante, R.: The Sydney Multicenter Study of Parkinson's Disease: The Inevitability of Dementia at 20 Years. Mov Disord 23 (2008), S. 837–844

Herlofson, K, Lie, SA, Arsland, D, Larsen, JP: Mortality and Parkinson disease. A community based study. Neurology 62 (2004), S. 937–942

Hinrichs, J, Pohlmann-Eden, B: Neurologische Erkrankungen. Pflaum Verlag, München 1995

Hirtz, D, Thurman, DJ, Gwinn-Hardy, K, Mohamed, M, Chaudhuri, A. R., Zalutsky, R.: How common are the „common" neurologic disorders? Neurology 68 (2007), S. 326–337

Hochstrasser, H et al.: Ceruloplasmin gene variations and substantia nigra hyperechogenicity in Parkinson's disease. Neurology 23, 63, 10 (2004), S. 1912–1917

Hochstrasser, H., Walter, R., Spiegel, J., Behnke, S., Csoti, I., Sommer, U., Bauer, P., Becker, G., Rieß, O., Berg, D.: Genetic aspects of brain iron metabolism in Parkinson's disease. J Neural Transm 110, 2 (2002), S. V46

Holden MK, Gill KM, Magliozzi MR. Gait assessments for neurologically impaired patients. Standards for assessment. Phys Ther. 1986 Oct; 66 (10): 1530–9

http://www.parkinsonsdecisionaid.eu.com/awarenessCampaign/2008/statistics.asp, Zugriff am 23.07.2009

Inkster, LM, Eng, JJ et al.: Leg muscle strength is reduced in Parkinson's disease and relates to the ability to rise from a chair. Mov. Discord 18 (2003), S. 157–162

Iranzo, A et al.: Characteristics of idiopathic REM sleep behavior disorder and that associated with MSA and PD. Neurology 65 (2005), S. 247–252

Jacobson, BH, et. al.: Voice Handycap Index (VHI), HNO 51(11/2003), Springer Verlag Berlin/Heidelberg

Jost, WH: Therapie des idiopathischen Parkinson-Syndroms, UNI-MED, Bremen 2005

Jöbges M, Heuschkel G, Pretzel C et al.: Repetitive training of compensatory steps; a therapeutic approach for postural instability in Parkinson's disease. J. Neurol. Neurosurg. Psychiatry 75 (2004), S. 1682–1687

Katzenschlager, R: Störungen von Verhalten und Impulskontrolle beim Morbus Parkinson. Nervenheilkunde 8 (2008), S. 721–727

Keus SHJ, Munneke M, Graziano M, et al. Europäische Physiotherapie-Leitlinie beim idiopathischen Parkinson-Syndrom. 2014

Keus, SH, Bloem, BR, Hendriks, EJ. et al.: Evidence-based analysis of physical therapy in Parkinson's disease with recommendations for practice and research. Mov. Disord. 22 (2007), S. 451–460

Kis, B et al.: Novel three-stage ascertainment method: Prevalence of PD and parkinsonism in South Tyrol, Italy. Neurology 58 (2002): S. 1820–1825

Kompetenznetz Parkinson. Zugriff am 20.08.2009 unter URL: http://www.kompetenznetz-parkinson.de

Krüger, R: Genes in familial parkinsonism and their role in sporadic Parkinson's disease. J Neurol 251, Suppl. 6 (2004), S. VI/2-VI/6

Kupsch, A, Sixel-Döring, F: Hirnschrittmacher gegen die Parkinson-Erkrankung Ratgeber dPV, Neuss 2007

Lange, W: Mein Freund Parkinson, Pendo Verlag München Zürich 2008

Litvan I, Agid Y, et al. (1996). Clinical research criteria for the diagnosis of progressive supranuclear palsy. Report of the NINDS-SPSP international Workshop. Neurology 47: 1—9.

Logemann, et. al.,: Eisstimulation; 1983

Marder, K et al.: Risk of Parkinson's disease among first-degree relative: a com-munity-based study. Neurology 47 (1996), S. 155–160

Mc Carthy, M.F: Does a vegan diet reduce risk for Parkinson's disease? Medical Hypothesis 57 (2001), S. 318–323

McKeith, Dickson DW, et al. (2005). Diagnosis and management of dementia with Lewy bodies: third report of the DLK Consortium. Neurology 65: 1863–1872.

Meisner, M: Training für das Sprechen im Alltag, Lundbeck GmbH & Co., dPV, Neuss 2000

Mena, M.A, de Yebenes, JG: Drug-induced parkinsonism. Expert Opin Drug Saf 5 (2006), S. 759–771

Merkblatt zur BK Nr. 1105: Erkrankungen durch Mangan oder seine Verbindungen. www.dgaum.de, Zugriff am 16.08.2009

Mito, Y et al.: Brain SPECT analysis by 3D-SSP and phenotype of Parkinson's disease. J Neurol Sci 241 (2006), S. 67–72

Morris, ME, Lansek, R, Matyas, TA et al.: Stride length regulation in Parkinson's disease, Normalizing strategies and underlying mechanisms. Brain (1996) S. 551–568

Mumenthaler, M, Mattle, H: Neurologie; 12. Aufl., Thieme Verlag, Stuttgart, 2008

Nawka: Stimmstörungsindex (SSI) Deutsche Übersetzung. Parkinson Nachrichten 107 (2008), S. 21

Nebel, A.: Dysarthrie und Dysphagie bei Morbus Parkinson, Thieme Verlag Stuttgart 2008

Neurological Disorders: public health challenges. World Health Organization, 2006

Obeso, JA, Olanow, CW: The Deep-Brain Stimulation for Parkinson's Disease Study Group. Deep-brain stimulation of the subthalamic nucleus or the pars interna of the globus pallidus in Parkinson disease. N. Engl. J. Med. 345 (2001), S. 956–963

Pichler, K: Das Lee Silverman Voice Treatment (LSVT). Eine evidenzbasierte Stimm- und Sprechtherapie bei M. Parkinson. Nervenheilkunde 27 (2005), S. 1091–1096

Pinnington, LL, Muhiddin, KA, Ellis, RE, Playford, ED: Noninvasive assessment of swallowing and respiration in Parkinson's disease. Lancet Neurol. 247 (2000), S. 773–777

Podsiadlo D, Richardson S. The Timed „UP&Go": a test of basic functional mobility for frail elderly persons. J Am Geriatr Soc 1991;39:142–148.

Pohl, P, Brüggemeier, M: Ergotherapie bei Morbus Parkinson, Schulz-Kirchner Verlag, Idstein 2008

Prosiegel, M. Neurogene Dysphagien. Leitlinie für Diagnostik und Therapie in der Neurologie. 2015

Przedborski, S et al.: The Parkinsonian toxin 1-methyl-4-phenyl-1,2,3,6-tetra-hydropyridine (MPTP): a technical review of its utility and safety. J Neurochem 76, 5 (2001), S. 1265–1274

Ratgeber für Dysarthrie: Schulz-Kirchner Verlag, Idstein 2009

Reichmann, H: Die Parkinson-Krankheit. Praxis-Manual; 1. Aufl., ComMed Verlag, Schopfheim 2008

Richardson et al.: Elevated Serum Pesticide Levels and Risk of Parkinson Disease. Arch Neurol 66, 7 (2009), S. 870–875

Riedel, O et al.: Cognitive impairment in 873 patients with idiopathic Parkinson's Disease: Results from the German Study on Epidemiology of Parkinson's Disease with Dementia (GEPAD).J Neurol 255 (2008), S. 255–264

Schalch, F: Schluckstörungen und Gesichtslähmung, Gustav Fischer Verlag Stuttgart, Jena, New York 1994

Schöls, L et al.: Zur Genetik und Pathogenese des Morbus Parkinson. Deutsches Ärzteblatt 96 (1999), S. 2209–2215

Seidler, A et al.: Possible environmental, occupational, and other etiologic factors for Parkinson's disease: a case-control study in Germany. Neurology 46 (1996), S. 1275–1284

Stanschus, S.: Rehabilitation von Dysphagien. Schulz Kirchner Verlag, Idstein 1991

Takahashi, M., Yamada, T.: Viral etiology for Parkinson's disease — a possible role of influenza A virus infection. Jpn J Infect Dis 52 (1999), S. 89–98

Thaut, MH., McIntosh, GC., Rice, RR. et al.: Rhythmic auditory stimulation in gait training for Parkinson's disease patients. Mov. Discord 11 (1996), S.193–200

Tumilasci, OR et al.: Quantitative study of salivary secretion in Parkinson's disease. Mov. Disord. 21 (2006), S. 660–667

Van Wegen, E., de Goede, CJ., Lim, I. et al.: The effect of rhythmic somato-senmsory cueing on gait in patients with parkinson's disease. J. Neurol. Sci. 248 (2006), S. 210–214

Von Campenhausen, S et al.: Prevalence and incidence of Parkinson's disease in Europe. European Neuropsychopharmacology 15 (2005): S. 463—490

Volkmann, J, Fogel, W, Krack, P: Postoperatives neurologisches Management bei Stimulation des Nucleus thalamicus. Aktuelle Neurologie 27 (2000) S. 23–39

Weißmeier, S: Parkinson-Lyrik, pmi Verlag, Frankfurt a. M. 1990

Wikipedia. Die freie Enzyklopädie. Basalganglien. Zugriff am 20.08.2009 unter URL: http://de.wikipedia.org/wiki/Basalganglien

Williams, DR, et al.: Characteristics of two distinct clinical phenotypes in pathologically proven progressive supranuclear palsy. Brain 128 (2005), S.1247–1258

Williams DR, Holton JL, et al. (2007). Pure akinesia with gait freezing: a third clinical phenotype of progressive supranuclear palsy. Mov disord 15: 2235–2241.

Ziegler et al. A New Rating Instrument 2010

SACHVERZEICHNIS

D

E

M

N

R

S

W

X

Z